U0211342

中华医学百科全书

军事与特种医学

军队卫生学

国家出版基金项目
NATIONAL PUBLICATION FOUNDATION

中国协和医科大学出版社

图书在版编目（CIP）数据

军队卫生学／刘洪涛主编．－北京：中国协和医科大学出版社，2017.1
（中华医学百科全书）
ISBN 978-7-5679-0591-7

Ⅰ．①军… Ⅱ．①刘… Ⅲ．①军队卫生学 Ⅳ．① R821

中国版本图书馆 CIP 数据核字 (2016) 第 298097 号

中华医学百科全书·军队卫生学

主　　编：刘洪涛

编　　审：孙　海　陈永生

责任编辑：左　谦　刘　婷

出版发行：**中国协和医科大学出版社**
　　　　　（北京东单三条九号　邮编　100730　电话 010-6526 0378）

网　　址：www.pumcp.com

经　　销：新华书店总店北京发行所

印　　刷：北京雅昌艺术印刷有限公司

开　　本：889×1230　1/16 开

印　　张：12

字　　数：320 千字

版　　次：2017 年 1 月第 1 版

印　　次：2017 年 1 月第 1 次印刷

定　　价：160.00 元

ISBN 978-7-5679-0591-7

《中华医学百科全书》编纂委员会

总顾问　吴阶平　韩启德　桑国卫

总指导　陈　竺

总主编　刘德培

副总主编　曹雪涛　李立明　曾益新

编纂委员（以姓氏笔画为序）

B·吉格木德		丁　洁	丁　樱	丁安伟	于中麟	于布为
于学忠	万经海	马　军	马　骁	马　静	马　融	马中立
马安宁	马建辉	马烈光	马绪臣	王　伟	王　辰	王　政
王　恒	王　硕	王　舒	王　键	王一飞	王一镗	王士贞
王卫平	王长振	王文全	王心如	王生田	王立祥	王兰兰
王汉明	王永安	王永炎	王华兰	王成锋	王延光	王旭东
王军志	王声湧	王坚成	王良录	王拥军	王茂斌	王松灵
王明荣	王明贵	王宝玺	王诗忠	王建中	王建业	王建军
王建祥	王临虹	王贵强	王美青	王晓民	王晓良	王鸿利
王维林	王琳芳	王喜军	王道全	王德文	王德群	
木塔力甫·艾力阿吉		尤启冬	戈　烽	牛　侨	毛秉智	毛常学
乌　兰	文卫平	文历阳	文爱东	方以群	尹　佳	孔北华
孔令义	邓文龙	邓家刚	书　亭	毋福海	艾措千	艾儒棣
石　岩	石远凯	石学敏	石建功	布仁达来	占　堆	卢志平
卢祖洵	叶冬青	叶常青	叶章群	申昆玲	申春悌	田景振
田嘉禾	史录文	代　涛	代华平	白延强	白春学	白慧良
丛　斌	丛亚丽	包怀恩	包金山	冯卫生	冯学山	冯希平
边旭明	边振甲	匡海学	邢小平	达万明	达庆东	成　军
成翼娟	师英强	吐尔洪·艾买尔		吕时铭	吕爱平	朱　珠
朱万孚	朱立国	朱宗涵	朱建平	朱晓东	朱祥成	乔延江
伍瑞昌	任　华	华　伟	伊河山·伊明		向　阳	多　杰
邬堂春	庄　辉	庄志雄	刘　平	刘　进	刘　玮	刘　蓬
刘大为	刘小林	刘中民	刘玉清	刘尔翔	刘训红	刘永锋
刘吉开	刘伏友	刘芝华	刘华平	刘华生	刘志刚	刘克良
刘更生	刘迎龙	刘建勋	刘胡波	刘树民	刘昭纯	刘俊涛
刘洪涛	刘献祥	刘嘉瀛	刘德培	闫永平	米　玛	许　媛

许腊英	那彦群	阮长耿	阮时宝	孙 宁	孙 光	孙 皎
孙 锟	孙长颢	孙少宣	孙立忠	孙则禹	孙秀梅	孙建中
孙建方	孙贵范	孙海晨	孙景工	孙颖浩	孙慕义	严世芸
苏 川	苏 旭	苏荣扎布	杜元灏	杜文东	杜治政	杜惠兰
李 龙	李 飞	李 东	李 宁	李 刚	李 丽	李 波
李 勇	李 桦	李 鲁	李 磊	李 燕	李 冀	李大魁
李云庆	李太生	李曰庆	李玉珍	李世荣	李立明	李永哲
李志平	李连达	李灿东	李君文	李劲松	李其忠	李若瑜
李松林	李泽坚	李宝馨	李建勇	李映兰	李莹辉	李继承
李森恺	李曙光	杨 凯	杨 恬	杨 健	杨化新	杨文英
杨世民	杨世林	杨伟文	杨克敌	杨国山	杨宝峰	杨炳友
杨晓明	杨跃进	杨腊虎	杨瑞馥	杨慧霞	励建安	连建伟
肖 波	肖 南	肖永庆	肖海峰	肖培根	肖鲁伟	吴 东
吴 江	吴 明	吴 信	吴令英	吴立玲	吴欣娟	吴勉华
吴爱勤	吴群红	吴德沛	邱建华	邱贵兴	邱海波	邱蔚六
何 维	何 勤	何方方	何绍衡	何春涤	何裕民	余争平
余新忠	狄 文	冷希圣	汪 海	汪受传	沈 岩	沈 岳
沈 敏	沈 铿	沈卫峰	沈华浩	沈俊良	宋国维	张 泓
张 学	张 亮	张 强	张 霆	张 澍	张大庆	张为远
张世民	张志愿	张丽霞	张伯礼	张宏誉	张劲松	张奉春
张宝仁	张建中	张建宁	张承芬	张琴明	张富强	张新庆
张潍平	张德芹	张燕生	陆 华	陆付耳	陆伟跃	陆静波
阿不都热依木·卡地尔		陈 文	陈 杰	陈 实	陈 洪	陈 琪
陈 锋	陈 楠	陈士林	陈大为	陈文祥	陈代杰	陈红风
陈尧忠	陈志南	陈志强	陈规化	陈国良	陈佩仪	陈家旭
陈智轩	陈锦秀	陈誉华	邵 蓉	邵荣光	武志昂	
其仁旺其格	范 明	范炳华	林三仁	林久祥	林子强	林江涛
林曙光	杭太俊	欧阳靖宇	尚 红	果德安	明根巴雅尔	易定华
易著文	罗 力	罗 毅	罗小平	罗长坤	罗永昌	罗颂平
帕尔哈提·克力木		帕塔尔·买合木提·吐尔根			图门巴雅尔	岳建民
金 玉	金 奇	金少鸿	金伯泉	金季玲	金征宇	金银龙
金惠铭	郁 琦	周 兵	周 林	周永学	周光炎	周灿全
周良辅	周纯武	周学东	周宗灿	周定标	周宜开	周建平
周建新	周荣斌	周福成	郑一宁	郑家伟	郑志忠	郑金福
郑法雷	郑建全	郑洪新	郎景和	房 敏	孟 群	孟庆跃
孟静岩	赵 平	赵 群	赵子琴	赵中振	赵文海	赵玉沛

赵正言	赵永强	赵志河	赵彤言	赵明杰	赵明辉	赵耐青
赵继宗	赵铱民	郝 模	郝小江	郝传明	郝晓柯	胡 志
胡大一	胡文东	胡向军	胡国华	胡昌勤	胡晓峰	胡盛寿
胡德瑜	柯 杨	查 干	柏树令	柳长华	钟翠平	钟赣生
香多·李先加		段 涛	段金廒	段俊国	侯一平	侯金林
侯春林	俞光岩	俞梦孙	俞景茂	饶克勤	姜小鹰	姜玉新
姜廷良	姜国华	姜柏生	姜德友	洪 两	洪 震	洪秀华
祝庆余	祝蕙晨	姚永杰	姚祝军	秦 川	袁文俊	袁永贵
都晓伟	栗占国	贾 波	贾建平	贾继东	夏照帆	夏慧敏
柴光军	柴家科	钱传云	钱忠直	钱家鸣	钱焕文	倪 鑫
倪 健	徐 军	徐 晨	徐永健	徐志云	徐志凯	徐克前
徐金华	徐建国	徐勇勇	徐桂华	凌文华	高 妍	高 晞
高志贤	高志强	高学敏	高健生	高树中	高思华	高润霖
郭 岩	郭小朝	郭长江	郭巧生	郭宝林	郭海英	唐 强
唐朝枢	唐德才	诸欣平	谈 勇	谈献和	陶·苏和	陶广正
陶永华	陶芳标	陶建生	黄 峻	黄 烽	黄人健	黄叶莉
黄宇光	黄国宁	黄国英	黄跃生	黄璐琦	萧树东	梅长林
曹 佳	曹广文	曹务春	曹建平	曹洪欣	曹济民	曹雪涛
曹德英	龚千锋	龚守良	龚非力	袭著革	常耀明	崔 蒙
崔丽英	庹石山	康 健	康廷国	康宏向	章友康	章锦才
章静波	梁铭会	梁繁荣	谌贻璞	屠鹏飞	隆 云	绳 宇
巢永烈	彭 成	彭 勇	彭明婷	彭晓忠	彭瑞云	彭毅志
斯拉甫·艾白		葛 坚	葛立宏	董方田	蒋力生	蒋建东
蒋澄宇	韩晶岩	韩德民	惠延年	粟晓黎	程 伟	程天民
程训佳	童培建	曾 苏	曾小峰	曾正陪	曾学思	曾益新
谢 宁	谢立信	蒲传强	赖西南	赖新生	詹启敏	詹思延
鲍春德	窦科峰	窦德强	赫 捷	蔡 威	裴国献	裴晓方
裴晓华	管柏林	廖品正	谭仁祥	翟所迪	熊大经	熊鸿燕
樊飞跃	樊巧玲	樊代明	樊立华	樊明文	黎源倩	颜 虹
潘国宗	潘柏申	潘桂娟	薛社普	薛博瑜	魏光辉	魏丽惠
藤光生						

《中华医学百科全书》学术委员会

主任委员　巴德年

副主任委员（以姓氏笔画为序）

汤钊猷　　吴孟超　　陈可冀　　贺福初

学术委员（以姓氏笔画为序）

丁鸿才	于是凤	于润江	于德泉	马遂	王宪	王大章
王文吉	王之虹	王正敏	王声湧	王近中	王邦康	王晓仪
王政国	王海燕	王鸿利	王琳芳	王锋鹏	王满恩	王模堂
王澍寰	王德文	王翰章	乌正赉	毛秉智	尹昭云	巴德年
邓伟吾	石一复	石中瑗	石四箴	石学敏	平其能	卢世璧
卢光琇	史俊南	皮昕	吕军	吕传真	朱预	朱大年
朱元珏	朱家恺	朱晓东	仲剑平	刘正	刘耀	刘又宁
刘宝林（口腔）		刘宝林（公共卫生）		刘桂昌	刘敏如	刘景昌
刘新光	刘嘉瀛	刘镇宇	刘德培	江世忠	闫剑群	汤光
汤钊猷	阮金秀	孙燕	孙汉董	孙曼霁	纪宝华	严隽陶
苏志	苏荣扎布	杜乐勋	李亚洁	李传胪	李仲智	李连达
李若新	李济仁	李钟铎	李舜伟	李巍然	杨莘	杨圣辉
杨宠莹	杨瑞馥	肖文彬	肖承悰	肖培根	吴坤	吴蓬
吴乐山	吴永佩	吴在德	吴军正	吴观陵	吴希如	吴孟超
吴咸中	邱蔚六	何大澄	余森海	谷华运	邹学贤	汪华
汪仕良	张乃峥	张习坦	张月琴	张世臣	张丽霞	张伯礼
张金哲	张学文	张学军	张承绪	张洪君	张致平	张博学
张朝武	张蕴惠	张震康	陆士新	陆道培	陈子江	陈文亮
陈世谦	陈可冀	陈立典	陈宁庆	陈尧忠	陈在嘉	陈君石
陈育德	陈治清	陈洪铎	陈家伟	陈家伦	陈寅卿	邵铭熙
范乐明	范茂槐	欧阳惠卿	罗才贵	罗成基	罗启芳	罗爱伦
罗慰慈	季成叶	金义成	金水高	金惠铭	周俊	周仲瑛
周荣汉	赵云凤	胡永华	钟世镇	钟南山	段富津	侯云德
侯惠民	俞永新	俞梦孙	施侣元	姜世忠	姜庆五	恽榴红
姚天爵	姚新生	贺福初	秦伯益	贾继东	贾福星	顾美仪
顾觉奋	顾景范	夏惠明	徐文严	翁心植	栾文明	郭定
郭子光	郭天文	唐由之	唐福林	涂永强	黄洁夫	黄璐琦
曹仁发	曹采方	曹谊林	龚幼龙	龚锦涵	盛志勇	康广盛

章魁华　　梁文权　　梁德荣　　彭名炜　　董　怡　　温　海　　程元荣
程书钧　　程伯基　　傅民魁　　曾长青　　曾宪英　　裘雪友　　甄永苏
褚新奇　　蔡年生　　廖万清　　樊明文　　黎介寿　　薛　淼　　戴行锷
戴宝珍　　戴尅戎

军事与特种医学

总主编

孙建中　　军事医学科学院

军事与特种医学编纂办公室

主　任

刘胡波　　军事医学科学院卫生勤务与医学情报研究所

副主任

吴　东　　军事医学科学院卫生勤务与医学情报研究所

学术秘书

王庆阳　　军事医学科学院卫生勤务与医学情报研究所

本卷编委会

主　编

刘洪涛　　军事医学科学院卫生学环境医学研究所

副主编

李君文　　军事医学科学院卫生学环境医学研究所

袭著革　　军事医学科学院卫生学环境医学研究所

郭长江　　军事医学科学院卫生学环境医学研究所

高志贤　　军事医学科学院卫生学环境医学研究所

孙　钢　　济南军区总医院

编　委（以姓氏笔画为序）

王景峰　　军事医学科学院卫生学环境医学研究所

尹　静　　军事医学科学院卫生学环境医学研究所

刘　楠　　军事医学科学院卫生学环境医学研究所

刘民航　　海军医学研究所

刘洪涛　　军事医学科学院卫生学环境医学研究所

刘晓华　　军事医学科学院卫生学环境医学研究所

孙　钢　　济南军区总医院

李君文　　军事医学科学院卫生学环境医学研究所

杨昌林　　空军航空医学研究所

吴铭权　　军事医学科学院卫生学环境医学研究所

金　宏　　军事医学科学院卫生学环境医学研究所

高志贤　　军事医学科学院卫生学环境医学研究所

郭　华　　空军航空医学研究所

郭长江　　军事医学科学院卫生学环境医学研究所

袭著革　　军事医学科学院卫生学环境医学研究所

蒋与刚　　军事医学科学院卫生学环境医学研究所

前　言

《中华医学百科全书》终于和读者朋友们见面了！

古往今来，凡政通人和、国泰民安之时代，国之重器皆为科技、文化领域的鸿篇巨制。唐代《艺文类聚》、宋代《太平御览》、明代《永乐大典》、清代《古今图书集成》等，无不彰显盛世之辉煌。新中国成立后，国家先后组织编纂了《中国大百科全书》第一版、第二版，成为我国科学文化事业繁荣发达的重要标志。医学的发展，从大医学、大卫生、大健康角度，集自然科学、人文社会科学和艺术之大成，是人类社会文明与进步的集中体现。随着经济社会快速发展，医药卫生领域科技日新月异，知识大幅更新。广大读者对医药卫生领域的知识文化需求日益增长，因此，编纂一部医药卫生领域的专业性百科全书，进一步规范医学基本概念，整理医学核心体系，传播精准医学知识，促进医学发展和人类健康的任务迫在眉睫。在党中央、国务院的亲切关怀以及国家各有关部门的大力支持下，《中华医学百科全书》应运而生。

作为当代中华民族"盛世修典"的重要工程之一，《中华医学百科全书》肩负着全面总结国内外医药卫生领域经典理论、先进知识，回顾展现我国卫生事业取得的辉煌成就，弘扬中华文明传统医药璀璨历史文化的使命。《中华医学百科全书》将成为我国科技文化发展水平的重要标志、医药卫生领域知识技术的最高"检阅"、服务千家万户的国家健康数据库和医药卫生各学科领域走向整合的平台。

肩此重任，《中华医学百科全书》的编纂力求做到两个符合：一是符合社会发展趋势。全面贯彻以人为本的科学发展观指导思想，通过普及医学知识，增强人民群众健康意识，提高人民群众健康水平，促进社会主义和谐社会构建；二是符合医学发展趋势。遵循先进的国际医学理念，以"战略前移、重心下移、模式转变、系统整合"的人口与健康科技发展战略为指导。同时，《中华医学百科全书》的编纂力求做到两个体现：一是体现科学思维模式的深刻变革，即学科交叉渗透/知识系统整合；二是体现继承发展与时俱进的精神，准确把握学科现有基础理论、基本知识、基本技能以及经典理论知识与科学思维精髓，深刻领悟学科当前面临的交叉渗透与整合转化，敏锐洞察学科未来的发展趋势与突破方向。

作为未来权威著作的"基准点"和"金标准"，《中华医学百科全书》编纂过程中，制定了严格的主编、编者遴选原则，聘请了一批在学界有相当威望、具有较高学术造诣和较强组织协调能力的专家教授（包括多位两院院士）担任大类主编和学科卷主编，确保全书的科学性与权威性。另外，还借鉴了已有百科全书的编写经验。鉴于《中华医学百科全书》的编纂过程本身带有科学研究性质，还聘请了若干科研院所的科研管理专家作为特约编审，站在科研管理的高度为全书的顺利编纂保驾护航。除了编者、编审队伍外，还制订了详尽的质量保证计划。编纂委员会和工作委员会秉持质量源于设计的理念，共同制订了一系列配套的质量控制规范性文件，建立了一套切实可行、行之有效、效率最优的编纂质量管理方案和各种情况下的处理原则及预案。

《中华医学百科全书》的编纂实行主编负责制，在统一思想下进行系统规划，保证良好的全程质量策划、质量控制、质量保证。在编写过程中，统筹协调学科内各编委、卷内条目以及学科间编委、卷间条目，努力做到科学布局、合理分工、层次分明、逻辑严谨、详略有方。在内容编排上，务求做到"全准精新"。形式"全"：学科"全"，册内条目"全"，全面展现学科面貌；内涵"全"：知识结构"全"，多方位进行条目阐释；联系整合"全"：多角度编制知识网。数据"准"：基于权威文献，引用准确数据，表述权威观点；把握"准"：审慎洞察知识内涵，准确把握取舍详略。内容"精"："一语天然万古新，豪华落尽见真淳。"内容丰富而精炼，文字简洁而规范；逻辑"精"："片言可以明百意，坐驰可以役万里。"严密说理，科学分析。知识"新"：以最新的知识积累体现时代气息；见解"新"：体现出学术水平，具有科学性、启发性和先进性。

《中华医学百科全书》之"中华"二字，意在中华之文明、中华之血脉、中华之视角，而不仅限于中华之地域。在文明交织的国际化浪潮下，中华医学汲取人类文明成果，正不断开拓视野，敞开胸怀，海纳百川般融入，润物无声状拓展。《中华医学百科全书》秉承了这样的胸襟怀抱，广泛吸收国内外华裔专家加入，力求以中华文明为纽带，牵系起所有华人专家的力量，展现出现今时代下中华医学文明之全貌。《中华医学百科全书》作为由中国政府主导，参与编纂学者多、分卷学科设置全、未来受益人口广的国家重点出版工程，得到了联合国教科文等组织的高度关注，对于中华医学的全球共享和人类的健康保健，都具有深远意义。

《中华医学百科全书》分基础医学、临床医学、中医药学、公共卫生学、军事与特种医学和药学六大类，共计144卷。由中国医学科学院/北京协和医学院牵头，联合军事医学科学院、中国中医科学院和中国疾病预防控制中心，带动全国知名院校、科研单位和医院，有多位院士和海内外数千位优秀专家参加。国内知名的医学和百科编审汇集中国协和医科大学出版社，并培养了一批热爱百科事业的中青年编辑。

回览编纂历程，犹然历历在目。几年来，《中华医学百科全书》编纂团队呕心沥血，孜孜矻矻。组织协调坚定有力，条目撰写字斟句酌，学术审查一丝不苟，手书长卷撼人心魂……在此，谨向全国医学各学科、各领域、各部门的专家、学者的积极参与以及国家各有关部门、医药卫生领域相关单位的大力支持致以崇高的敬意和衷心的感谢！

《中华医学百科全书》的编纂是一项泽被后世的创举，其牵涉医学科学众多学科及学科间交叉，有着一定的复杂性；需要体现在当前医学整合转型的新形式，有着相当的创新性；作为一项国家出版工程，有着毋庸置疑的严肃性。《中华医学百科全书》开创性和挑战性都非常强。由于编纂工作浩繁，难免存在差错与疏漏，敬请广大读者给予批评指正，以便在今后的编纂工作中不断改进和完善。

刘德培

凡　例

一、《中华医学百科全书》（以下简称《全书》）按基础医学类、临床医学类、中医药学类、公共卫生类、军事与特种医学类、药学类的不同学科分卷出版。一学科辑成一卷或数卷。

二、《全书》基本结构单元为条目，主要供读者查检，亦可系统阅读。条目标题有些是一个词，例如"胎病"；有些是词组，例如"五色主病"。

三、由于学科内容有交叉，会在不同卷设有少量同名条目。例如《针灸学》《中医儿科学》都设有"惊风"条目。其释文会根据不同学科的视角不同各有侧重。

四、条目标题上方加注汉语拼音，条目标题后附相应的外文。例如：

jūnyòng shípǐn
军用食品（military foods）

五、本卷条目按学科知识体系顺序排列。为便于读者了解学科概貌，卷首条目分类目录中条目标题按阶梯式排列，例如：

军队饮水卫生 ………………………………………………………………
　军人饮水卫生 …………………………………………………………
　　战时军人饮用水需要量 ……………………………………………
　　战时介水传播生物性疾病 …………………………………………
　　战时水中化学污染损伤 ……………………………………………

六、各学科都有一篇介绍本学科的概观性条目，一般作为本学科卷的首条。介绍学科大类的概观性条目，列在本大类中基础性学科卷的学科概观性条目之前。

七、条目之中设立参见系统，体现相关条目内容的联系。一个条目的内容涉及其他条目，需要其他条目的释文作为补充的，设为"参见"。所参见的本卷条目的标题在本条目释文中出现的，用蓝色楷体字印刷；所参见的本卷条目的标题未在本条目释文中出现的，在括号内用蓝色楷体字印刷该标题，另加"见"字；参见其他卷条目的，注明参见条所属学科卷名，如"参见□□□卷"或"参见□□□卷□□□□"。

八、《全书》医学名词以全国科学技术名词审定委员会审定公布的为标准。同一概念或疾病在不同学科有不同命名的，以主科所定名词为准。字数较多，释文中拟用简称的名词，每个条目中第一次出现时使用全称，并括注简称，例如：甲型病毒性肝炎（简称甲肝）。个别众所周知的名词直接使用简称、缩写，例如：B超。药物名称参照《中华人民共和国药典》2015年版和《国家基本药物目录》2012年版。

九、《全书》量和单位的使用以国家标准 GB 3100～3102—1993《量和单位》为准。援引古籍或外文时维持原有单位不变。必要时括注与法定计量单位的换算。

十、《全书》数字用法以国家标准 GB/T 15835—2011《出版物上数字用法》为准。

十一、正文之后设有内容索引和条目标题索引。内容索引供读者按照汉语拼音字母顺序查检条目和条目之中隐含的知识主题。条目标题索引分为条目标题汉字笔画索引和条目外文标题索引,条目标题汉字笔画索引供读者按照汉字笔画顺序查检条目,条目外文标题索引供读者按照外文字母顺序查检条目。

十二、部分学科卷根据需要设有附录,列载本学科有关的重要文献资料。

目　录

jūnduì wèishēngxué

军队卫生学（military hygiene）

研究平时和战时各种作业及其环境因素与军人健康的关系，揭示有害因素对军人作业能力和身体健康影响的规律，研究有效预防措施，维护军人健康、提高部队战斗力的学科。

简史　军队卫生学是在卫生学的基础上结合军队的发展、医学的进步而逐步发展起来的。在中国古代《管子》《周礼》《素问》和《周书》等书籍中已有关于征兵选兵制度、保护野营军用水源、军粮的制备加工、行军防病以及预防中暑、冻伤的记载。军队在长期的军事实践活动中，逐渐积累了衣（军服卫生）、食（饮食、营养和给水卫生）、住（宿营和驻地卫生）、行（行军卫生）等方面的卫生管理经验，形成军队卫生学的基本内容。1681年，法国军医佛尔提出军医首先应是卫生学家，卫生学的任务就是防止军队发生疾病。1786年，俄国军队卫生学家巴赫拉赫特（A. G. Bakherakht）出版了军队卫生学专著《良好生活秩序》，提出休息、营养、空气、服装、体力劳动、睡眠等卫生学问题及其对维护军队战斗力的作用。1809年，俄国医学家穆德罗夫提出军队卫生学是军事医学的重要组成部分。19世纪后半叶，军队卫生学已成为一门独立学科。第二次世界大战以后，炮兵、装甲、航空、导弹等新军兵种不断出现，战争中除使用常规武器外，还存在核、化学和生物武器的威胁，军队卫生学研究内容已不能涵盖各种军事作业环境因素对军人危害与防护的需求，军队流行病和传染病的预防与控制归属军队流行病学研究范畴，核、化学和生物武器的危害与防护归属军队三防医学研究范畴。

中国人民解放军建军初期就大力倡导开展群众性卫生防疫工作。中华人民共和国成立后，部队逐步建立和完善军队卫生学教学和研究机构。20世纪50年代初期，成立军事医学科学院并下设军队卫生研究所（现更名为卫生学环境医学研究所），各军医大学、军医学校相继组建了军队卫生学教研室，各军区和军兵种成立了军事医学研究所或防疫队，军队卫生学的教学、科研和军队卫生工作逐步纳入正规化、规范化、现代化的建设和发展轨道。多年来对全军的水源水质、膳食营养、食品卫生、营区卫生、坑道卫生，以及战士的体能体质等进行了全面系统的调查；开展了军事作业环境因素特征与变化规律，及对军人健康影响和防护措施的大量研究，丰富了军队卫生学的理论，为保障军人健康、提高战斗力发挥了重要作用。

研究内容　军队卫生学是一门综合性的应用学科，是在各个学科相互渗透、相互融合的基础上逐渐形成的。军队卫生学按卫生保障实际需求分为军队劳动卫生学、军队饮水卫生、军队营养学、军队食品安全学和军队卫生毒理学五个分支学科。

军队劳动卫生学研究内容主要包括：军事劳动生理学、军事训练卫生、军事训练伤、军事劳动伤、军事作业卫生、军事物理因素危害、军事生物因素危害和军事职业病等。

军队饮水卫生研究内容主要包括：军人饮水卫生、战时饮水卫生标准、战时水质检验、战时水净化、野外劣质水处理、战时饮水消毒、战时特殊环境给水、军队给水卫生管理等。

军队营养学研究内容主要包括：陆、海、空勤部队营养，军人营养素供给量，特殊环境部队营养素供给量，军人战时最低能量和营养素供给量，军人食物定量，军人营养性疾病等。

军队食品安全学研究内容主要包括：军队食品变质、军队食品保藏卫生、军队食品污染、军队食源性疾病、军队食物中毒、军队食品安全保障和军队食品安全卫生标准等。

军队卫生毒理学研究内容主要包括：军事毒物和军用化学物质的毒性、致突变性、致癌性和致畸性作用及评价，卫生标准的制定及毒理学安全评价程序、军事作业环境空气有害因素、军事作业环境主要污染物和军事阵地环境卫生等。

研究方法　军队卫生学的研究方法和卫生学的研究方法基本相同。作业及其环境因素错综复杂，对健康影响也是多方面的，因而要根据各种环境因素的性质及其与健康的关系，综合应用基础医学、临床医学和预防医学等相关学科的知识，采用不同的研究方法。研究工作的原则是理论与实际相结合、宏观与微观相结合、分析与综合相结合、定性研究与定量研究相结合、动物实验研究与人体研究相结合。研究方法总体分为两大类，即调查研究和实验研究，两者互相联系，互为补充。

调查研究是最基本、最常用的研究方法，是通过调查环境中各种因素在质和量方面的变化，以及特异性或非特异性健康效应指标的情况，分析评价环境因素与人群接触反应的关系，如水源水质调查、膳食营养调查、营区卫生调查、坑道卫生调查等。

实验研究是在严格控制的条件下，模拟某一种因素或几种复合因素对机体的作用，阐明其机制，探索预防措施。实验研究有助于确定安全阈值，制定最高容许浓度，为制定卫生标准提供科学依据。

与其他学科关系　军队卫生学属预防医学范畴，是军事医学的重要组成部分。1997 年中国国务院学位委员会和国家教育委员会正式颁布，公共卫生与预防医学属一级学科，军事预防医学属二级学科，其主要组成学科有军队卫生学、军队流行病学和军队三防医学。军队流行病学主要针对军队流行病、传染病的预防与控制，开展侦察、检测、消毒、防护和治疗技术等方面研究。军队三防医学主要开展防核（核武器）、防化（化学武器）、防生（生物武器）技术和措施研究。

军事环境医学是研究特殊自然环境条件下，特殊或极端环境因素（包括高原、寒区、热区、沙漠等地区的环境因素）对军人健康与军事作业能力的影响，防治军队在特殊环境条件下的损伤与疾病，维护和增强部队战斗力的学科。军队卫生学与军事环境医学的主要区别在于前者关注的环境是指军人的生活和作业环境，而后者关注的是特殊自然环境。

（刘洪涛　刘晓华）

jūnduì láodòng wèishēngxué
军队劳动卫生学（military working hygiene）
研究军事劳动和军事劳动环境有害因素对军人健康的影响和控制措施，防止职业损伤，促进军人健康和提高军人作业效率的学科。随着战争理念的变革，作战理论、组织结构及作战要素或作战单元的重组和一体

化，战争特点不断发生变化，促使了军队劳动卫生学的研究理念、研究技术、研究方法不断进行调整，以应对实际战争需要，维护和提高军人的作战能力和作业效率。

简史　军队劳动卫生学是随着对战争环境、作战模式、武器装备对军人健康危害和作业能力影响的逐步认识，逐渐发展形成的一门学科。18 世纪末到 19 世纪初，火炮爆炸、骑马和火炮移动发生的事故是影响军人健康的主要因素。到 19 世纪中期（1861~1865年）美国国内战争时期，新武器如转动炮塔、装甲铁路火炮（坦克和自动火炮前身）及机枪的出现，导致危害军人健康的因素增多，危害性增大。第一次世界大战期间出现了坦克，坦克的使用产生了车辆颠簸、振动、烟雾、空间狭小、碰撞、昏暗、闷热、有害气体（如发动机排放的废气、火炮射击产生的有害气体）蓄积等危害因素。法军率先对坦克内和密闭掩体内机枪射击产生的一氧化碳危害问题进行了调查。美陆军军医署也参与了有毒气体防护措施的研究工作，并于 1941 年9 月正式成立了工业卫生科。同时，美国联邦、州和当地政府以及私营工业部门也意识到工业卫生的重要价值，在公共卫生院校开设了职业医学和工业卫生课程，并在第二次世界大战期间为美国军队输送了大量专业人才。1970年美国制定了国家职业安全和健康法（OSHAct），随后不断完善了职业卫生技术标准和职业危害的防治体系。同时，美军明确规定，在军事作业过程中，只要不是军队所特有的职业危害因素和职业病，而且国家已经颁布了相关法规、标准和规定的，执行国

家已颁布的各项标准和规定；军队和地方均存在的职业危害因素，由于军队独特的装备、工程、系统和作业环境，危害较大，且地方无现成标准可用，应研究制定军队专用预防控制技术和标准；军队特有的职业危害因素及职业病，应研究制定军队专用预防控制技术和标准，同时进一步明确国防部的职业卫生职责应该符合OSHAct 规定的要求。

中华人民共和国在 20 世纪 50年代初，由劳动卫生学奠基人之一顾学箕教授主编了第一部《工业卫生学》，并开创了中国工业卫生学学科。随着对学科的认识和社会劳动模式的转变，学科的名字也逐渐发展和变化，由工业卫生到劳动卫生发展到职业卫生。这不仅是学科名字的变化，而是学科研究理念、研究对象、研究模式的变化。工业卫生主要关注的是工厂内环境危害因素对工人健康的影响，劳动卫生主要关注的是体力劳动者的健康，而职业卫生关注所有职业者，包括体力劳动者、脑力劳动者等，既包括工人，也包括管理者等所有劳动者的健康和安全。中国人民解放军 1951 年成立军事医学科学院，并逐步建立了以劳动生理、坑道卫生为主要研究内容的军队劳动卫生学科。随后，各军医大学预防医学系也相继建立了军队劳动卫生教研室和研究室。尽管随着战争模式的转变，军队劳动卫生在研究理念、研究方法及研究内容等方面向能力医学研究（军事作业医学）转变，但在中国人民解放军军事医学学科体系中仍然称为军队劳动卫生学。军队劳动卫生学于 20 世纪 50 年代初开始，开展了坑道生存卫生保障措施及军事劳动生理学研究，建立了坑

道内通风、有害气体消除、坑道内饮食保障等卫生保障措施，研究确立了步兵、坦克兵、炮兵等不同劳动能量消耗量等。1958～1968年间，开展了高原低氧、坦克卫生、军事噪声、冲击波、热区劳动生理研究，核武器爆炸时冲击波、噪声对听觉器官损伤规律等研究。1968～1983年间，根据国防施工的需要，重点开展了掘进坑道防尘降尘、硅沉着病（矽肺）诊治及供氧器等研究。1984～1995年间，研制出提高战士体质和抗疲劳的综合防治措施，冲击波-脉冲噪声对人耳致伤机制和安全标准，单兵适宜负荷标准，耳蜗显微与超微结构图谱等。对维护军人健康，提高部队战斗力发挥了重要作用。

研究内容　军队劳动卫生学研究内容是根据军事斗争和国防建设需求不断发生变化的，且军事劳动具有种类繁多、劳动强度大、环境复杂、条件艰苦等特点。其研究的有害因素包括：①物理因素。如严酷的气象因素、噪声、振动、电离辐射、电磁辐射、冲击波、重力作用等。②化学因素。如有害无机和有机化学物质、军用化学毒剂和军事烟雾等。③生物因素。如各种病原体、毒素及酶类。④劳动因素。如强迫体位、重复性运动、外力或负重、睡眠剥夺等。⑤其他因素。如心理应激、分散孤独等。

进入21世纪后，军事劳动呈现如下变化趋势：①高新技术和高科技材料在军事领域中的应用，使军事劳动环境越来越复杂，劳动环境中有害因素越来越多，危害越来越大。②军事劳动的模式已从力量型为主向力量智力型转化，劳动效率越来越多地取决于知识的获取和利用。③军事劳动

激烈性、突然性、紧张性空前提高，劳动环境多维化，劳动区域界线淡化，威慑力增强。在这种环境下劳动，军人不得不承受着较大的心理负荷。④军事劳动和劳动环境对军人生存、适应和驾驭劳动的能力提出了新的要求。军事劳动模式的变化为军队劳动卫生学研究提出了新的挑战。军人能力、潜力、生物学限制因素及维护和提高军人健康和劳动能力措施的研究；军事劳动环境有害因素，尤其是新材料和高科技武器装备产生的新有害因素职业损伤和控制技术的研究；现代军事劳动模式对军人劳动能力和健康水平影响的研究；军事作业职业损伤和控制技术的研究；军事劳动人体工效学的研究等是军队劳动卫生学的主要内容。具体研究内容主要集中在以下方面。

军事劳动环境有害因素对军人劳动能力和健康影响研究　军事劳动环境除自然环境外，人工环境的数量增多。在人工环境中，传统的战壕或坑道劳动环境依然存在，各种相对独立的人工环境随武器装备类型和数量的增加而增加，如新型坦克和装甲车内的人工环境，光电子对抗环境、导弹发射场的人工环境，战斗机和航天器座舱、潜艇的人工环境，大型军事地下工程环境等。在人工小环境中劳动主要有3个特点：①武器装备可能产生军事烟雾、热辐射、光辐射、电磁辐射、电离辐射、噪声、振动和有害气体等。②人工环境的空间有限，劳动人员常采取强迫体位，致使局部肌肉疲劳和损伤。③武器装备系统的功能和自动化程度增加，数字和信息技术在劳动中广泛应用，军人必须在短时间内接受并处理大量信息，导致精神高度紧

张。在人工小环境内的有害因素中，一方面包括常规劳动环境存在的各种有害因素，如噪声、振动、有害气体等，只是有些因素更加严重；另一方面是高技术和高科技材料应用使人工环境中出现了许多新的有害因素，如用于消声的高阻尼高强度的合金材料、用于隐形的吸波材料、新型的燃料推进剂等，为军队劳动卫生研究提出了新的问题。对环境危害因素的研究呈现两个研究趋势，一是引进了劳动环境系统的概念，即以劳动环境为系统，研究系统中各因素的综合生物效应及防护对策。在实际劳动中，军人不可能在人为设计的环境下劳动，而是处在多种有害因素并存的环境系统中，并且无论各种有害因素间相互作用的结果如何，总是对机体产生综合生物效应，正是这种综合的效应影响着军人的劳动能力和健康水平；二是对新材料和高科技武器装备所产生的新有害因素研究日益重视。

现代军事劳动模式对军人劳动能力和健康影响研究　电子技术、信息技术的迅速发展，改变了现代军事劳动的模式。劳动环境已发展成为陆、海、空、天、电多维一体新模式。军事劳动已从力量型为主向力量智力型转化。军事劳动相关的职业危害问题不仅是体力疲劳、创伤、腰背部和关节损伤等，军人劳动时的心理环境将发生巨大变化，强烈的恐惧、紧张所造成的过度心理应激或与其他因素结合对军人健康和劳动能力影响已成为重要关注内容。

军队特殊职业病危害与控制研究　军人的职业是危险的，大部分军事作业环境严酷、恶劣，在战争状态下，严酷恶劣的作业

环境还具有不可预测的可变性。但军人又必须严格履行军人的职责，完成军事任务。所以，军人这种特殊的职业时刻面临影响军人健康、损伤、疾病，甚至死亡风险。美军直接从事战争、工程、建设等的人员占军人总数的82%，从事管理、监督各种军事活动的军人占18%。由于现代战争模式的转变，从事管理、监督各种军事活动的军人同样面临不同程度的职业危害风险。因此，军队职业危害因素的确立、职业损伤和职业病种的确定、诊断、治疗、康复和管理的科学和技术，也是军队劳动卫生学的重要研究内容之一。因为这些问题涉及军队的稳定、军队的作战能力、军人及其家属利益。

军队职业病的研究和认定 对于职业危害，国际上基本认定为职业损伤，或者统称为职业病。军队职业病的基本定义是从事各种军事作业时，作业因素和环境因素引起的损伤和疾病。作业因素是为完成某种任务必须采取的固定体位、重复性操作及负重等因素引起的损伤和疾病。环境因素包括物理、化学、生物、烟雾等各种有害因素。2013年中国颁布了法定职业病目录，分为10类132种（亚类）职业病，涵盖了大部分常规职业危害因素所致的疾病，对保护职业人群的健康和权益起到了重要的作用。中国人民解放军在从事军事劳动过程中，面临的职业危害涵盖了国家职业危害因素分类目录和法定职业病目录的内容，还有特殊的危害因素和职业病。而且，随着自主研发武器装备种类增加，危害范围会不断增加。

研究方法 军队劳动卫生学研究方法总体分为两大类，即调查研究和实验研究，两者互相支撑，互为补充。现场调查研究是最基本、最常用的研究方法，包括军事劳动职业流行病学方法，用于军事作业环境有害因素的浓度、强度和时间、空间分布规律及可能产生的职业损伤和损伤程度研究；军事劳动职业健康监护方法，用于及时发现职业危害，尤其是群发性职业危害，以便及时采取控制措施。实验研究与劳动生理学研究方法雷同，是在严格控制的条件下，研究军队劳动和劳动环境因素对机体的危害，阐明其机制，探索预防措施，并为确定职业安全限值，制定最高容许浓度，制定卫生标准提供科学依据。利用的方法涉及组织活检、电镜、酶学、电子扫描、磁共振成像等技术研究劳动时的物质代谢规律，用转基因、基因重组和基因克隆技术探索拓展军人军事劳动能力等。另外，多学科交叉研究已经是现代军队劳动卫生学研究的必然趋势，如与数字科学、虚拟仿真科学、生物信息学等学科的交叉。

与其他学科关系 军队劳动卫生学属预防医学范畴，是军队卫生学的分支学科。军队劳动卫生学与地方职业卫生和职业病学属平行学科，研究理念、研究方法基本相同。但军队劳动卫生学研究的对象是军人、军事劳动和军事劳动环境，研究重点已从传统的救治医学、预防医学向能力医学发展，目的是不仅要保障军人的健康，而且要保障和提高军人的劳动能力。军队劳动卫生学与军队营养学、军队饮水卫生、军队食品安全学、军队卫生毒理学同属军队卫生学的下属学科。军队营养学重点研究军事劳动过程中营养需要量，研究军队特殊营养保障措施等。军队饮水和食品安全学重点研究军队给水和食品安全监督管理措施和控制技术，饮水和食品安全的快速检测技术等。与军队劳动卫生学共同形成军人生命和作战能力支持研究系统，提高军队作战能力和作战效率的学科体系。

（刘洪涛）

jūnshì láodòng shēnglǐxué

军事劳动生理学（military working physiology） 研究军人劳动能力、潜力及拓展劳动能力措施，军事劳动、劳动环境对军人劳动能力的影响，促进军人生理功能恢复、增强体质和提高劳动效率的学科。

简史 军事劳动生理学是随着人类社会的发展而逐步形成和建立起来的。在长期的军事劳动实践中，人们逐渐积累了适宜训练、适量睡眠和充分营养与军事劳动能力关系等方面的经验。17世纪，血流动力学、生物氧化和能量代谢的发展，进一步为军事劳动生理学的形成奠定了理论基础。1786年，俄国军队卫生学家巴赫拉赫特（A. G. Bakherakht）撰写的《良好生活秩序》一书，阐述了军事劳动时休息、劳动强度、睡眠等军事劳动生理学问题对维护部队战斗力的影响。第二次世界大战以后，科学技术的迅速发展，其他相关学科的建立，使劳动生理学理论体系不断完善。美国、苏联、英国和加拿大军队等相继开展了大量的以增强军人作战能力和工作效率为目的的军事劳动生理学研究，如士兵军事劳动能力限制因素和限度的研究，士兵适宜负荷量研究，军事劳动应激和军事劳动疲劳问题的研究等。热环境劳动生理学、冷环境劳动生理学、低氧生理学和服装生理学等分支学科相继建立。20世纪80年代后期，美陆军环境医学研究所利用劳动生理学基础研究数据率先开展了劳动能力和损伤的预测性研究，研究出了"热应激指数"及监测系统，用于实时监测劳动能力变化、预防劳动损伤，开创了劳动生理学基础研究数据的挖掘和再利用，并为军事劳动生理学的虚拟研究奠定了基础。1957年，中国人民解放军在军事医学科学院成立了军事劳动生理研究所，开展了中国航空、航天、航海劳动时的生理学问题研究。之后，有关医学科研机构和各军医大学等相继建立了军事劳动生理学相关的研究室和教研室，主要研究训练、行军、营养、高原、寒区、热区、电磁辐射等与军人劳动能力的关系及增强军人体质和抗疲劳措施。20世纪50年代后期，中国人民解放军总后勤部组织出版了《战时军队卫生》《军队卫生工作手册》等著作，均以重点章节阐述了行军、训练、给养等军事劳动生理学问题。2008年，出版了军事劳动生理学专著《军事劳动与训练生理学》。

研究内容 主要有：①影响军人劳动能力的限制因素，包括骨骼肌的结构与功能，能量物质的代谢和运动组织细胞的能量转化，氧的摄取、运输和利用等有关系统的功能状态，以及神经、内分泌系统的调节作用等。②营养素与提高军人劳动能力的关系，包括劳动时能量消耗和营养素的需要量，劳动时能量消耗与劳动效能，特殊营养素与提高军人劳动能力的关系等。③适宜的军事劳动强度、时间、频率和体位、睡眠与持续劳动能力的关系等。④军事劳动环境对军人劳动能力的影响及防护，包括军事劳动环

境中冷、热、高压、低压、激光、微波、电磁辐射和战斗应激等因素影响军人劳动能力的规律、机制及防护措施，提高军人对特殊劳动环境的适应和生存能力。⑤训练与提高军人劳动能力的关系，包括军人劳动能力的极限和潜力、训练适应机制、最佳训练方案等。⑥军事劳动疲劳的发生发展规律，致疲劳的因素及作用机制，延缓疲劳发生和促进疲劳恢复的措施等。现代科学技术的发展不仅改变了现代军事劳动的面貌，也为军事劳动生理学开辟了许多新的研究领域。增强军人体质和心理承受能力，提高军人对特殊或极端环境的适应和生存能力，探求高技术武器装备与人体功能的关系等，将成为未来军事劳动生理学研究的主要方向。

值得注意的是，与近代科学技术的发展相比，军人劳动能力、潜力的变化远远滞后于科学和技术的发展，人体劳动能力的生物局限性已经成为适应劳动发展需求的主要限制因素。直接后果是劳动效率降低，职业损伤和疾病增加，劳动设备的非正常损坏增加，甚至引发劳动系统中重大灾难性事故等。传统生物学研究发现，限制人体劳动能力的"短板"不像物理学的"短板"那样简单，人体功能"木桶效应"的大小、"短板"的构成均在行为意识、神经-内分泌网络的调节下有很大的伸缩性。引起关注的另一个问题是，即便是发现并利用生物学措施克服了某些生物学本身的限制，也只是使人体劳动能力越来越接近人体的生物学极限，使人体的劳动能力越来越接近"木桶"的顶端，这个顶端是人体经过数亿年进化形成的。因此，以系统生物学理念深入探索限制人体脑力、

体力和智力能力的科学基础，探索现代生物技术及超生物技术与拓展人体能力的生物实现，对重塑人体的能力和潜力，改变人们对人体能力限制的认识，防止劳动系统中事故的发生有科学意义。

进入21世纪以来，利用现代生物技术和超生物技术拓展机体劳动能力的研究引起了广泛关注。2002年，Lin等利用转基因技术，改变了PGC-1（peroxisome proliferator-activated receptor γ co-activator 1）转基因鼠的肌肉纤维类型，使转基因鼠以无氧代谢的白肌向以有氧代谢的红肌转化，提高了肌肉纤维有氧代谢能力。这是利用现代生物技术，以现代生命科学为基础，结合其他基础科学的科学原理，按照预先设计改造生物体功能的研究，有标志性作用的成果。同时，美国高级研究计划署（DARPA）正式提出了"超生物革命计划"，目的是克服人体的生物局限，维持人体的劳动能力。超生物革命计划是利用工程学、材料学、信息学及模拟仿真等技术，一是探索克服人体劳动能力生物局限性的新措施，这方面研究已获得有价值的研究进展；二是直接为人体提供动能，提高人体力量、耐力，拓展机体进行极限劳动的劳动能力，如外骨骼系统的研究等。超生物技术研究尽管面临许多问题，但相对现代生物技术在人体的应用更直接，发展也更快。

研究方法 主要有：①观察法。观察和记录军人在不同劳动环境下，从事不同种类军事劳动时的生理反应，揭示军事劳动时人体功能活动的特征和生理反应变化规律，以及劳动与环境的关系。②实验法。在整体、器官、

细胞和分子水平上进行实验研究的方法，如：用肌肉活检、电镜、酶学及电子扫描技术研究劳动时的物质代谢；用细胞分离和培养、细胞膜片钳、免疫组织化学和超微量测定技术研究军事劳动时器官、组织和细胞功能的变化规律。随着基因工程、细胞工程、酶工程和蛋白质工程及超生物技术的发展，针对人体的生物局限性，设计改造生物靶标，并利用系统生物学技术部分和更大程度地改变和提高军人的军事劳动能力等。另外，多学科技术交叉研究已经是现代军事劳动生理学研究的必然趋势，如与数字科学、虚拟仿真科学、生物信息学等学科的交叉。

与其他学科关系 军事劳动生理学是人体生理学的分支学科，属应用生理学范畴。军事劳动生理学的基本研究内容、研究方法和研究模式与运动生理学雷同，但研究目的和研究对象不同，运动生理学重点研究提高运动员训练水平和运动能力，改善运动员竞技运动水平，提高运动成绩。军事劳动生理学与生物力学密切相关，但研究重点不同于生物力学，生物力学注重研究机体活动过程中力学变化规律，并通过生物体适宜力学负荷研究，防止损伤、提高劳动效率；军事劳动生理学则注重研究劳动过程中能量代谢、生理功能适应等内容，且随着现代生物技术发展，研究拓展军人劳动能力的措施等。

(刘洪涛)

jūnshì láodòng néngliàng dàixiè

军事劳动能量代谢（military performance energy metabolism）军事劳动过程中伴随物质代谢发生的能量吸收、储存、释放、转移和利用的过程。军事劳动可

分为以肌肉活动为主的体力劳动和以中枢神经系统活动为主的脑力劳动。劳动时，如体育锻炼、军事训练等，机体处于较高的运动状态，如肌肉频繁收缩、舒张，大脑的思维活动高度活跃等，从生物化学角度讲，这些生命活动需要细胞能量代谢的支持。机体能量的产生、储存、转移和释放过程是这些劳动得以实现的物质基础。

基本内容 体力劳动、脑力劳动所需能量均来源于三大能源物质代谢产生的腺苷三磷酸。能量供应不足导致劳动效力下降，严重不足损害机体健康。

能量代谢 能量代谢的核心物质是腺苷三磷酸（ATP）。机体有氧代谢和无氧代谢均产生ATP，且无论体力劳动还是脑力劳动，最直接最迅速的能量来源是ATP。ATP作为细胞中的能量载体物质，根据机体需要将能量转移至其他载体，用于肌肉收缩、神经冲动传导、离子转运等，实现化学能向机械能或电化学势能等的转化。

ATP的最终来源是食物中的碳水化合物、脂肪和蛋白质三大能源物质。从人的整体来说，机体摄入碳水化合物、脂肪、蛋白质等能源物质后，在体内消化分解为葡萄糖、脂肪酸、氨基酸等小分子物质，作为体内能量的主要来源，通过有氧代谢、无氧代谢等途径，发生化学能的转移，产生可以供给组织和细胞能量的高能化合物，如ATP、磷酸肌酸（creatine phosphate，CP）等，通过化学能转换为机械能、电化学势能或直接以化学能的方式维持肌肉、脑等组织的活动。

劳动时机体的能量代谢主要有三种供能系统：磷酸原供能系统、糖酵解供能系统以及有氧供

能系统。磷酸原供能系统包括具有高能磷酸基的ATP、CP，能以最快速度提供能量给工作肌利用，具有运动开始时瞬时能量供应、最早启动、最快利用、供能快速和输出功率最大等特点。糖酵解供能系统（即乳酸系统）主要在激烈运动或剧烈体力劳动时发生作用，具有短时期能量供应特点。有氧供能系统则主要通过三大能源物质的有氧代谢为机体长时期供应能量。

军事能量代谢特点 军事训练、体育锻炼、生产劳动等各项体力活动，主要依赖于骨骼肌的活动。肌肉收缩时，肌纤维的肌动蛋白和肌球蛋白发生相对滑动，所需能量由肌肉细胞中的ATP分解提供。

动态作业是主要依靠肌肉等张收缩而伴有人体移动的作业，如军事体育、行军野营训练等。中、轻度劳动强度时，ATP的获得以有氧代谢为主，使体力活动能够经济、持久地进行。大强度活动时，ATP分解迅速，供给不足时为保持活动需要，则靠无氧酵解产生乳酸的方式提供能量。短时间极量运动或快速用力时，磷酸原系统可提供肌肉最大输出功率，并可维持最大强度运动6~8秒，是10秒以内运动要求最大功率输出项目的基本能量来源。而糖酵解供能系统是400米跑、100米游泳等1分钟左右达到疲劳运动的主要供能系统。从平原进入高原初期军事作业时，组织细胞也往往通过增强糖酵解来获得能量。

局部肌群较长时间处于静态作业时，紧张肌群比较固定，不伴有人体移动，依靠肌肉等长收缩维持一定体位，如支撑搬运中的重物、紧握工具、把持加工部

件等。军事劳动中，静态作业所占比重与劳动姿态和数量程度有关，并可随劳动姿势改变、操作熟练、工具革新而减少。静态作业成分较多的有射击、瞄准、潜伏侦察和阻击，战车乘员以及骑兵作业等。这类作业能量消耗水平不及动态作业，如运载行军能量消耗仅为徒步行军的1/6，但持续紧张的肌群不断有神经冲动传向大脑皮质，皮质中枢容易发生保护性抑制；同时肌群持续收缩，压迫局部血循环供应，造成供氧不足，肌群无氧状态的代谢增加，依赖糖无氧酵解供给ATP，容易使肌肉局部产生乳酸，分解代谢产物积聚，故静态作业更容易疲劳。

脑力劳动在军事劳动中的比重逐步增加。人脑重量虽仅占体重2%，但耗氧量却占机体静息时总耗氧量的20%，其血液供应量占机体整个心输出量的15%，因此其能量代谢非常旺盛，居体内所有器官之首，同时脑也是体内耐受缺血、缺氧能力最差的器官。脑组织对缺血、缺氧十分敏感，任何原因引起的脑缺血、缺氧必将影响脑正常的能量代谢，而一定水平的脑能量代谢是脑功能得以正常发挥的一个重要基础。脑活动的能量代谢类型属葡萄糖氧化供能类型。当机体以脑力劳动为主时，脑活动增强，神经元间的信息传递增加，脑的能量消耗增加。高能磷酸化合物（主要是ATP）是脑活动的直接能源，脑内ATP约3秒内可转换1/2；神经兴奋性增高时脑代谢率增加。当缺血、缺氧、低血糖或其他能量供给障碍情况发生时，思维迟钝、脑功能下降、注意力和记忆力减退。血糖低至2.52mmol/L，无法通过氧化磷酸化提供足量的

ATP以进行正常的脑功能活动，可导致意识丧失。动脉血氧饱和度下降到85%，可导致脑集中能力减退和肌肉精细协调能力下降；动脉血氧饱和度下降到75%，可能出现判断失误、情绪不稳和肌肉功能障碍。虽然CP在脑组织中的含量极少，但肌酸激酶系统（CK系统）却有较重要作用。通过CK反应可以提高脑神经元的ATP再生能力，保护脑组织不受缺血和缺氧损害。

静息状态下，心肌组织以有氧代谢供能为主，尤其是以血液游离脂肪酸的有氧氧化供能为主。体力劳动，特别是运动时，随运动强度增加，心肌组织内源性、外源性能源物质的消耗均增加，心肌不但吸收乳酸，而且自身也产生乳酸。长期体力劳动训练可使心肌组织的糖酵解代谢能力、有氧代谢能力均得到提高。

测定方法 见军事劳动能量需求。

应用 明确劳动时能量代谢和转移的过程及特点，用物质代谢和能量代谢理论指导劳动与训练，有利于提高劳动时能量的利用效率，提高劳动者的劳动能力和劳动效率。一般认为在高原进行军事劳动，其强度分级比平原相差1~1.5个劳动强度等级，这对于高原低氧条件下军事劳动强度分级有参考意义。在高原缺氧环境中，血氧饱和度下降到85%，相当于暴露于海拔4000米，此条件已对大脑的集中能力有所影响，因此规定在高原地区从事体力劳动者动脉血氧饱和度不应低于85%，而75%则是进行随意控制运动的安全限度。劳动时物质代谢和能量代谢仍是劳动生理和训练学中的基本而又重要的问题。

（郭 华）

jūnshì láodòng néngliàng xūqiú
军事劳动能量需求（military performance energy expenditure） 机体为保证军事作业正常进行所需要的能量。即军事劳动所消耗的能量。人体所需的能量涵盖基础代谢、身体活动（包括体力活动和脑力活动）和食物的特殊动力作用几大方面。身体活动所需的能量是人体能量需求的主要部分。军事劳动的能量需求与军事劳动类型、劳动环境、劳动强度、劳动特点、持续时间等有关。

基本内容 用能量消耗（需求）测定方法，可确定不同的军事劳动类型、劳动强度、劳动特点、持续时间等情况下机体不同的能量消耗量（即需求量）。能量消耗（需求）测定方法主要有：直接测热法、间接测热法、间接测定法、双标水测定能量消耗法、生活观察法等。

各类军事劳动的能量消耗各不相同，体力劳动较脑力劳动的能量消耗大。体育训练中活动范围较小的运动项目能量消耗较少（表1）。陆军步兵队列及战术动作中，有负重、动作复杂的科目能量消耗较多（表2）。飞行活动的能量消耗较少（表3）。

海军舰艇舰员每人每日平均能量消耗在12.55~15.06MJ（3000~3600kcal）。高原地区从事军事劳动和训练，因受高海拔、低氧、低气压等环境因素的影响，人体生理负荷加重，劳动能力下降，因此能量消耗（需求）高于平原地区1~1.5个劳动强度等级。以心率150次/分作为正常体力活动强度的限值，在海拔3000~4000m地区从事重体力劳动相当于平原时的极重体力劳动；在海拔4000~4800m地区从事中等体力劳动相当于平原时的重体力劳

表 1　体育活动的能量消耗率

体育活动项目	能量消耗率 kJ/(kg·min)	按能量消耗估测 运动中的心率（次/分）
越野（200m/min）	0.628	120~140
爬山	0.506	120~140
跑步	0.411	100~120
篮球	0.410~0.577	120~140
足球	0.552	120~140
乒乓球	0.285	80~100

表 2　步兵队列及战术动作的能量消耗率

动作名称	能量消耗率 kJ/(m²·min)	动作名称	能量消耗率 kJ/(m²·min)
徒手向左右转	6.021	徒手正步	12.958
持枪向左右转	6.247	托枪正步	15.355
停止间操枪	6.071	徒手齐步	14.293
擦枪	6.117	持枪齐步	12.569
坐姿射击	5.824	徒手卧倒起立	16.598
跪姿射击	8.807	持枪卧倒起立	14.175
立姿射击	7.196	立姿投掷手榴弹	15.092
刺杀 I	8.791	卧姿投掷手榴弹	13.527
刺杀 II	11.502	持枪高姿匍匐前进	14.565
重机枪推枪前进	16.937	徒手高姿匍匐前进	18.451
重机枪提枪跃进	32.263	持枪低姿匍匐前进	22.246
重机枪准备射击	13.213	徒手低姿匍匐前进	20.159
重机枪分解结合	8.293	重机枪推枪匍匐前进	19.259
徒手跑步	23.255	持枪体操	18.305
持枪跑步	20.585		

表 3　飞行活动的能量消耗率

动作（活动）	能量消耗率 kJ/(m²·min)
座舱实习	9.29
航线起落飞行	7.03~12.09
空域飞行	8.79
仪表飞行	5.56
夜航飞行	3.56
歼击机飞行员飞行	10.59
轰炸机飞行员飞行	7.11
领航员飞行	5.15
通信射击员飞行	5.52

动；在海拔 5000m 以上地区从事轻体力劳动已相当于平原时的重或极重体力劳动。劳动强度与热环境因素的共同作用加剧了机体的能量需求。以徒步行军为例，在环境温度为 29℃ 左右时，负重 20~22kg 行军的热能消耗率为 15.032kJ/(m²·min)，而负重 8~10kg 行军的热能消耗率为 13.455kJ/(m²·min)，徒手行军为 11.429kJ/(m²·min)。

应用　中国军用标准《军事体力劳动强度分级》(GJB 1336-1992) 用能量消耗率等指标，分 5 个等级评价军人在军事作业中的体力消耗及劳动紧张程度(表4)。

军事劳动能量代谢与需求理论研究可为制定军事体力劳动强度分级提供科学依据，有利于对军事劳动强度进行科学的评价与监督，科学指导膳食及营养搭配。营养学专家根据不同军兵种劳动作业时的能量消耗量制定军人日膳食营养素供给量和能量来源分配尺度。对于高体能消耗的军事劳动，如越野、重体力劳动等，可适当增加淀粉类和脂类食物的摄入。饮食中能源物质可影响疲劳的发生。运动前高糖饮食有助于预防和推迟疲劳的发生，高脂肪和高蛋白饮食则可使疲劳提前发生。

有关能量代谢过程的中间物质在运动指导中的作用愈来愈引起重视。给机体补充有调节功能作用的生物活性物质，可加速组

表 4　军事体力劳动强度分级标准

评价指标	强度等级				
	轻	中	重	很重	极重
耗氧量/最大耗氧量	<22.5%	22.5%~39.9%	40%~57.4%	57.5%~75%	>75%
能量消耗率 [kJ/(m²·min)]	≤12.5	12.6~23.0	23.1~33.5	33.6~44.0	>44.0
心率（次/分）	≤89	90~116	117~142	143~169	>169
肺通气量（L/min）	≤16	17~25	26~39	40~60	>60

织氧的供应，调节缺血、缺氧造成的代谢性紊乱，提高组织细胞内的能量代谢调节水平，达到改善机体运动能力目的。

根据不同劳动的能量代谢特点，有针对性地选择训练方法，可提高劳动能力。针对耐力性运动，在训练时应加强有氧能力的训练。通过长时间的训练，氧供应能力与利用能力提高的同时，运动机体内的能量贮备状况会发生积极的适应性变化。力量、速度性项目应加强无氧能力的训练。采用间歇训练法，ATP-CP能力和有氧能力可互相取长补短，还可抑制机体的乳酸动员，避免因乳酸累积而出现的疲劳，因而可以重复进行多次大强度、长时间的运动。

（郭　华）

jūnshì láodòng qìtǐ dàixiè

军事劳动气体代谢（military performance gaseous metabolism）

军事劳动过程中机体能量代谢的同时消耗氧和产生二氧化碳的过程。食物中的糖类（碳水化合物）、脂肪和蛋白质三大能源物质经消化、吸收后，终以葡萄糖有氧氧化、脂肪酸有氧氧化的方式，产生能量供机体劳动时利用，同时产生各种代谢产物如 CO_2，见军事劳动能量代谢。

基本内容　包括气体代谢过程、食物的氧热价和呼吸商。

气体代谢过程　与物质在体内的生物氧化过程伴随进行。生物氧化中物质的氧化方式有加氢、脱氢、失电子，遵循氧化还原反应一般规律。在组织细胞内，葡萄糖、脂肪酸、氨基酸等经过广泛加水脱氢反应间接获得氧。生物氧化中生成的水是由脱下的氢和氧结合产生的，CO_2 由有机酸脱羧产生。军事体力劳动时主要依赖于骨骼肌的活动，骨骼肌收缩所需能量主要由葡萄糖和脂肪酸氧化提供。脑力劳动时，脑组织通过葡萄糖氧化供能。劳动时，能量代谢较静息时明显增强，尤以骨骼肌和脑组织为甚，组织对氧及各种营养物质的需要量增加，同时 CO_2 产生增多，产热量增多。

食物的氧热价　碳水化合物、脂肪和蛋白质作为机体三大能源物质，在代谢过程中氧化时，消耗1L氧所产生的热量被称为该物质的氧热价。氧热价的概念有助于根据机体在一定时间内的耗氧量推算能量代谢率。3种营养物质的氧热价见表。

呼吸商　机体依靠呼吸功能从外界摄取氧，以供各种营养物质氧化分解的需要，同时也将代谢产物 CO_2 呼出体外。一定时间内机体的 CO_2 产量与耗氧量的比值称为呼吸商（RQ）。通常都用容积数（ml 或 L）表示 CO_2 和氧气（Oxygon，O_2）的比值。即：

$$RQ = 产生的 CO_2 \text{ ml 数} / 消耗的 O_2 \text{ ml 数}$$

糖、脂肪和蛋白质氧化时，其 CO_2 产量和耗氧量各不相同，三者呼吸商也不一样，见表。呼吸商越高，代表氧化单位质量的营养物质需要的氧越多。食物是由3种营养物质混合而成，因而呼吸商常变动于 0.71~1.00 之间。人体在特定条件下的呼吸商由当时的主要能量来源而定。从事正常军事劳动时，机体通常摄入混合食物，故呼吸商常在 0.85 左右。如果以糖类作为主要能源物质，则呼吸商接近于 1.00。

气体代谢测定　化学反应中反应物的量与产物量之间呈定比关系，不因反应过程、反应条件而变化，可利用这种定比关系查出一定时间内整个人体中分解的糖、脂肪、蛋白质的数量，然后据此算出该段时间内整个机体所释放出来的热量。测定时，根据单位时间内耗氧量和二氧化碳产生量可以计算出能量代谢率，作为能量代谢的间接测定方法，实际应用较普遍的是 Douglas-Haldane 气体代谢法。此法是将一定劳动时间内的呼出气体收集在橡皮气囊中，用气体流量计测量出气体的量，再分析气体中 O_2 及 CO_2 的成分，求出呼吸商，根据不同呼吸商的氧热价计算单位时间内劳动的能量消耗，如图所示。

应用　长期进行以体力劳动为主的军事训练和体能训练，可提高人体的气体代谢能力以及承受有氧运动负荷的能力。气体代谢的相关指标（如呼吸商等）可用于评价训练（劳动）效果，指

表　3种营养物质氧化时的几种参数

营养物质	产热量（kJ/g）		耗氧量 （L/g）	CO_2 产量 （L/g）	氧热价 （kJ/L）	呼吸商 （RQ）
	物理热价 （用弹式热量计测得）	生物热价 （体内生物氧化值）				
糖类	17.0	17.0	0.83	0.83	21.0	1.00
蛋白质	23.5	18.0	0.95	0.76	18.8	0.80
脂肪	39.8	39.8	2.03	1.43	19.7	0.71

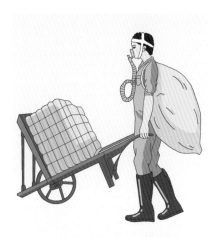

图 劳动时气体代谢-能量消耗的测定

导把握训练（劳动）强度，预防过度训练（劳动）对人体造成的伤害。

根据不同劳动类型、劳动强度、劳动特点、持续时间等情况下机体能量消耗量的不同，气体代谢测定还可科学指导膳食及营养搭配，保证军事劳动中能量供应，促进机体快速适应环境，有助于军事作业疲劳的缓解。例如，部队快速机动转进高原初期，高原低氧低气压因素使人体营养代谢发生变化，脂肪不易消化。根据食物氧热价和呼吸商等原理，脂肪氧化供能时耗氧量较多，糖类代谢耗氧量较低，因而初入高原时，提高饮食中的糖类比例可间接提高动脉血氧分压，提高产能比，有助于减轻高原反应，促进机体的高原习服，提高军事作业能力。

（郭 华）

军事劳动水平衡

jūnshì láodòng shuǐpínghéng

军事劳动水平衡（water balance for military working）军事劳动过程中水的摄入量等于水的丢失量，维持体液平衡的状态。

与其他营养素相比，水比较容易获得，且人体水的摄入随意性强，不同年龄、性别、体重、体表面积、地区、民族及生活习惯间差异较大。同一个体在不同条件下水的摄入也有较大不同。所以，对正常人在正常环境下水平衡的研究资料较少，更多的资料是关于环境温度、湿度和劳动过程对水平衡的影响。军人在热环境下劳动时，短时间内水的摄入和丢失难于达到精确的平衡，常出现水缺乏（脱水）和水过多（水中毒）现象。人体能耐受的脱水量是体重的2%～4%。但从长期角度看，在水源供给充足情况下，水的摄入和丢失仍呈现平衡，体重不会因为水平衡失调而发生明显变化。中国参考人的水平衡模式如表1。

基本内容 人体内水的总含量因不同性别、年龄及组织而有差异。正常人体内含水量介于总体重的45%～80%之间，同年龄不同个体体内含水量很大程度上取决于脂肪组织的多少。成年男性人体内总水量约占体重的60%，其中细胞内液占体重的40%，细胞外液占体重的20%。成年人体内主要器官及组织的含水量依次

为：脑脊髓（为70%～80%）、肾（为82%）、结缔组织（为60%～80%）、心和肺（为79%）、肌肉（为76%）、皮肤（为72%）、肝（为70%）、骨骼（为16%～46%）、脂肪组织（为25%～30%）。体液含水量为79%～99%。器官中含水量较固定，体液量易变动，过量丢失影响水平衡（表2）。

水的摄入及内生水 ①摄入食物含水量。男性参考军人每天摄入食物的含水量为1200ml（1009～1500ml），与国际辐射防护委员会（ICRP）参考人推荐值（700ml）差距较大，这与中国人膳食习惯有关。②摄入水量。男性参考军人在适宜环境温度下水和饮料摄入量为1000ml（而实际范围为395～1643ml，平均为929ml）。在热环境下从事体力劳动时，凭口渴随意饮水总是低于水丢失量，只有在加量饮水情况下，摄入量才接近丢失量。但有研究发现，在热环境下劳动时，加量饮水使摄入量接近丢失量，易增加胃肠道负担，受试者出现腹胀等胃肠反应。所以，在实际情况下，摄入水量只占水丢失量的60%～80%。以需水量或水丢失量推测热环境下劳动时水摄入量显然高估了劳动过程中的水摄入量。劳动过程中形成的水负平衡，往往通过劳动后的饮食和饮水得以补偿。③食物氧化生水量。各种食物在机体内氧化时产生一

表1 中国参考人水平衡（ml）

	入 水 量				失 水 量		
	成年男性	7~12岁儿童	2~7岁儿童		成年男性	7~12岁儿童	2~7岁儿童
水和饮料	1000	700	500	尿液	1550	1200	950
食物含水	1200	1050	900	粪含水	150	100	50
物质氧化生	300	250	200	肺吸收	300	250	200
水（内生水）				皮肤蒸发	500	450	400
总计	2500	2000	1600	总计	2500	2000	1600

表2 成人体液和各器官中的含水量

体 液	含水量（%）	器 官	含水量（%）
血液	83	心	79
血浆	92	肺	79
涎液	99	肝	70
胆汁	79	肾	82
尿	95	肌肉	76
汗	89	骨骼	16~46
乳汁	89	脂肪组织	25~30
		结缔组织	60~80
		皮肤	72
		脑白质	70
		脑灰质	84

定量水分（内生水）。脂肪和酒精氧化后释放水分最多，蛋白质释放最少。根据摄入食物的数量和成分，可以计算出内生水量。

水的丢失 机体的水通过尿、汗（皮肤的显汗和不显汗）、呼出气（呼出气包含水蒸气）和粪便排出。正常环境下，呼吸和胃肠道丢失的水分变化较小，汗和尿丢失的水量变化较大。军人每天不可避免的水分丢失为1500 ml。①排尿丢失的水量。尿量变化很大，摄水量、摄盐量、蛋白质摄入量、环境温度、活动及出汗量是影响尿量的主要因素。军人每日尿量为500~2700ml，男性参考军人每日尿排出量为1550ml。在常温或较冷环境下，饮水量增加，尿量增加。②出汗丢失的水量。

汗主要成分有水、电解质、氨基酸、尿素和脂质，还有葡萄糖、乳酸、免疫球蛋白、有色物质、荧光物质及臭物质等。其中水占99.0%~99.5%。军人在20℃室温和静息状态下，通过皮肤蒸发（不显汗）每日丢失的水量为500ml（300~600ml）。机体活动时，不显汗量加大。体温每升1℃，不显汗可增加15%左右。环境温度超过28℃（皮肤温度升至34℃以上），即使不做任何运动，也会有显汗。显汗的汗量随温度而增加。体力活动时，出汗量增加。在高温环境下从事重体力劳动时，军人每日出汗量可达到13L。程素琦等根据野外的研究结果提出了不同劳动强度、热强度与出汗量的回归方程，对准确推

测在热环境下从事不同强度体力劳动时的出汗量有实际意义（表3）。③呼吸丢失水量。肺在气体交换过程中不断丢失水分，丢失的水量与呼吸速度、深度、环境湿度、年龄及性别等因素有关。因为肺泡中气体的温度和血液相等，它又直接和大面积潮润的肺泡上皮细胞相接触，所以肺泡中气体的湿度可达95%以上，比周围空气含水量多，因此通过呼出气丢失一定量的水分。男性参考军人每日换气量为11 520 L（16次/分× 500 毫升/次×1440 分 = 11 520 L），由此丢失的水分为200~400ml，因此男性参考军人每日通过呼吸丢失的水分约为300ml。④排便丢失水量。在食入混合膳食时，水占粪便总重量的70%~80%。食入素食时，水含量可高达87%；以肉食为主时，水含量只占70%。粪便排出的水量只占水丢失总量的5%左右。

应用 根据不同环境温度、军事劳动强度水平衡需要，确定军人的水供给量，评价军人水平衡状态。机体缺水时将影响人体的体力劳动和认知能力，严重缺水可引起死亡。环境温度和体力活动影响水的需要量。美军根据军事劳动特点提出了美军军事劳动时水需要量。确定日水需要量根据两个条件：一是平均环境温度，二是劳动强度。劳动强度以单位时间的能量消耗量表示。美军在大量研究基础上提出了不同军事劳动单位时间能量消耗参考值，以能量消耗参考值和环境温度两个因素为基础提出日水需要量（图）。

在体力负荷期间能较充分、经常补充水分，就能保持较好的耐热能力和工作能力。外军对补水做了大量的研究，并制订了强

表3 不同劳动强度、热强度与出汗量的回归方程

温度类型	劳动强度	方　程　式
气温	中度	出汗量（L/h）= 0.037 10×气温（℃）－0.451 64
	重度	出汗量（L/h）= 0.045 53×气温（℃）－0.660 25
	极重度	出汗量（L/h）= 0.052 15×气温（℃）－0.781 46
WGT	中度	出汗量（L/h）= 0.097 62×WGT（℃）－2.019 38
	重度	出汗量（L/h）= 0.103 42×WGT（℃）－2.003 30

注：WGT 为湿黑球温度

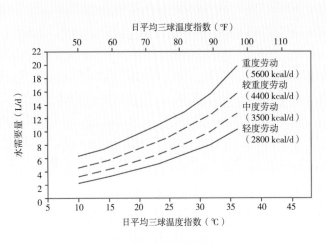

图 美军日水需要量

制性补充措施。如以色列的野战卫生条令规定：指挥员必须监督每名士兵的饮水量并鼓励多次少量饮水。美军在海湾战争期间，每名战士每天饮水供应量为19L。进攻战时允许标准为7~9L/d，防御战为6~8L/d。极度供水困难情况下，进攻战时不应低于3~6L/d，防御战时不应低于2~4.5L/d，且持续时间不应超过3天。中国人民解放军的研究表明，在较低环境温度下从事轻微活动，水摄入和水丢失很少受周围温度

的影响。环境温度>25℃时，水的摄入量增加，主要弥补出汗造成的体液损失。不同环境温度与不同劳动强度的活动时水的需要量不同，在相同环境温度进行不同强度活动时，水的需要量也不同（表4）。

何子安和程素琦等提出了（在水源充足条件下）不同气温与不同劳动强度时的饮水量（表5），对推测热环境条件下劳动时饮水供给量有参考价值。

（刘洪涛 孙 钢）

表4 不同气温与劳动强度的全日需水量（L/d）

气温（℃）	轻度劳动	中度劳动	重度劳动	极重度劳动
41~45	3.6	10.5~11.4	11.4~12.5	13.3~13.6
36~40	3.5	9.2~10.1	9.8~10.9	10.5~11.9
31~35	3.4	7.9~8.8	8.2~9.4	8.8~10.1
25~30	3.3	6.3~7.5	6.3~7.8	6.7~8.3

表5 不同气温与劳动强度时的饮水量（L/h）

气温（℃）	中度劳动	重度劳动	极重度劳动
41~45	0.86~0.97	0.97~1.11	1.09~1.23
36~40	0.71~0.83	0.78~0.93	0.88~1.04
31~35	0.56~0.68	0.60~0.74	0.67~0.84
25~30	0.38~0.53	0.38~0.56	0.42~0.62

jūnshì láodòng nénglì

军事劳动能力（ability to military work） 军人完成军事作业任务所具备的脑力和体力劳动的综合素质。人类劳动是脑力劳动与体力劳动相结合的生产活动过程，在社会发展的不同阶段，脑力与体力劳动有不同的比例，脑力劳动所占比例日显重要，尤其在高技术条件下，武器装备的现代化，要求军人付出更多的智力活动。体力劳动是以骨骼肌活动为主的劳动。不同的工作岗位上依据工作需要，脑力、体力劳动各有侧重。

基本内容：劳动过程中的能量供应由有氧代谢和无氧代谢提供。因此，劳动能力又可分为有氧劳动能力和无氧劳动能力。代谢过程与劳动能力密切相关。军人在作业过程中，作业的种类、强度、姿势及个体因素均会对机体生理调节过程产生一定的影响。同时，机体通过自身的神经-体液调节和适应能促进技能的发展和增进健康。但若作业时强度过大、时间过长及环境条件恶劣，机体生理和心理不能适应或耐受，就会造成作业能力下降，甚至危害健康。军事活动要求军人有强健的体魄、勇敢坚毅的精神、持久的作业能力和迅速适应环境变化的能力。因此，作业过程最大限度地适应军人心理和生理需求，对保护和促进健康，提高工作效率具有重要的意义。

应用：评价部队作战能力的技术和方法有了明显的变化。评价不再仅仅是检测军人体能方面的达标情况，而是促进军人综合素质的全面发展，促进个体潜能、个性、创造性的发挥，使每一名军人具有自信心和持续发展的能力，能具备满足军事劳动需求的

军事劳动能力。

军事劳动能力同时也是一种测评工具，用于评价与军人工作有关的各项体力和智力因素，用于检验军人的基本工作能力发展状况，可以作为评价军人作业能力的一种参考。

（张　娜）

jūnshì tǐnéng

军事体能（military physical fitness）

军人进行体力作业所具备的能力。军事体能包括耐力、肌肉力量、体成分、速度、柔韧性、灵敏性、平衡、反应和协调能力等内容，每项内容对机体的健康、工作和适应能力具有不同程度的影响。很多因素能够影响体能的发展和提高，但科学的体能训练和适宜的卫生监督是使机体体能达到最佳状态的基础。

军人职业的特殊性要求军人应具备较高的作业能力水平。因此，军事体能与竞技体育中体能的定义也不完全相同。体能是指体力劳动、训练和其他活动中发挥作用的能力，并要求具备足够的精力和体力以应对和解决任何有可能发生的紧急事件。军事体能是军人身体素质水平的总称，标志着军人无氧训练和有氧训练的水平，反映了军人机体能量代谢水平。军事体能包括两个层次，即军人健康体能和运动有关体能。军人健康体能以增进健康和提高基本活动能力为目标；运动有关体能以追求在竞技比赛（军事劳动）中创造优异成绩所需体能为目标。力量素质是军人体能中的首要素质，是发展其他身体素质的基础。一切军事活动都离不开力量。耐力是军人从事长时间军事作业的能力，是人体另一项重要的基本素质，是从事各种军事作业的基础。尽管各国军队采用

的训练方法有所不同，但都把提高和改善军人的力量和耐力作为体能训练的主要内容。柔韧性训练是通过发展肌肉、韧带等软组织的伸展性，增加关节的活动范围，减少力量和耐力训练时的损伤机会，保证体能训练的顺利进行。体成分在一定程度上反映体能训练的水平。训练可以改变体成分的组成，使体脂降低，瘦体重增加，身体向力量型转化。

体能的最高层次是机体对运动（劳动）的适应，运动训练是对人体极限能力的开发，要创造优异成绩，必须将影响运动成绩发挥的各种机体适应能力进行综合性的训练，并将其调整到最佳状态。

（张　娜）

jūnshì yǒuyǎng láodòng nénglì

军事有氧劳动能力（aerobic metabolism of military performance）

在军事作业过程中，军人主要通过有氧代谢途径提供能量进行劳动的状态。在整个劳动过程中，人体摄入的氧气和需要的氧气基本相等，即摄入的氧气量基本满足体内氧气的消耗量。人体有氧劳动能力取决于机体氧运输系统的功能和肌肉利用氧的能力，训练可提高机体的有氧劳动能力。

有氧劳动是恒常劳动，也称稳定状态，是人体活动时的一种功能状态。这种强度的劳动刺激使各种生理功能惰性逐渐被克服，呼吸、循环功能提高，人体需氧量与吸氧量之间达到动态平衡，体内不发生乳酸堆积，心率、心输出量和肺通气量等保持稳定状态，因而有持续时间长、安全性高、脂肪消耗多、提高最大耗氧量和无氧作业阈值、改善有氧代谢能力等优点。

最大耗氧量是反映有氧能力

的有效指标之一，也称最大有氧能力。它的高低取决于循环、呼吸、运动三大系统的生理功能，从整体上反映机体的有氧代谢和供能水平。相比之下，相对最大耗氧量更适用于比较个体在心肺功能方面的差异。最大氧脉搏（最大耗氧量和最大心率的复合）与心输出量、动静脉氧差密切相关。定量负荷的氧脉搏越高，心脏储备和输出功能越强。最大通气量的实测值与预计值比较，用于衡量通气需要与通气能力的关系，对呼吸困难的鉴别和评价肺功能很有用处。

最大耗氧量、相对最大耗氧量、最大氧脉搏、最大心率和最大通气量，从不同角度反映心肺功能情况，是反映人体在劳动负荷时心肺功能水平高低的主要指标，也是国际上普遍使用的衡量人体呼吸和循环系统功能水平的客观指标，在人体的体质研究及其健康水平的评价方面也具有重要意义。

现代医学和运动学研究结果表明，人体心血管系统及呼吸系统功能强弱是反映一个人健康的重要标志，也是左右人们寿命和工作时间的重要因素。人的心肺功能好坏除了遗传因素外，主要受后天活动和有规律锻炼的影响。心肺功能的作用是运送氧气，这在劳动或运动时尤为重要。心肺功能在构成身体素质的耐力、速度、力量的因素中，特别是在耐力中，都起着重要作用。心肺功能是反映耐力和有氧劳动能力的重要指标。

有氧代谢劳动对心血管系统带来的特异性效果有两种：一是改善心率变化；二是加强心肌力量。心率是反映心脏功能强弱的标志，劳动带给心脏的影响可通

过心率的变化判断。合力训练可使人的心肌收缩力增强，每搏量增加，提高了心脏的储备能力。

呼吸系统功能正常是保证气体交换、氧的运输及利用的重要前提。体力劳动时，为满足供氧和排出二氧化碳的需要，在神经和体液的调节下，呼吸运动增强、增快。经常从事体育运动锻炼，使肺活量增大，肺通气量和肺泡通气量改善，对呼吸功能有良好的作用。

（张　娜）

jūnshì wúyǎng láodòng nénglì

军事无氧劳动能力（anaerobic metabolism of military performance）　在军事作业过程中，军人主要通过无氧代谢途径提供能量进行劳动的状态。在一般的肌肉活动中，肌细胞所消耗的腺苷三磷酸（ATP）基本上依靠线粒体中的氧化磷酸化不断生成的ATP补充。高强度肌肉活动时，肌细胞在单位时间内需要消耗大量的ATP，而线粒体的氧化磷酸化作用虽然加强，却仍不能满足需要，氧化磷酸化补充ATP的能力受到氧气供应的限制。此时，肌细胞就依靠磷酸肌酸所贮存的高能磷酸键和细胞质中的糖原进行无氧酵解反应获得能量。磷酸肌酸产生ATP的速率大于糖原的酵解反应，所以在激烈的肌肉活动中，肌细胞首先依赖于磷酸肌酸的分解使肌细胞质中ATP得以恢复，然后逐渐依靠糖酵解反应。通过糖酵解虽然1摩尔葡萄糖分解仅能提供2分子ATP，但其速度却比氧化磷酸化快32倍，而且不需要消耗氧。糖酵解所产生的乳酸，逐渐扩散至血液，在肝中又可以合成糖原。

糖酵解反应的结果必然使乳酸有显著的堆积。乳酸的堆积，

一方面通过抑制磷酸果糖激酶的活性而抑制糖酵解反应，另一方面使氢离子浓度增加，降低了肌钙蛋白与钙离子的亲和性，降低了肌肉的收缩能力。糖酵解反应在30~50秒时可达最高点，此时产生乳酸的最大值约为每千克体重1.12g，或每升血液中1.5g。据此推测，糖酵解供能的能力在激烈运动中可持续1分钟左右。可见，无论是磷酸肌酸或是糖酵解反应供肌肉活动时的能量都是不能持久的。

白肌纤维（快缩肌纤维）以糖作为运动时的主要能源，这是由于白肌纤维的线粒体和肌红蛋白的含量少，脂肪的含量也少，而糖原的含量相对多。白肌纤维中一些重要的与无氧代谢有关酶的活性明显高于红肌纤维（慢缩肌纤维）。如镁-腺苷三磷酸酶活性为红肌纤维的3倍；肌激酶活性为红肌纤维的1.8倍；肌酸激酶活性为红肌纤维的1.3倍；乳酸脱氢酶的活性为红肌纤维的2~2.5倍。可见白肌纤维的有氧代谢能力弱，而无氧酵解能力较强。

肌肉在剧烈收缩时，虽然由于血液循环的加强，糖的有氧氧化增强，但其生产能量的速率还是远不能满足需要，在此情况下，肌细胞主要依靠磷酸肌酸和糖酵解供能。

在无氧劳动中，红肌纤维与白肌纤维的糖原一同在运动开始就被消耗。在进行最大随意收缩力的20%以下的静力性运动时，白肌纤维中糖原首先开始消耗，强度一旦超过最大随意收缩力的20%，糖原消耗就由白肌纤维移向红肌纤维。

肌纤维类型对无氧代谢能力的影响表现在白肌纤维的比例上，

白肌纤维比例高的肌肉，收缩时无氧功率输出值大。在无氧代谢供能为主的劳动中，白肌纤维越多或横截面积越大，维持最大功率输出的时间会相对延长。总之，高比例白肌纤维和白肌纤维横截面积具有最大瞬时功率和短时间无氧功率占优势的特点。

（张　娜）

jūnshì láodòng nénglì yǐngxiǎng yīnsù

军事劳动能力影响因素（influencing factor of military ability to work）　影响军人完成军事作业任务能力的条件。军事作业能力高低的本质是机体能量的供给、转移和利用的能力。

个体差异、心理因素、环境因素、劳动强度、操作紧张程度等都能影响军人的劳动能力。个体的劳动作业能力与年龄、性别、体型、健康、营养状况和锻炼程度等有关。如年龄在25~30岁以后，随着心血管功能和肺活量的下降，最大耗氧量逐渐降低，体力劳动能力也相应减弱。女性的心脏每搏与每分的最大输出量、肺的最大通气量等均较男性小，故女性从事体力劳动的能力较男性低，一般约为男性的1/2或1/3。经常锻炼者因心脏的锻炼适应，心脏舒张完全，心肌收缩更有力，使每搏量增大而心率虽有加快但不显著；锻炼使肌纤维增粗，肌肉的毛细血管的密度增高，促使供氧能力提高，其劳动能力也相应提高。

心理因素对作业技巧、体力活动的协调性有明显影响。军事训练中的跑、跳、射击、刺杀、投掷、挖掘工事及超越障碍等各项动作技巧的完成，不单纯是肌肉、关节、骨骼的活动和协调，而且与心理平衡、消除畏惧不安有密切关系。初始动作（体力活

动）僵硬、不准确、不协调，有多余动作出现等，此后经训练，可较快地使各器官系统相互配合、协调一致，精力集中，使反应更迅速，能量消耗更经济，以适应训练作业的需要。心理不平衡，动作信息被译作危险或威胁时，机体的应激通路通过交感"过度"激活各器官，使心率、供氧和代谢失衡，易导致动作不协调，出现外伤事故。

工作场所的环境因素可直接或间接地影响作业能力，常见的环境有害因素有空气污染、噪声、振动、严寒、高温、不良照明等。军事作业环境常见的化学物质有射击中的火药气，包含一氧化碳、氮氧化物；车辆和内燃机内排出的废气；导弹坑道中的推进剂灌注时泄漏的有害气体等。作业场所的物理因素因所处的地域或劳动作业环境而有所不同，如干热、湿热、热辐射、低温、低气压或高气压、噪声、振动、失重与加速度等。此外，劳动条件和性质，如生产设备与工具、劳动强度与劳动时间等都对劳动能力有较大影响。

（张 娜）

jūnrén tǐlì láodòng qiángdù píngjià

军人体力劳动强度评价（evaluation of soldier's physical work intensity）

依照中国人民解放军军人体力劳动强度分级标准，测量军人军事作业中的生理生化指标，确定其体力劳动强度等级的活动。

军事体力劳动强度分级指根据劳动强度的大小，将劳动强度分为轻、中、重、很重、极重等5个等级。劳动强度与机体能量消耗成正比，体力劳动强度通常按照能量消耗率划分等级。

方法 能量消耗率指军人进行军事作业和体力活动时，单位时间内所消耗的能量。能量消耗率与体力劳动强度成正比，是体力劳动强度等级评价的最直接的指标。能量消耗率的直接测定过程较繁琐，条件要求高。一般通过佩戴便携式气体代谢测量仪，测定体力劳动者单位时间的耗氧量（VO_2）和二氧化碳呼出量（VCO_2），计算呼吸商（$RQ = VCO_2/VO_2$），查表中给定呼吸商时的氧热当量，由此，能量消耗率 M（kJ/min）可由公式（VO_2×氧热当量)×4.186 计算得到。中国人民解放军军用标准依照体力劳动强度分级标准，通过测量军人军事活动中的生理指标，确定其体力劳动强度的等级。《军事体力劳动强度分级》（GJB 1336–1992）规定的用能量消耗率划分的军事体力劳动强度等级表见军事劳动能量需求。

劳动强度与心率、耗氧量、肺通气量等生理指标显著相关，在实际工作中，如无条件测定能量消耗率，可用心率、耗氧量或肺通气量划分体力劳动强度等级。心率随体力劳动强度的加重而增高，是一项敏感的生理指标。劳动心率可在体力劳动中用心率计直接测定。耗氧量指有氧劳动中需要消耗的氧，它随劳动强度而增大。耗氧量可通过便携式气体代谢测量仪直接测量，通过与最大耗氧量（VO_2max）进行比较，以%VO_2max确定体力劳动强度等级，见军事劳动能量需求。肺通气量也是一项对体力劳动强度敏感的生理指标，它的变化与劳动强度成正比。

仪器 可采用心肺功能测量仪，快速检测肺通气量、耗氧量、二氧化碳排出量、呼吸商、能量消耗、最大耗氧量、呼吸储备、心率储备、动态血压等指标值，获得能量消耗率、心率、耗氧量及肺通气量等结果。可用多功能跑步机，通过调节跑步速度实现控制被试符合大小的目标。

应用 用于评价以体力活动为主的军事劳动，其他劳动作业也可参照执行。

注意事项 用男女劳动强度综合评价模型，评价标准分为男女两种；评价时要消除个体差异，克服指标单一的缺点。

体力劳动强度评价指标和分级标准是劳动保护管理科学化的重要依据。研究军事体力劳动强度评价对评价和划分军事训练和作业者的劳动强度，科学安排作业时间，改善营养供给状况，提高军事作业效能，加强劳动保护和预防疲劳，提高劳动效率和部队战斗力，维护军人健康具有重要意义。

（马 强 安改红）

dānbīng fùhèliàng

单兵负荷量（load carriage）

军事行动中单兵按规定随身携带的武器、弹药、着装和装具的总重量。分为行军负荷量和战斗负荷量。

徒步步兵作为现代步兵的一种，以徒步作战为主，行动受地形、气象影响小，便于机动，在现代化战争中仍发挥着不可替代的作用。长期以来，单兵装备过重一直是各国军队面临的难题。

单兵负荷量标准的评价主要有两个指标。①包括体重和装备在内的每千克重量的能量消耗值。负荷量适宜时，能量消耗值较低，表明士兵可消耗较小的能量负重行进；负荷量不适宜时，能量消耗值会随着负荷量的增加突然以更人的比例增加，表明士兵需要付出更大的能量才能负重行进。②负重行进中的生理反应。负重

表　单兵负荷量标准（kg）

战术条件	最大允许负荷量	适宜负荷量
常温条件下行军	25	20
高温条件下行军	20	15
战斗状态（温度条件不分，时限1小时）	16	—

行军中，人体的生理反应与负荷重量占体重的百分比呈现有统计意义的相关关系，心率变化是普遍用于评价的生理指标。在长时间持续负重行军中，士兵心率以维持在110~120次/分较适宜。

《中国人民解放军单兵负荷量标准》（GJB 113-1986）见表。

单兵负荷量按战斗条件分为常温、高温和战斗状态3种。常温条件是指行军或战斗期间平均温度<30℃，高温条件是指行军或战斗期间平均温度≥30℃。

单兵最大允许负荷量是单兵行军或战斗中身体允许的最大负荷量。适宜负荷量是指小于最大允许负荷量、保障95%以上的战士（行军或战斗）不出现"很累感"的负荷量。外军的单兵负荷量大致为体重的1/3。

单兵负荷量标准的研究是现代军队建设的一项重要内容。负重过小不能满足战斗需要；负重过大会导致体力迅速消耗，产生疲劳，使得作战能力减弱乃至于过早丧失。

（马　强　安改红）

jūnrén tǐlì láodòng nénglì píngjià

军人体力劳动能力评价

（evaluation of soldier's physical work capacity）　依照中国人民解放军体力劳动能力评价标准，通过测量军人体质及体能状态，确定其军事体力劳动能力的过程。体力劳动能力是个体能够完成一定强度体力劳动的能力。与一般体力劳动能力一样，军事体力劳动能力也分为有氧劳动能力和无氧劳动能力，其评价方法主要包括最大耗氧量、PWC_{170}、无氧阈、磷酸原代谢能力测定、糖酵解能力测定等方法。

原理　最大耗氧量（VO_2max）是指人体进行有大量肌肉参与的长时间递增负荷运动中，心肺功能和肌肉利用氧气的能力达到机体极限水平时，单位时间所能摄取的氧气量。其生物学意义在于反映了人体最大有氧代谢能力，包括机体吸入氧（呼吸系统功能）、运输氧（心血管系统功能）和利用氧（肌肉系统功能）的能力。最大耗氧量的表示为单位时间内每千克体重吸入的最大氧量，单位是ml/（kg·min）。最大耗氧量受遗传、年龄、性别和训练水平等因素的影响。PWC_{170}（physical work capacity at heart rate of 170 beats per minute）是有氧劳动能力评定中一种常用的次极限负荷试验的指标，测定机体在定量运动负荷时，当身体功能动员起来并处于稳定状态、心率为170次/分时，单位时间所做的功。PWC_{170}不单纯反映体力劳动能力，它与受试者的心血管和呼吸功能也密切相关，尤其反映了有氧耐力的水平。

无氧阈（anaerobic threshold, AT）是指人体在递增负荷运动时，由有氧代谢供能开始转换成无氧代谢供能的临界点（转折点）。分为乳酸无氧阈、心率无氧阈和通气无氧阈3种。无氧阈反映个体的有氧劳动能力。它对有氧耐力的评定、劳动强度的控制方面具有重要的实际价值。

评价标准　《部队健康综合评价》（GJB 2125-1994）给出了中国军人个体最大耗氧量的标准值是46.5±4.8ml/（kg·min）。作为评定有氧劳动能力的重要指标，《士兵体能的测量和评价》（GJB 1337-1992）规定了中国人民解放军士兵最大耗氧量的评价标准和PWC_{170}评价有氧劳动能力的卫生标准，见表。

无氧阈时摄氧量水平越高，有氧耐力越好。一般青年男性无氧阈时摄氧量不低于1800ml/min，是最大耗氧量的55%~65%。用4ml/L乳酸无氧阈跑速评价有氧耐力训练水平的参考标准如下：2.5~3.5m/s（缺乏耐力训练），3.6~4.0m/s（耐力训练较差），4.1~4.7m/s（中等耐力训练），4.8~5.2m/s（耐力训练较好），5.3~5.6m/s（优秀耐力训练）。

注意事项　针对不同性质、不同环境的军事劳动需分别评价。

表　中国人民解放军士兵有氧劳动能力评价标准

评价等级	VO_2max [ml/（kg·min）]	PWC_{170} [（kg·m）/min]
优秀	>53	>1300
良好	50~53	1151~1300
中等	44~49	876~1150
较差	40~43	770~875
差	<40	<770

最大耗氧量、PWC_{170}、无氧阈等受遗传、年龄、性别和训练水平等影响。军人体力劳动能力评价指标评估在训练、考核和人才选拔中有重要作用。在士兵日常训练中，可根据以上指标评估制订适宜训练方案，并对训练结果进行考核；还可用于人才筛选，如飞行员、特种兵、运动员等选拔及训练水平考核等。

（马　强　安改红）

jūnshì zuòyè píláo
军事作业疲劳（military performance fatigue）
军人在平时或战时的劳动、训练和战斗过程中，脑力和（或）体力负荷过度而引起的暂时性脑力和体力作业能力下降的状态。在军事作业中，由于劳动强度大、时间长，连续而紧张，睡眠不足，能量消耗大，易产生体力疲劳；多发生于长跑和负重行军、队列训练、投弹和射击、超越障碍、游泳泅渡等体能训练项目。部队在恶劣的野外条件下训练或作战，则更易引起疲劳。随着高技术武器装备及多种作战模式的综合运用，军人注意力高度集中，精神紧张，易产生脑力疲劳，训练能力减退，训练效能下降。多发生于飞行、通信、雷达、电子对抗及复杂的武器操作等作业中。军事作业时，多为体力疲劳和脑力疲劳同时出现，表现为全身肌肉酸痛、疲乏无力、不愿活动等主观疲劳症状，以及作业能力降低、操作迟钝、错误率增加等。

分类　仍没有统一的认识。对疲劳进行分类旨在判明疲劳产生的环境及条件，探讨消除和延缓疲劳的方法。疲劳有多种分类方法。根据疲劳发生的形式可分为体力疲劳和精神疲劳；根据疲劳发生机制与表现可分为外周疲劳、中枢疲劳和混合性疲劳；根据疲劳发生部位可分为全身性疲劳和局部疲劳。1982年第五届国际运动生物化学会议将疲劳定义为：机体生理过程不能持续其功能在特定水平上和器官的功能上或不能维持预定的运动强度。这个定义的特点是把疲劳时体内组织和器官水平与运动能力结合起来，评定疲劳的发生和疲劳程度，并且有助于选择客观指标评定疲劳。

评价　没有统一的标准，主要通过客观指标的检测以及主观感受的评定来判断军事作业疲劳的状况。包括生化指标测定、工作绩效测定、生理心理测试和自觉症状调查。单独用于某项劳动作业，可用以评价疲劳；若用于官兵训练前后的对比，则可反映其训练效果，或说明锻炼对增强体质的作用。

生化指标测定　通过检查作业者的血、尿、汗及涎中乳酸、蛋白质、血糖等成分含量的变化判断疲劳，该方法的不足是测定时需要中断作业活动，并容易给作业者带来不安。①血液检查。血液中乳酸、血糖等随运动量发生明显的变化，因此，测出这些指标就能判断运动量，进而判断疲劳程度。②涎pH变化。训练后，用试纸法或滴定法测定涎的pH变化，判断疲劳程度。这是由于长时间进行激烈的运动，体液pH下降，间接地引起涎的pH下降。③尿液检查。静息状态下，尿蛋白、血尿、胆红素、尿胆原等随运动量发生明显的变化，测出这些指标就能判断运动量，进而判断疲劳程度。

工作效绩测定　随着疲劳程度的加深，操作者的工作能力明显下降。因此，操作者的工作效绩，包括完成任务的数量、质量以及出现错误或发生事故的概率等，都可作为疲劳评定的指标。作业人员处理意外事件的能力，对光、声等外界刺激的反应也可归到这一类测定方法中。

定量负荷试验（PWC_{170}）　是记录两次运动负荷时所表现的心率，按公式计算170次/分运动心率时所承担的劳动负荷功率 $[(kg \cdot m)/min]$，所以它不单纯是测定体力工作能力，而是与受试者的心血管和呼吸功能有关，据此衡量有氧代谢的耐力状态。运动负荷时可用踏蹬、自行车功量计或跑台作为单位时间内做功量进行试验。踏蹬试验不如自行车功量计或跑台精度高，但对部队现场普查，不失为有效的实验方法。

生理心理测试　①最大耗氧量（VO_2max）。以最大耗氧量进行全身性体力活动，约可维持4分钟活动；若控制摄氧量为VO_2max的70%~75%，约可维持1小时；摄氧量为低于VO_2max的40%可坚持8小时，否则易导致全身性疲劳。②心率。随劳动强度而增高，是一项敏感的指标。劳动强度增大，代谢率增高，为供应机体的需要，心输出量与代谢相适应而随之增加。心输出量决定于心率和每搏量，心率增至133次/分时，每搏量达到峰值，约为153ml/min；心率增加至166次/分，因心脏舒张不完全每搏量开始下降；心率达188次/分时，每搏量进一步降至143ml/min，说明心脏负荷已不适应劳动代谢而有显著的功能改变。中国人民解放军以心率作为卫生监督指标时，采用运动后即刻的脉率作为衡量指标，若劳动后脉率>160次/分表明有疲劳存在；一般以保持于

130~160 次/分为宜。若以一个周期的训练前后脉率作对比，则可表示训练效果。

自觉症状调查 该法通过对作业者本人的主观感受即自觉症状的调查统计，判断作业疲劳程度。该方法简易、省时，不仅切实可行，且具有较高的精确性。值得强调的是调查的症状应真实、有代表性，尽可能调查全作业组人员。日本产业卫生学会提出的疲劳自觉症状的调查内容如表所示。疲劳症状分为身体（A）、精神（B）和神经感觉（C）症状 3 项，每一项又分为 10 种。调查表可预先发给作业者，对作业前、作业中和作业后分别记述，最后计算分析 A、B、C 各项有自觉症状所占的比例。

其他评价手段 体力疲劳还可通过形态观察、肌力测试、神经系统功能检测、心电图、脑电图、体液检查等手段进行评价。①形态变化。在长距离行军、武装越野或长时间军姿站立后，疲劳程度与下肢围度的增加成正比，其原因是下肢血液滞留及组织液增多；在长时间训练后泌汗会增多，体重也会降低，降低的程度与运动持续的时间成正比，所以体重降低也可作为判定疲劳的指标。②肌力。训练前后测定背肌力与握力，求出其差，据此判断疲劳程度；其次，连续测定 5 次肺活量，每次间隔 30 秒，疲劳时肺活量逐渐下降。③神经系统功能。疲劳时，膝跳反射阈值增高、反应时延长、自主神经调节功能下降、血管运动的调节出现障碍。④感觉功能。疲劳时，机体的触觉功能会下降。⑤循环功能。疲劳时，测试心电图，会出现 T 波下降，并常出现肌电干扰，而且肌肉放松时，干扰不会消失。

⑥脑电图描记。脑电图是由大脑皮质神经细胞突触后电位的同步激活和抑制所产生的。这些电位在大脑皮质上积累，并扩展到头皮。脑电图中有节律的活动代表大脑皮质神经元突触后电位活动的同步化，这种电位变化是由大量的皮质细胞和皮质下神经核的传入冲动共同作用所产生的。脑电波分 δ、θ、α 和 β 四种，对于疲劳的判断，只需测量从觉醒到睡眠刚开始这一时间段内的脑电变化即可。当长时间持续的 θ 波出现时，说明测试者已经疲劳。⑦肌电图描计。肌肉疲劳时，肌电振幅增大，频率降低。

发生机制 仍无令人满意的解释。作业性质和疲劳类型不同，发生的机制也不尽相同。解释疲劳的学说颇多，但归纳起来主要有以下几种。①堵塞学说。认为疲劳是由于某种代谢产物在肌肉组织中蓄积造成的。这些代谢产物包括乳酸和氨等。肌肉疲劳时乳酸浓度升高，因为乳酸是肌肉在无氧条件下产生的，所以有人将这一学说称作"窒息"学说。近年来发现运动时脑氨增加，可引起许多酶活性降低，腺苷三磷

酸（ATP）再合成速率下降，出现各种疲劳症状。②"衰竭"学说。认为疲劳的原因是体内能源物质大量消耗而得不到及时补充，如 ATP、磷酸肌酸（CP）、肌糖原和肝糖原过度消耗，血糖含量下降等。最早人们发现，在中等强度的较长时间运动中，工作能力下降的同时常伴有血糖浓度降低，补充糖后工作能力有一定程度的提高。骨骼肌疲劳时肌肉中 ATP 变化不大，但 CP 已降至原来水平的 60%～70%。骨骼肌的糖原含量随运动时间的延长而降低，且在最初时间内降低更快，肌糖原的消耗随运动强度的递增呈明显的指数增加；在运动前预先给受试者不同碳水化合物水平的膳食，使其肌糖原含量的水平不同，发现运动时间与肌糖原含量呈正的线性相关。③"内环境稳定性失调"学说。运动可引起血乳酸增加和 pH 下降、血糖降低、糖原耗竭、出汗失水（脱水）和电解质（K^+、Na^+ 等）丢失，致内环境失调。血液 pH 下降、细胞外液水分及离子发生改变、血浆渗透压的改变都可以引起疲劳。当人体失水占体重的 5% 时，肌肉

表 疲劳自觉症状

姓名	年龄	记录年月日	
作业内容：			
种类	身体症状（A）	精神症状（B）	神经感觉症状（C）
1	头重	头脑不清	眼疲倦
2	头痛	思想不集中	眼发干、发滞
3	全身不适	不爱说话	动作不灵活、失误
4	打哈欠	焦躁	站立不稳
5	腿软	精神涣散	味觉变化
6	身体某处不适	对事物冷淡	眩晕
7	出冷汗	常忘事	眼皮或肌肉发抖
8	口干	易出错	耳鸣或听力下降
9	呼吸困难	对事不放心	手脚打战
10	肩痛	困倦	动作不准确

工作能力下降约 30%。高温作业工人因泌汗过多达到不能劳动的严重疲劳时给予饮水仍不能缓解，但饮用 0.04%～0.14% 的氯化钠水溶液可使疲劳有所缓解。肌细胞 K^+ 的过量外溢，胞内 Ca^{2+} 的过量蓄积，致肌细胞兴奋性降低，是疲劳的主要原因。④"保护性抑制"学说。按照巴甫洛夫学说，无论是体力或脑力疲劳，均是大脑皮质保护性作用的结果。工作时大量冲动传至皮质相应的细胞，神经细胞长期兴奋导致"消耗"增多。当消耗到一定程度，为了避免进一步消耗便会产生保护性抑制。γ-氨基丁酸为中枢神经抑制性介质，脑中 γ-氨基丁酸水平常被认为可以反映其抑制程度，γ-氨基丁酸水平明显增加，意味着大脑中可能出现保护性抑制。⑤"突变"理论。1982 年爱德华（Edward）提出神经-肌肉疲劳控制链，即疲劳的"突变"理论。认为神经-肌肉疲劳控制链中不同环节受到不同物质的调节，如神经递质、激素、酶及免疫系统的调节，以维持着神经-肌肉的正常生理功能。影响神经-肌肉链的因素变化到一定程度，或某个环节本身的结构或功能受到损坏，人体就会以疲劳的形式表现出来，以保护机体免于衰竭，这时机体的生理功能和输出功率会突然改变。这就是爱德华（Edward）疲劳"突变"理论的精髓。由于运动性疲劳是多因素的综合，一个或同时有几个因素的变化会互相作用导致出现疲劳，故"突变"理论认为疲劳是运动时细胞内能量物质的消耗、肌肉力量下降、肌肉兴奋性和活动性变化所致，改变了以往用单一指标研究运动性疲劳的缺陷。⑥自由基损伤学说。自由基是指外层电子轨道含有未配对电子的基团，如氧自由基（$O_2\cdot$）、羟自由基（$OH\cdot$）、过氧化氢（H_2O_2）及单线态氧（$^1O_2$）等物质。在细胞内，线粒体、内质网、细胞核、质膜和胞液中都可以产生自由基。自由基化学性质活泼，可与机体内糖类、蛋白质、核酸及脂类等物质发生反应，因而造成细胞功能和结构的损伤与破坏。激烈运动时，由于肌纤维膜破裂和内质网膜变性，血浆脂质过氧化物（LPO）增多。LPO 不仅对调节 Ca^{2+}-ATP 酶产生影响，造成胞质中 Ca^{2+} 的堆积，影响肌纤维兴奋-收缩偶联，还对线粒体呼吸链 ATP 的释放、氧化酶的活性造成影响，导致肌肉工作能力下降产生疲劳。虽然有关自由基与疲劳机制的研究工作时间不长，但已肯定了氧自由基的毒性作用在疲劳发生机制中的重要地位。

面对未来战争，美军提出连续作战 8～13 天、英军提出连续作战 10 天、俄军提出不分昼夜的作战思想，对军人抗疲劳能力提出了很高的要求。尤其在现代高技术战争中，高、精、尖装备的广泛使用，对大脑认知能力提出了更高的要求，因此，疲劳发生机制及抗疲劳综合措施的研究对维持和提高部队作业能力具有重要意义。

（王　静）

jūnshì zuòyè tǐlì píláo

军事作业体力疲劳（military performance physical fatigue）　军人在平时或战时的劳动、训练和战斗过程中，体力负荷过度引起的暂时性作业能力下降的状态。军事作业由于劳动强度大、时间长，能量消耗大，易产生体力疲劳。体力疲劳是机体复杂变化的综合反应过程，也是机体的一种保护性机制。

分类　一般分为静态和局部肌肉疲劳、全身性疲劳、过度疲劳。

静态和局部肌肉疲劳　局部肌群较长时间处于静力作业时，该肌群持续收缩，压迫局部血液循环供应，导致无氧酵解下做功，迅速出现氧债极易出现疲劳。静力作业时肌肉等长收缩力越大，维持不疲劳时间越短，若肌群以最大强度收缩时仅能维持 6 秒；若以 50% 力收缩时可维持 60 秒，<15% 力收缩可维持较长时间。动力作业也有类似现象。负荷相当于最大肌收缩力的 80% 时，收缩活动的稳定状态仅能维持 10 分钟；相当于最大收缩力的 69% 则可提高至 30 分钟的水平，这也说明静态收缩较动态更易疲劳。局部肌群较长时间处于静力收缩状态而未舒张或肌肉较长时间处于缩、舒的状态所致的疲劳称局部肌肉疲劳。

全身性疲劳　动员全身多数肌群参与体力活动以完成担负的工作，由于劳动强度、持续时间、肌群动员数都较一般高，肌群活动总需求超过心肺功能所能供应的氧与葡萄糖产生的能量及清除代谢产物的能力，可出现全身性疲劳。

过度疲劳　疲劳尤其是全身疲劳的累积，未获得适当休息，并伴有对健康明显的损害，如疲惫乏力、工效显著降低、失眠、消化功能紊乱、心理压力明显等，称过度疲劳。过度疲劳可视为已由生理移行至临床病态表现。

发生机制　具体见军事作业疲劳。

预防及恢复措施　体力疲劳直接影响运动的速度、灵敏度、准确性和情绪的稳定性，及时消除疲劳是劳动保护的一项重要内容。①合理安排劳动强度。依据劳动强度分级，大致估算体力活动的强度等级和持续工作所需时间，合理安排劳动-休息-劳动循环。如对劳动采用最大耗氧量（VO_2max）控制，不易导致疲劳，或用不超过劳动者最适心率的方法进行控制。劳动者最适心率（次/分）= $0.4 \times$ [$200 -$ 年龄（岁）- 静息心率] + 静息心率。②科学安排休息。合理安排休息和保证足够的高质量睡眠，疲劳才能完全恢复。积极的休息是指休息过程中进行适度的活动，如对称肢体的轻度运动、针对劳动作业特点设计的健身操、适当的按摩等，都有极佳的效果。但如果休息过程中活动强度不足或过大，不仅起不了舒筋活血的作用，反而可造成休息时间的剥夺，影响休息效果。保证充足睡眠，防止睡眠剥夺。适当锻炼可使肌肉中腺苷三磷酸（ATP）储备能力增强，Ca^{2+} 循环增强，横桥运动持续，使肌肉收缩有力、持久。锻炼还可使肌群内线粒体数量明显增多，还可促使最大心输出量增加，肺功能改善，提高劳动能力。③补充营养。增加优质蛋白质和维生素 B_2 供给量，电解质饮料也是缓解疲劳的有效措施之一。④药物抗疲劳。中医中药对运动性中枢疲劳的恢复主要着重于整体调节、调动内因。人参、黄芪、山药、川芎、黄芩等天然植物提取液可提高机体乳酸脱氢酶的活性，使机体血红蛋白含量升高，有效地增加肌力和抗疲劳。当归、阿胶补血止血，人参、黄芪益气固脱，对消除运动后疲劳有较好效果。咖啡因能增强呼吸的频率，促进肾上腺素分泌，达到抗疲劳的目的。麦芽油、碱盐、天冬氨

酸盐、咖啡因、果糖等天然物质均有抗疲劳的作用。⑤推拿按摩。按摩是一种物理刺激，引起局部生理生化变化，并通过神经反射和神经-体液调节影响各器官功能，纠正功能失调，消除疲劳；针灸可通过刺激身体穴位，调节经络气血，增强人体防御能力，促进机体功能恢复；运动后吸氧可促进乳酸氧化，消除组织器官缺氧状况，消除疲劳。⑥其他。如水浴、理疗、音乐及心理暗示等方法均能起到一定的消除疲劳的作用。

（王 静）

jūnshì zuòyè nǎolì píláo

军事作业脑力疲劳（military performance mental fatigue）

军人在平时或战时的劳动、训练和战斗过程中，脑力负荷过度引起的暂时性脑功能下降的状态。信息化作战条件下，军人同时接受、分析和处理大量信息，要求军人保持充沛的精力和良好的神经精神状态。大量高新技术武器和新的作战方式（心理战和信息战等）广泛应用于现代局部战争，使脑力劳动强度增加。脑力疲劳通常表现为头昏脑涨、视物模糊、听力下降等；四肢乏力或嗜睡；注意力不集中或记忆力下降；反应迟钝，不解其意，错觉幻觉；恶心、呕吐现象；情绪不稳，心情郁闷或烦躁不安，性格改变，如抑郁等。

发生机制 尚不完全清楚，比较公认的有 3 种理论。①神经元是脑的最基本结构和功能单位。若中枢兴奋性递质或兴奋性神经元回路占优势，中枢神经就处于兴奋状态，表现为精神的高度集中，思维敏捷，工作效率提高；若抑制性作用占主导地位，则表现为反应迟钝、工作效率下降、

精神萎靡，最终导致脑力疲劳。②神经递质是中枢神经活动的重要物质基础。经过实验研究推测与脑力疲劳相关的神经递质主要是多巴胺和 5-羟色胺，含有这两种递质的神经元分别称为多巴胺能神经元和 5-羟色胺能神经元，它们的功能状态相对平衡对维持正常精神状态有重要意义。睡眠剥夺试验表明，受试者脑内多巴胺含量下降，而 5-羟色胺含量升高，通过一定的措施提高脑内多巴胺含量或降低 5-羟色胺含量可缓解脑力疲劳的症状。③脑力活动需要消耗大量能量。正常情况下神经元只能通过葡萄糖供给能量，维持大脑的代谢每日需要 $100 \sim 120g$ 葡萄糖。如果脑力活动大幅度增加，而葡萄糖或能量的供给减少，则导致脑细胞能量耗竭，精神活动能力下降，最后出现脑力疲劳的症状。

评价 对脑力疲劳进行客观、准确、高效评价，是提高脑力工作效率、降低失误的基础。脑力疲劳的影响因素多，评价比较困难，国内外尚无公认的、系统的和全面的脑力疲劳测评方法和方案。脑力疲劳的测评方法通常分为主观测评法和客观测评法。

主观测评法 脑力疲劳是一种主观感觉，因此对脑力疲劳主观成分的评定非常重要。主观测评法具有操作简单、直接、费用低廉、对任务完成无干扰、易被接受等优点，仍是一种被广泛应用的评定脑力疲劳的方法，且具有一定的参考价值。根据评定是由受试者本人做出，还是由他人做出，又分为主观自评法和主观他评法。

主观自评法主要通过调查表进行，如主观调查表、自我记录表、睡眠习惯调查表、斯坦福睡

眠尺度表、萨姆·佩雷利主观心理感觉疲劳量表、CR10主观心理感觉疲劳量表、皮尔逊疲劳量表（驾驶疲劳）等。缺陷在于，若受试者处于脑力疲劳状态，是否仍然具有完整的自我状态监控能力，若这种能力受到损害，受试者已不能对自身状态正确感知，则主观自评的方法就会变得毫无意义。因此，在实际的脑力疲劳评定工作中，仅用主观测评法是不够的，还需有客观测评支持。

主观他评法多用人面部的视频图像进行评估。实验者根据受试者的面部表情、缓慢的眼睑闭合、举止（如擦拭、打哈欠和点头）估计出受试者的困倦水平。由于种种原因的限制，对应用"面部表情评定"的研究还很少，但随着计算机图形图像技术和模式识别技术的发展，此方法可能会取得实质性的突破，走向实用。

客观测评法　借助仪器、设备等辅助工具对人体的心理、生理、生化方面指标所进行的观察评估。这些指标是客观的，不以观察者的个人喜好、经验而发生变化。脑力疲劳客观测评法可分为心理学行为学指标测评法、生理学指标测评法和生化指标测评法。①心理学行为学指标测评法。主要用心理运动测验和心理测验方法对脑力疲劳进行评定。心理运动测验包括模拟驾驶、打字和反应时测验等，可测量人的知觉、认知解释和运动反应。这些测验依赖于一个基本假设，即假设作业绩效的降低是疲劳的标志。心理测验包括注意测验（如划消测验）、估计测验（如对时间间隔的估计）、加法运算等。②生理学指标测评法。基于脑力疲劳是中枢性的、并影响全身的假设，脑力疲劳的生理学指标主要包括脑电图（EEG）、眼睑闭合度（PERCLOS）、事件相关电位（ERP）、心率变异性（HRV）等，此外，还有脑地形图（EBM）、脑磁图（MEG）、功能性磁共振成像（fMRI）、正电子发射断层成像（PET）等。③生化指标测评法。涉及侵入性技术而使其应用受到限制，但生化指标比较容易测得，且随着传感器的进步，已经出现了无创的测量方法，有可能成为疲劳评价的标准。

预防及延缓措施　①维护脑力活动。脑存在着"用进废退"的规律，接触的信息越多，内容越复杂，脑细胞的分化、发育就越迅速、越完善，越有利于保持脑的活力。但脑力活动不能无限期地进行，用脑必须重视维护脑的功能。②避免睡眠剥夺。保持连续持久的战斗能力，必然要维持足够时间的睡眠，仅有短暂、零星的睡眠，势必使人的思维和认知能力降低，甚至可影响大脑调控的各感受器的敏锐度，对指挥员来说，则可影响认知思维和指挥决策能力。③适当锻炼与营养。脑力劳动之余辅以轻松愉快的体力活动，各种形式的锻炼可促进全身血液循环，改善能量代谢，松弛精神紧张，恢复心理平衡。合理营养是重要的，多吃富含蛋白质和磷脂类食物，也应注意补充维生素B、维生素C、维生素E等。④药物性措施。合理使用中枢兴奋、抑制药物是持续军事作业时对抗睡眠剥夺和疲劳的重要的保障措施。中枢兴奋药包括莫达非尼、咖啡因、右旋苯丙胺。镇静催眠药包括司可巴比妥（速可眠）、替马西泮（羟基安定）和三唑仑，唑吡坦和佐匹克隆。⑤对脑力疲劳导致的不良情绪的干预。主要用心理干预方法，如主动与有关人员交谈，了解他们的生理、心理等方面的不良反应，针对来自环境和自身的不良刺激，提供有关的信息和应对的策略技巧，教会他们调整身心，自我防护，减少焦虑及抑郁反应，改变疲劳思维过程等。有时分散注意力也可帮助缓解过度紧张的交感神经，缓解心理压力，减少压力带来的不良情绪体验。还可采取情绪干预（利用暗示法、现身说教法，为其提供发泄怒气和内心苦闷的机会和条件，积极消除不良情绪，增强心理素质）、感觉干预（包括谈话、数数、读书、听音乐、看电视、催眠术等）、行为干预（包括深呼吸、冥想等放松技术）等。

（王　静）

zhàndòu píláo zōnghézhēng

战斗疲劳综合征（battle fatigue syndrome）　战争中长时间超负荷作业和精神持续高度紧张所致机体反应的综合症状与体征。主要症状除躯体疲劳外，还有明显的心理精神反应。轻者睡眠不佳、食欲减退、头晕无力、表情淡漠；重者体重明显下降、失眠、发抖、多汗、幻觉、晕倒，甚至心脏扩大、尿血等，完全丧失战斗能力。

第一次世界大战期间，英格兰籍士兵战斗疲劳综合征发生率为20%。1945年冲绳岛战役，美国海军第6海军陆战师因战斗疲劳综合征减员占总减员数的48%。1982年以色列入侵黎巴嫩战争中以色列军队因战斗疲劳综合征减员占总减员的54%。热带地区作战中，一线作战部队战斗疲劳综合征发生率为42%~73%。随着高新技术在军事领域的广泛应用，未来战争更具有突发性，战争环境更加恶劣。参战人员长时间处于高负荷状态，心理素质下降，内环境紊乱，势必影响战斗力和作战任务的完成。加强战斗疲劳综合征的研究具有重要意义。

发生原因　战斗疲劳综合征以过度自动觉醒、心理麻痹及持久的创伤经历为特点，往往不是单一因素引起的，而是体力、脑力、心理等综合因素造成的，是一种综合性疲劳。发生原因为：①体力负荷过大。②精神持续高度紧张。③环境恶劣，饮食不佳。④休息和睡眠不足。⑤作业分散、单调。⑥生物节律被破坏。⑦机体的健康和适应能力欠佳等。

分类及表现　根据战场的特点，可出现多种疲劳。

肌肉疲劳　军事人员在激烈持久的战斗中，机体需要消耗巨大的能量，使腺苷三磷酸（ATP）耗竭，代谢产物堆积，肌肉工作能力下降，出现肌肉酸痛、乏力，造成肌肉暂时性疲劳。

视觉疲劳　在战场光源的影响下，指战员的视觉感受器受到强烈刺激，往往产生视物模糊、眼痛、视力减退。夜战使指战员的感受性降低，暗适应能力和色觉敏感性下降。目视仪表和光屏过久，会使指战员的眼肌疲劳，眼出现疼痛甚至出血。高热和热辐射环境可引起指战员的视觉反应性增强，出现幻视、错视。在驾驶作战运输车辆，尤其是操作战机时，加速度和振动也会影响其视觉，出现视觉障碍、视觉疲劳。

听觉疲劳　在武器装备的运行、弹药和爆炸等广泛的、强烈的噪声环境下，指战员会出现听力减退、耳鸣、耳痛、眩晕、恶心，听觉适应性和敏感性下降，严重的可导致噪声聋。战场噪声使人心烦意乱，精神紧张，影响睡眠，易出现疲劳。

脑力疲劳　军事指挥人员、精密武器操作人员由于长时间处于高度紧张状态，用脑过度，大脑的血液、氧气供应不足，致使大脑神经细胞生理功能下降，表现为头昏脑涨、记忆力下降、注意力分散、思维障碍。精神疲劳是指作战人员受强烈或持久的劣性精神刺激，如可怕的战争景象、低落的作战士气、必胜信念的丧失、敌军的心理战、负面消息的传播等而出现沮丧、愤怒、抑郁、焦虑、精神涣散、萎靡不振的消极心理和情绪变化。情绪变化是过度疲劳的最早和特有的症状之一。它产生的负面情绪对人体免疫系统、内分泌系统、神经系统等均有明显影响。

气候环境性疲劳　在沙漠地区、亚热带地区，在高温和强辐射环境下，作战人员要承受极大的热负荷。尤其在核生化条件下，穿着防化服作战，即使在气温不是很高而湿度较高，通风不良的车辆或阵地环境中，也会造成血液循环加快，胃动力减弱，食欲下降，心功能紊乱，出现低血容量和低钠血症，导致全身无力，肌肉抽搐。高原地区海拔高、空气稀薄，人员均有不同程度的高原反应，又由于机体代偿能力差，需付出较高的脑力和体力负荷，易出现低氧血症，导致各种神经心理功能障碍。

病理性疲劳　因疾病、战伤、机体羸弱而处于病理状态的人员，如得不到及时治疗，带病带伤继续参加战斗，更易引起疲劳。

睡眠丧失性疲劳　连续作战、夜战、跨地区作战、战时应激等均可造成机体睡眠觉醒节律的紊乱，导致睡眠紊乱、缺乏与丧失。全睡眠剥夺1天，脑力劳动能力和战斗力下降25%；睡眠剥夺

2~3天，下降50%~70%，即已降至丧失战斗力的临界点。这种状况还会改变心情和行为，增加疲劳感。

脱水性疲劳　山岳丛林、戈壁沙漠地域，炎热的气候条件，激烈的攻防作战，使排汗量增加，钠离子和钾离子随汗、尿流失。如果补充水盐不足，可出现口干舌燥等脱水症状，甚至躁狂、神志不清等精神症状。钾离子缺乏使肌肉软弱无力，腱反射减退或消失。

营养不良性疲劳　在长时间、高对抗、高强度的作战中，人体代谢显著增强，正常膳食规律被打破，后勤供给困难，机体能量和蛋白质摄入不足，加上新鲜蔬菜供应困难，食物品种单调，造成维生素、无机元素不足或缺乏，人体呈负氮平衡，体重下降，体质状况欠佳，易引起疲劳。

防治措施　应采取以充分休息、足够睡眠、保证营养和适宜娱乐为主的综合性措施进行治疗，必要时服用兴奋药和维生素等药物。①战前要制订预防战斗疲劳方案，并进行有关知识的宣传。②提供优良的武器装备及预防战斗疲劳的仪器设备，改善生存环境。③进行适应作战地域气候环境训练和实战演习，保证前、后方畅通的信息联络，获取广泛的政治、社会支持。④战前进行思想动员，保持高昂的作战热情，干扰和打击敌方的宣传工具，积极进行反心理战。⑤科学组织和实施日常体能训练。⑥保证足够的休息和睡眠时间。⑦改善给养条件，保证营养物质尤其是能量和水的供应。⑧给予能够增强体质和适应能力、预防和延缓过度劳累的制剂。⑨运用物理方法消除疲劳，吸氧可改善机体缺氧状

态，推拿按摩、热水浴可促进机体血液循环。

（王　静）

jūnshì xùnliàn wèishēng

军事训练卫生（military training hygiene）

预防军事训练损伤，增强军人体质，获得最佳训练效果的工作。各军兵种训练的科目不同，所处环境条件不同，运用的训练器材也不同，所涉及的安全卫生问题性质各异，内容不一。开展军事训练卫生工作，军队医务人员需要熟练掌握军事训练伤防治知识，遵循训练卫生学要求，在军事训练过程中发挥具体指导和帮助作用，减少或避免军训伤的发生，提高军事训练效益。

基本内容　①安全宣教。开展心理健康教育，学习预防军事训练伤的相关知识，提高自我防护意识。②科学管理。指挥员和教练员要按照训练大纲、教学规范和相关安全防护规定进行训练和考核，不搞突击达标或考核等。③制订训练计划。训练前，根据部队实际情况，全面考虑战士的整体素质、个体差异、训练场地和器材、天气状况等因素，对各种致伤危险因素进行科学评估，明确规定训练科目、持续时间和训练频率，对于特殊个体（如过瘦、过胖等）要区别对待，制订有针对性的训练计划，以达到训练目的。④卫生监督和保障。为提高参训军人的训练质量，减少或避免军事训练伤的发生，军队的医务人员应重视并做好训练中的卫生监督和预防训练伤的保障工作。具体内容包括：训练健康检查、现场卫生监督、心理疏导、训练场地和训练装备的维护保养、营养均衡搭配等。

基本原则　训练安排由易到难、由浅入深、由轻到重，不宜过早进行超负荷训练，以减少训练伤的发生。应遵循下列卫生学原则。①全面训练。既要求重视跑、跳、射击、投掷、刺杀等军事动作技能的培养，也要兼顾一般性的体育锻炼，使士兵的力量、速度、耐力、灵活性和柔韧性等身体素质得到全面的发展和提高。训练的初期阶段，全面身体训练所占的比重较大；随着训练程度的不断提高，专项技能训练的比重则逐渐增大。②循序渐进。军事训练内容安排，训练强度掌握，训练频率节奏，要符合循序渐进的原则，即动作由简单到复杂，由个别到综合，频率由低到高，强度由轻到重，逐步掌握动作要领；军训负荷量的安排要逐步增加，尤其是进行超负荷训练，更要注意循序渐进原则。军人身体素质的提高是通过增大运动量-适应-再增大运动量-再适应的训练过程实现的，是量变到质变的过程。③区别对待。根据士兵体质状况、健康状况、领悟理解能力及训练水平差异，遵循区别对待原则。尤其是新兵和病后初愈的士兵，训练时更应区别对待。反之，则有可能发生军训伤等意外事故。此外，训练过程中，合理安排训练和休息，避免疲劳累积而导致过度疲劳，生理状态向病理状态转化。训练内容坚持经常、持久、重复。

发展趋势　随着现代科学技术的迅速发展并广泛应用于军事领域，未来的武器系统和指挥、控制、通信与情报系统都将发生巨大的变化，进一步向电子化、自动化、制导化及智能化方向发展。这对军队知识化、专业化程度的要求将大大提高。军队成员不断更新知识、掌握新的军事技术、学会使用新的武器装备系统，将成为军事训练的重要任务。

为适应未来信息化战争不断出现的新情况、新特点，军事训练必将随之进行相应的改革、创新。由于训练内容日益增加，训练时间相对减少，许多国家的军队出现了加大训练量、强化训练难度的趋势，并广泛采用最新的科学技术成果，大力发展电子、激光以及虚拟现实技术等，开展单兵、战术、战役等模拟训练，不断探索改革训练体制、内容和方法，以提高训练质量，适应未来信息化战争的挑战。

军事训练卫生伴随着军事训练而产生，也伴随着军事训练而发展。尤其是随着科学技术的不断进步，新武器层出不穷，作战样式也随之改变。新军事变革对军事训练的卫生学要求提出了挑战，因此，促进了军事训练卫生保障从观念创新、管理创新、知识创新、技术创新、综合集成创新等不同角度的发展。军事训练卫生与信息化条件下现代化军事训练的同步发展同样有赖于科学技术的进步。医学、药学、生物学和生物技术、生物医学工程等科学技术的进步，将对军事训练卫生保障的发展产生重要推动作用。以生物技术和信息技术为代表的一批高新技术的迅猛发展，给战创伤、野战卫生装备、官兵军事作业效能等军事医学研究提供了新的技术支持。这为军事训练卫生保障内容与手段的进步奠定了技术基础。

应用　军事训练卫生广泛应用于中国人民解放军陆军、海军、空军、第二炮兵、中国人民武装警察部队及预备役人员等不同阶段的基础训练和专业技能训练中，在有效预防训练伤的发生，维持参训人员的情绪稳定，提高训练质量等方面发挥了重要作用。

（王天辉　刘子泉）

jūnshì tǐnéng xùnliàn

军事体能训练（military physical fitness training） 用各种训练方法和技术提高军人活动能力和身体素质的过程。体能是军人必须具备的基本素质之一。军事体能是军人为完成各种作业和任务具备的融躯体工作能力（体力）、大脑工作能力（脑力）和心理调控能力（心力）于一体的综合素质，由基础体能、专业体能和综合体能构成。基础体能是使机体组织器官有效地发挥作用的能力，包括身体的走、跑、跳、投、攀、爬等基本活动能力，以及力量、速度、耐力、灵敏性、柔韧性等身体素质。其基本成分为耐力、肌力、肌耐力、体成分、速度、柔韧性、平衡能力、反应能力、协调能力和灵敏性等。科学的体能训练是获得最佳体能状态的基础。体能训练也主要针对改善和提高上述基本体能成分开展。同时，依据对军人体能的特殊要求开展具有针对性的训练，比如平衡性、协调性等。专业体能是军人为适应特殊作业环境、特定作业装备、特种作业样式所需要的职业化的身体活动能力和素质。综合体能是军人将基础和专业体能与其他军事作业能力有机结合的综合素质，如体能与技能、智能的综合运用，体能与军事技术、战术的结合和应用。

训练内容　包括通用体能训练、入伍体能训练和飞行人员体能训练3部分。通用体能训练由基础体能、专业体能和辅助体能训练构成，其中基础体能训练包括体型（身高和标准体重）、俯卧撑、仰卧起坐、10米×5往返跑和3000米跑5个项目；专业体能训练由力量、速度、耐力、柔韧灵敏、游泳、搏击、攀爬、超越障碍和抗运动病等训练科目组成；辅助体能训练包括球类、田径、体操、水上、武术、冰雪等多种一般性体育项目和具有一定军事用途的项目。入伍体能训练包括俯卧撑、引体向上、仰卧起坐、双腿深蹲起立、100米跑、3000米跑、组合练习、立位体前屈、格斗基本功等科目。飞行人员体能训练包括基础体能、专业体能和辅助体能训练。其中，基础体能和辅助体能训练科目设置与通用体能训练相同。

训练方法　①间歇训练法。是部队在进行重复或变换运动训练时，严格控制受训者间歇休息期间的休息时间、形式和恢复程度，生理功能恢复达到一定程度后立即开始下一次练习的一种训练方式。该法是速度和耐力的常用训练方法。②重复训练法。是反复多次进行同一动作练习的一种训练方式。其与间歇训练法的主要区别是，在两次训练之间有较长的休息时间，有助于较大程度地恢复身体功能。该法广泛应用于周期性体能项目的训练，如100～400米跑，以及非周期性体能项目，如格斗、抗运动病等。③持续训练法。是用中等强度、长时间、持续不间断地进行练习活动的一种方式。主要适用于周期性体能耐力项目，如极限拉练、5000米武装越野、蛙泳训练等。④循环训练法。是多个不同性质的训练内容，按照运动强度和密度分布特点，以及排列顺序串联起来，组成一个循环训练体，受训者须按规定内容依次连续完成的训练方式。该法易操作，简单实用，主要用于基础体能和专业体能循环训练。⑤强化训练法。是在一定时间范围内和现有基础上，针对训练科目要求采用高强度、高密度的大运动量训练手段，使受训军人体能素质超越现有水平，达到预期目标的训练方式。该法主要用于应急行动或体能考核前的强化训练。⑥模拟训练法。是在模拟实战（环境、条件、样式）的情况下，检验军人进行特殊作业和执行特定任务时的体能水平的训练方式，如模拟渡海登陆应急作战行动适应性训练，重点检验军人在陆路、跨海机动过程中体能耐受力等。

应用　基础体能训练适用于中国人民解放军和中国人民武装警察部队现役军人（入伍训练阶段的新兵除外）。专业体能训练适用于中国人民解放军和中国人民武装警察部队现役军人和军队院校学员。辅助体能训练适用于中国人民解放军和中国人民武装警察部队的各类人员。入伍体能训练适用于接受入伍训练的各类人员。飞行人员体能训练适用于中国人民解放军陆军、海军、空军，中国人民武装警察部队执行飞行任务的各年龄段飞行（含空勤）人员。

（王天辉　刘子泉）

jūnshì zhuānxiàng jìnéng xùnliàn

军事专项技能训练（military specialized skills training） 根据专业需求，不同军兵种军人学习掌握技术装备理论、操作使用和管理维修等科目的活动。专项技能训练通常在基础训练结束后开展，是军事训练的重要组成部分，开展战术训练的前提，目的是提高军人的专业技术素质，充分发挥军事装备的技术战术性能，增强部队的战斗力。

训练内容　①学习武器装备理论知识。内容涵盖装备的构造、工作原理、技战术性能和维护保养、操作规程等。②掌握武器装备的操作使用技能。内容包括各种车辆、坦克、飞机及潜艇的驾驶技能；各种炮、枪、导弹、火箭及鱼雷的射击（发射）技能；各种军事技术器材、设备的操作使用技能；工程、防化、通信、侦查、气象、测绘等战斗保障技能；医疗救护、检查化验、维修护理及其他勤务保障技能，以及在不同地形、气候条件和近似实战条件下武器装备的操作使用技能。

训练方法　①理论学习。通过理论教学或自学，军人了解武器、器材的性能、原理、操作程序、基本要求、注意事项等。理论学习一般按专长任教或按级任教进行。专长任教即选择对某种武器、装备的使用管理有一技之长和特殊经验的人员任教。按级任教即在部队建制单位内按职责进行施教，如排长教班长，班长教士兵。训练中的理论学习，应随着军事专业训练复杂程度的变化，而采取相应的训练方法。②讲解示范。在理论学习基础上，教练员结合武器、装备或模拟器材，按操作要领，边讲解，边示范。讲解可结合实物、模型、图表、表演和幻灯、录像等进行，力求简明扼要，通俗易懂。讲解示范强调直观，强调示范动作的准确性、严密性和协调性。示范是依靠人所固有的模仿能力，依靠不同程度的准确性来提高所感知动作的能力。示范包括单个示范和群体示范。步兵轻武器射击、军体动作等简单动作，可用单个示范形式施教。而炮兵班的行动、防化侦察与消毒等较为复杂的动作，可用群体示范形式施教。③体会练习。分为3种，即模仿练习、基本练习和复习。模仿练习是指示范教学完成后，进行的体会和效仿性练习，旨在使军人准确掌握教练员的示范动作；基本练习是在正确完成规定动作后，为提高动作质量和熟练程度所进行的练习。每项技能训练都有其对应的动作指标。军人经过反复练习达到规定标准后，仍存在深化所学技能的过程。在完成动作难度逐步加大，体力和精神负荷加重的情况下，注意有意识地重复已掌握的动作，才能深化所学技能。④考核验收。训练结束后，要对每名军人的练习动作给予评价，并根据其对专业技能掌握的熟练程度提出相应的改进要求。目的在于检验军人的专业训练成效，内容涉及专业技能掌握的程度、对现行专业训练方法的评价是否合理、激发军人的竞争意识等。通常考核验收由组训者实施，以专项技能考核为主。考评方式主要采用课题式考评和阶段式考评。课题式考评即在每项军事技能科目训练结束后，按考核标准规定和训练要求进行的考评验收。阶段式考评是指在相应的技能训练阶段结束后，对所开展的训练技能科目的综合考评验收，通常安排在训练现场进行技能科目考核。

注意事项　军事技能是由一系列动作和活动构成的。军人进行训练之初就从完整准确的基点开始，避免形成错误的、残缺不全的动作概念。因此，教练员应保证：①动作的完整性。②动作的准确性。③动作掌握的循序渐进性。技能训练中，应遵循由易到难，由简单到复杂，由个体到整体的原则。④明确训练中的重点难点。

军事技能的形成是从局部动作向完整动作掌握的过渡。为保证军人向完整动作的掌握过渡，教练员应注意：①发现军人训练中的错误动作，并及时加以纠正。②选择适当的训练方法。最大限度地发挥武器装备的技术效能需要军人熟练的军事技能。由技能掌握到熟练过程，应注意：①严格训练标准。按照操作规程练习。②发挥训练器材的作用。随着军队现代化建设的不断发展，模拟练习器在掌握技能和熟练技能中越来越占有重要地位，如坦克驾驶模拟器、舰艇操纵模拟器、飞行模拟器等。这些模拟器有助于军人熟练掌握专业技能，还有利于教练员控制技能训练的过程和进度，及时纠正错误，使军人形成牢固的熟练技术动作。③逐步增大训练难度。实践证明，训练条件越复杂越困难，所获得的技术技能就越牢固越稳定，其熟练程度也越高。④发展智力技能。高度发达的感觉和智力技能是适应操纵新技术武器装备的基础。

应用　军事专项技能训练广泛应用于中国人民解放军陆军、海军、空军、第二炮兵及中国人民武装警察部队不同阶段的专业技能训练，有效提升参训人员的专业技术素质，保障人机结合的综合作战效能的发挥。

（王天辉　刘子泉）

jūnshì shēngcún xùnliàn

军事生存训练（military survival training）　军人利用环境、装备和求生意志，克服各种障碍获得生存技能的活动。军人面对各种危及生存的恶劣环境，求得生存是执行军人特殊使命和赢得战争胜利的必要条件。加强生存训练是提高军人生存能力、驾驭复杂环境的必要环节。

第二次世界大战中，美国空

军作战乘员因座机被击落或强制着陆而被俘率较高。战后，美国空军认识到野外生存训练的重要性，先后建立5所野外生存训练学校，即陆上生存训练学校、极地生存训练学校、热带生存训练学校、水上生存训练学校及丛林地区生存训练学校。其中陆上生存训练学校为基础教育学校，其余4所为空军所属的实战训练学校。越南战争期间，美国派往东南亚的作战人员，都必须经过陆上生存训练学校培训后，再接受热带丛林地区生存训练学校的实战训练。中国人民解放军虽然未建立专门的生存训练学校，但所属陆军、海军、空军、第二炮兵等不同军兵种部队，以及部分军事院校，针对野外生存要克服食品、用水和通讯等关键难题，以及未来战场可能要面对的沙漠、热带丛林、海上、人工密闭舱室等特殊极端环境，开展了不同形式的军事生存科目训练，对培养军人的坚强意志、掌握生存技能和相关知识，提高军人的综合素质，有效应对未来信息化战争条件下的生存挑战具有非常重要的现实意义。

训练内容 ①知识培训。涵盖基础知识和针对性知识两部分。基础知识：包括生存的基本需要、食物种类及其获取方法、水及盐的获取方法、火的获取与使用、各类工具的使用方法、应急武器和简易工具的制造方法、医学防护知识、气候与地形判断、方位确定、信号号使用方法、自然灾害特点、战场环境特点等。针对性知识：包括军人海上生存、沙漠生存、热带生存、遭遇自然灾害等所需知识，以及如何制订求生计划、如何防护蛇虫鼠蚁、如何避免野兽伤害等。②心理训练。

坚强的意志是军人克服战场一切困难的信心之源。美国陆军2000年英文版的《生存手册》，开篇就强调求生心理的重要性。心理训练已受到很多国家军队的重视，许多国家有专门的心理训练基地，每年心理训练时间和内容占整个军事、政治训练的比例：美军为14%，英军为13%，俄军为12.8%，法军为9%，日军为7.8%。如此大的比例，其目的都是培养军人具备健康、坚强、适应工作、生活及野战生存需要的心理素质。③生存技能训练。与知识培训中的基础知识培训相对应。基础知识培训使受训者具备应对生存问题的基本知识、规律和理论，生存技能训练则培养受训者的实践能力。④专题训练。与知识培训中的针对性知识相对应。针对某一特定情况所开展的训练，训练过程中涉及多种生存任务，需要综合运用各种生存知识和生存技能，全方位提高特定背景、环境中受训人员的心理素质和生存能力。如亚热带雨林生存专题训练，沙漠、戈壁生存专题训练等。⑤体能训练。在恶劣环境中、面临各种各样的危险时，求生技能和求生计划必须依靠强健的体能才能得以有效的实施。针对生存问题的体能训练，以日常体能训练为基础，但又有所区别。生存体能训练更关注于如何控制体能消耗，如何快速恢复体能，如何激发身体功能潜力等。

应用 主要应用于中国人民解放军陆军、海军、空军、第二炮兵等不同军兵种部队，还包括军事指挥院校等。经过多年发展，已经不仅仅局限于"野战生存"，而是扩展至各种不良环境，如自然灾害后的城市、非战争军事行动等。随着生存训练重要性日益

体现，其应用范围会逐渐拓展。

注意事项 ①军人生存训练应根据军兵种的特殊性，开展具有针对性的训练。②提高军人个体生存技能的同时，加强军人之间的协调配合，发挥团队作用。③军人生存训练过程中，需正确处理生理及心理压力，学会接受新情况或者紧急状况的现实，然后采取适当的行动。这是生存必须具备的最重要的心理素质。

（王天辉）

jūnshì mónǐ xùnliàn

军事模拟训练（military simulation training） 基于虚拟现实技术模拟人的感官功能、武器装备性能、战场景况或对抗双方作战行动的训练技术和方法。虚拟现实技术是综合运用计算机图形学、仿真技术、多媒体技术、人工智能技术、网络技术等，模拟人的视觉、听觉、触觉等感觉器官功能，使人能够沉浸在计算机生成的虚拟环境中，通过语言、手势等自然方式与之进行实时交互的一种适人化的多维信息空间。

虚拟现实技术是美国航空航天局和军事部门为实现实时仿真提出并开发的一项高技术，首先用于驾驶员训练的军事模拟器，并在武器系统性能评价、武器操纵训练、军事演习等方面发挥了重大作用。它是一种可创建和体验虚拟世界的计算机系统，强调操作者对虚拟世界的体验，有沉浸性、交互性和构想性的特点，体现了良好的可控性、安全性、无破坏性、费用低、不受气候影响、不受空间和场地限制等优点。20世纪90年代初，美国率先将虚拟现实技术用于虚拟战场环境、军事训练、作战方案的制订与作战效能的评估、虚拟军事地图、武器装备研制等领域。尤其在高

新技术武器研发过程中大量采用虚拟现实技术,研制者和用户能充分利用分布式交互式网络提供的各种虚拟环境,检验武器系统的设计方案和战技术性能指标及其操作的合理性,缩短了武器系统的研制周期,并能对武器系统的作战效能进行合理评估,使武器的性能指标更接近实战要求。美国现拥有数以千计的计算机作战模拟模型,所模拟的战斗规模,从班、排至师、集团军。编目介绍模拟的内容有题目、用途、输入量、输出量、研制者、使用者、使用频率等。中国人民解放军由于信息化水平的限制,模拟训练起步较晚,但发展速度很快,以军事科学院、国防大学为代表的军事院校和科研单位,研制了作战模拟模型用于武器效能论证和战斗、战役模拟,如反坦克武器效能模型,炮兵作战模型,坦克战术模拟模型,分队战术模拟系统,海、空战模拟,电子战模拟,局部战争辅助分析系统,师团对抗模拟模型等,并已从战术模拟系统发展到战役模拟模型。有的还直接针对实际问题,如首都防空网优化模型。呈现了从初期的静态模拟向动态模拟、从外形机械模拟向综合性模拟、从技术模拟向战术模拟、从单一兵种模拟向诸军兵种合成模拟方向发展的趋势。

基本技术 主要包括实物虚化、虚物实化和高性能的计算机处理技术。实物虚化是将现实世界得到的实物三维属性映射到计算机的数字空间中生成相应的虚拟世界,为虚拟场景的生成提供必要的信息数据。实物虚化主要包括模型构建、空间跟踪、声音定位、视觉跟踪等技术,通过这些技术打造出逼真的虚拟世界给用户提供了基础。虚物实化是通过大量计算和仿真将虚拟世界中产生的各种刺激,如视觉、听觉、嗅觉等以尽可能自然的方式反馈给用户。虚物实化涉及如何使用户在虚拟世界中获得各种真实感觉的关键技术,主要通过大屏幕投影、头盔显示器、数据手套、力反馈操纵杆等设备实现。高性能的计算机处理技术是直接影响系统性能以及用户体验的关键技术,主要包括实时图像生成与显示技术、多维信息数据融合、数据转换、数据压缩以及数据标准化等关键技术。

应用 ①模拟战场。通过三维战场环境图形图像库,可模拟出作战背景、作战场地、武器装备、气象环境和人员等,还可以按照训练要求调整,提高部队训练灵活性和训练质量。②武器装备训练。在虚拟环境下操作武器装备,提高士兵对武器的操作水平。如战车及战机驾驶、枪械等武器的拆装维护等。③单兵作战训练。士兵可以携带相关设备,选择所需方案,在虚拟战场中训练战术动作,适应战场环境,提高心理承受力和战场应变能力。④多军种联合演习。使各级战斗指挥人员在异地且不需要一兵一卒就可在同一战场环境中进行对抗或协同作战。在锻炼指战员在不同战场环境下的指挥决策能力的同时发现问题,并进行改正。⑤军事医疗。涉及外科及心理学等领域,如外科手术训练的模拟人,士兵心理评估及战后的创伤心理干预等。⑥装备研发。研发人员可在制造前使用虚拟现实技术对装备进行建模测试,检测准备各方面性能参数,缩短开发周期并节约开发经费。

注意事项 组织实施模拟训练,首先应充分熟悉模拟器材的性能、原理、操作规程、使用方法和操作要领。根据训练目的制订模拟训练方案,明确受训者的训练任务、时间和轮换顺序等。其次,模拟训练过程中要科学安排和调整施训内容,力求缩短训练与实装操作和实战之间的差距。

(王天辉)

jūnshì xùnliànshāng

军事训练伤(military training injury) 军事训练直接导致的参训军人组织器官功能障碍或损伤。军事训练是提高与巩固部队官兵健康素质、军事技能和战斗力的基本手段。军事训练伤是影响军人健康和部队战斗力的重要因素,开展具有针对性的军事训练伤防护工作,是部队尤其是部队卫生勤务部门的经常性任务之一,对提高部队训练水平有重要意义。

军事训练伤中轻伤占多数,一般休息或简单处理即可痊愈。但少数伤情严重者可因医疗不及时或措施失当而致残或死亡。加强训练安全防护管理,提高训练伤的救治水平,将有助于训练任务的完成,降低军事训练伤发生率。中国人民解放军伤病残军人致残原因主要是军事训练伤,占伤残首位。伤病残分类中,骨折居首位。

发生情况 中国人民解放军陆海空三军基础训练伤发生率一般为25%~30%,训练伤发生水平与训练强度相关。不同的训练内容与安排,军事训练伤发生率也不同。部队由基础训练转入特殊专业技能训练后,不同军兵种特殊训练的科目与要求各异,训练伤发生情况随之变化。例如,海军陆战队的特殊训练包括步舰协同、登陆训练、单兵战术、游泳、长跑和障碍等;空军跳伞训练主要包括跳伞、跳平台、机跳、器械和长跑等。参加海军陆战队特殊训练人员的军事训练伤发生情况，与参加空军跳伞特殊训练人员比较差异不明显，而两者新兵军事训练伤发生率均远高于老兵。

分布特征　了解军事训练伤的分布特征，对描述军事训练伤发生规律，分析可能的致伤因素，开展针对性预防和治疗措施均有重要意义。①军龄分布。中国人民解放军与外军一致，急性损伤发生率新兵高于老兵，慢性伤则老兵高于新兵，是新兵的身心健康素质、技术掌握等总体情况低于老兵所致。慢性损伤的形成常需要较长时间，故老兵多于新兵。②性别分布。外军资料报告，同样参训条件下，女兵损伤多于男兵，主要是女兵的体能水平低于男兵所致。例如，美军某部基础训练和特殊训练累计军事训练伤发生率男性为 26%，女性高达 52%。当训练科目主要为技术性内容时，女兵训练伤低于男兵，是女兵注意力集中，操作失误少所致。③时间分布。中国人民解放军陆海空军新兵基础训练，开训初 5 周军事训练伤发生处于较低水平，第 6 周上升，第 7 周达高峰，随后又急剧下降并维持在较低水平。高峰出现的原因与某些训练科目强度或难度加大，以及部队疲劳加重等因素有关。高峰后随着"易感者"多已受伤，高强、高难度训练科目的调整，军事训练伤发生率随之下降。掌握军事训练伤的时间分布及高发时机，对分析主要致伤科目、因素以及采取相应预防措施均具有参考价值。④损伤部位分布。军事训练伤损伤部位与训练科目相关。例如，中国人民武装警察部队进行后倒功训练易发生颅脑损伤；正步走、长跑训练易发生下肢应力骨折；投弹训练易发生上肢骨折或关节脱臼。中国人民解放军陆海空三军新兵基础训练期间，军事训练伤均以下肢伤为主，约占总伤数的 80%，其次为上肢、躯干和面部。外军军事训练伤部位分布情况与中国人民解放军类似。⑤类型分布。中国人民解放军陆海空三军新兵基础训练期间，过劳性损伤多于急性创伤性损伤；过劳性损伤中又以应力骨折为主，这与训练部队 3000 米或 5000 米长跑和正步训练过于频繁有关。外军情况与中国人民解放军军事训练伤的类型情况一致。⑥致伤科目分布。中国人民解放军海军新兵基础训练期间，军事训练伤主要致伤科目为跨越障碍和 5000 米跑。据外军资料报告，军事训练伤中以踝部、膝关节、腰椎受伤为主。体育活动伤也呈类似趋势。各部队专业训练科目不同，其致伤科目、伤类、致伤因素随之不同。如空军跳伞伤较多，常见于下肢伤、胸腰椎伤、腰肌韧带劳损所致腰腿痛等。坦克专业军人肌疲劳的发生率高达 40% 以上。其中驾驶员发生率高达 56%。肌疲劳主要发生在腰骶部（约占 48%），而下肢最低（约占 9%）。从事坦克专业 1~3 年的军人，肌疲劳发生率最高达 46.0%，>10 年者最低为 8.7%。

诊断分类标准　统一的军事训练伤诊断分类标准，对准确摸清军事训练伤发生状况的本底信息，以及在此基础上开展的调查研究和登记统计、发生状况的横向和纵向比较、防护措施效果评价以及国内外的信息交流均至关重要。2001 年中国人民解放军总后勤部卫生部通过了《军事训练伤诊断标准及防治原则》。该标准规定了军事训练伤的定义，诊断分类标准，以及治疗原则和军事训练期间的医学教育和监督等内容。

依据诊断可将军事训练伤（病）分成三大类。①软组织损伤。包括皮肤等擦伤；肌肉等挫伤、拉伤、肌肉、肌腱、皮肤等撕裂（脱）伤，不包括伴有骨质的损伤；下腰部急性、慢性等损伤，包括腰椎间盘突出症等；肌腱炎、肌纤维组织炎、滑囊炎及滑膜炎等炎症。②骨关节损伤。包括急性、疲劳性骨折；关节扭伤；脱位等。③器官损伤。包括头、胸、腹部及眼、耳、鼻、口腔等器官损伤。

危险因素　包括个体因素、训练因素及训练组织管理。

个体因素　在相同训练条件下，只有少数人受伤，说明参训人员中对军事训练伤也存在易患个体或高危个体。军事训练伤易感性与 5 种个体因素有关：①年龄和军龄。通常在服役年限内，年龄愈小的新兵愈易受伤，随着年龄、军龄的增长，军人体能水平和技术水平提高，心理也渐趋成熟，受伤风险随之降低。②身体发育。军事训练伤的发生与身高、体重相关，如进行队列同步训练尤其是正步、跑步等训练，身体矮小者跨步小，相对身材高大者费力，易产生疲劳。③低体能。体能是军人训练中速度、力量、耐力、灵敏性等的综合表现。军事训练中，体能不足容易疲劳，导致过劳性损伤，同时疲劳后，注意力不集中，技术失误增加，易发生急性创伤性损伤。④心理因素。焦虑、抑郁、强迫症等常见的心理障碍均可导致军事训练伤发生的风险增加，因此军事训练必须注重提高军人的体能和心理素质，尤其是认知、分析、比较、综合，以及心理平衡、注意力稳定等心理因素的增强，以适应部队武器装备的进步和未来战争剧烈性、残酷性的增加带来的挑战。⑤其他因素。战士自身的文化水平，既往体育锻炼史等也可成为训练伤的危险因素。

训练因素 ①训练科目的难度、强度与风险性并存。如 400 米障碍难度较大，是常见致伤科目。5000 米长跑、正步等科目频繁进行是部队应力骨折等过劳性损伤高发的主因。②训练条件。如在坚硬的场地进行长跑训练和跳伞训练均可能导致训练伤发生率增加，而在坚硬场地开展后倒功训练，甚至有时会发生致命性颅骨脑伤。

训练组织管理 部分基层领导对训练伤认识不足，训练组织安排不当，以及疏于安全防护、生活保障不力等也是部队训练伤高发的重要原因。

预防与治疗 具体内容如下。

预防 ①加强安全卫生知识宣传教育，普及训练伤防治知识，加强心理疏导。②严格执行军事训练的有关规定，科学组织和实施训练，使机体的生理、解剖特点与训练的强度、时间、频率相适应。③加强卫生监督，做好卫生保障。按要求准备好各种急救药品、器械等。对过度疲劳、训练热情不高等损伤征兆，早发现，早处理，及时调整训练强度和作息时间。④定期检查训练装备和场地，使其符合安全卫生要求。⑤合理营养搭配，满足能耗需要。

治疗 主要是休息，根据不同情况，对局部可采取冷疗、压迫、抬高伤部、热敷及康复理疗等治疗措施。慢性损伤等需附加药物治疗等。

（王天辉）

jūnshì láodòngshāng

军事劳动伤（military operational injury） 军事劳动直接导致的军人组织器官功能障碍或损伤。军事劳动是军事作业的组成部分，主要指军人参加的非军事训练的作业活动。基础训练后，军人的体能、军事技能获得了不同程度提高，心理也渐趋成熟，因此军事劳动中发生损伤的概率一般应低于军事训练伤。但现代军事劳动本身存在的许多特殊性，使其明显区别于一般民用性职业劳动。

军事劳动的特点 ①类型复杂多样。中国人民解放军按军兵种和专业兵种分类，包括陆军、海军、空军、第二炮兵、武装警察部队。陆军又包括步兵、炮兵、坦克装甲兵等。不同军兵种承担的军事任务不同，呈现的劳动类型自然也不同。②强度高、难度大、风险高。尤其是随着新武器、新装备的不断更新，军事作业模式也从力量型向智能型转化，对军人作业能力、心理承受风险的能力、潜能的要求日益提高。③作业环境危害因素多。军人在坦克、装甲车、电子对抗训练场、导弹发射场、作战和潜艇等人工环境中进行军事劳动，由于有害因素多，空间狭窄局限，有时需采取强迫体位，易发生局部肌肉疲劳和损伤。④作业环境多维化、作业区域界线交叉。在这种环境中作业，危险因素增多，军人承受的心理负荷增加。随着现代信息技术的广泛应用，武器装备系统的功能和自动化程度提高，军人必须在规定时间内接受并处理大量信息，并及时做出准确反应，这容易导致精神过度紧张，诱发军事作业损伤的风险增高。

发生概况和分布特征 与劳动作业类型、环境条件以及军人的体能、技能及心理承受能力等因素相关。

陆军和武警 中国人民解放军非军事训练伤的发生与军人入伍年限未见明显关系。其主要损伤类型包括：手腕关节伤；头面部伤；足、踝关节伤；腰背软组织伤。非军事训练伤的类型与步兵训练伤不同。炮兵、坦克兵和步兵的军事劳动伤类型也各不相同。炮兵多见头面部伤，炮兵军事作业易引起听力损伤；坦克兵多发生慢性腰腿痛。对中国人民解放军某陆军部队外伤住院病人调查发现，除军事训练伤外，位于前三的军事劳动伤为意外跌伤、交通意外和器械损伤。

不同职务军人中，意外跌伤发生率战士、学员高于干部，交通意外发生率则干部高于战士。军事劳动伤具有职业特点，不同职务、不同年龄的人群损伤类型不同。战士年龄多在 20 岁左右，日常以军事训练、体育锻炼为主；而干部或士官年龄多在 30 岁以上，军事体能训练少，使用车辆多，因此交通意外伤发生率高。

军事劳动伤发生原因与军事作业的关系：中国人民解放军某部在西北寒区承担国防施工任务，军事劳动伤前 5 位依次为施工外伤、车辆事故、跌伤、冻伤和烫伤，原因与地处寒区、开展施工作业有关。1990～2000 年抗洪救灾中，中国人民武装警察部队共发病46 405 例，其中中暑3086 例，外伤1450 例，蚊虫咬伤1353 例，手皮肤擦伤 272 例，腰肌劳损 125 例，共计6286 例，占总病员数的13.5%。1990～2000 年处置突发事件中，部队官兵总伤病数9655例，多发伤及头颈伤等战伤2233例，占总伤病数的23%以上，仅次于第一位的呼吸系统疾病。此外，美军在"沙漠盾牌"战役中，运动伤和车祸是造成士兵死亡的原因，这两种因素引起损伤者占住院病人总数的25%。

海军 作业特点包括：①操纵各种仪器仪表，并要迅速做出精确应答。②舰船环境中复合有害因素多，如复合存在高温、高湿、有害气体、噪声、振动等因素，以及空间狭小、通道拥挤、甲板光滑等。③与陆上相比，远航中食品供应、淡水供给较差。④长时间（如1~3个月或更长）处于封闭或半封闭环境进行军事作业，远离亲人和朋友，易诱发精神心理障碍，导致职业性损伤发生。

潜艇失事是世界各国海军军人重大伤亡的原因之一。自1851年世界上第一艘德国潜艇在试航中失事至1984年以来，美、英、法、日等16个国家失事潜艇共175艘，包括战时失事潜艇120艘，平时失事潜艇55艘。遇险者中死亡人数为3796人，死亡率约为92%；战时死亡2486人，死亡率约为65%，平时死亡1310人，死亡率约为35%。

空间定向障碍常引起海军飞行事故而导致军人发生伤亡。1980~1989年美国海军共发生33起甲级事故，所有事故原因都为Ⅰ型和Ⅱ型空间定向障碍。按机型分有11次为直升机事故，1次螺旋桨飞机事故，21次喷气飞机事故。这些事故大多发生在夜间，飞行员感到与地面和其他指引物失去了联系。但歼击机和教练机飞行员的Ⅱ型空间定向障碍均发生在白天，这与繁重的飞行作业和暂时高G引起的眩晕有关。所谓高G，包括战机在高正加速度（+Gz），以及高加速度增长率（>6G/s）的条件下飞行。

空军 为保持健康状态和提高飞行作战技能，中国空军飞行员要经常坚持较高强度的飞行训练和体育锻炼。但机舱空间狭小，活动范围受限，高噪声、高G、伞兵降落及弹射着陆等因素，易引起飞行员职业损伤。尤其在未来高技术战争中，随着现代高性能新型飞行器不断装备部队，飞行员发生职业损伤的风险更大。

1988~1995年，对中国空军所属医院收治的军人损伤分析发现，前5位损伤为：军事训练和施工伤为主的意外跌伤，约占总病例的36%；机动车辆交通事故，约占18%；他杀和他伤，约占10%；穿刺工具和机器切割等造成的意外事故，约占9%；机动车以外的运输事故，约占8%；其他约占19%。

空军飞行员的特殊职业损伤主要有伞降伤、弹射降落伤、慢性腰腿痛和高G引起的颈部损伤。伞降伤是伞降训练中最常见的损伤。1982~1995年中国空军某医院共收治伞降伤478例，按跳伞经历分：新跳伞员（初次伞降训练）336例，老跳伞员（多次伞降训练）142例；按损伤类别分：软组织损伤156例，骨折322例。损伤部位：四肢伤284例，头颈部伤48例，其他部位伤18例。致残159例，约占伞降伤总数的33%，可见伞降伤致残率高。飞行员空中遇险危及生命时，被迫选择弹射逃生。世界各国空军弹射逃生幸存率均达80%以上，但重伤人员均超10%，最高约达31%。慢性腰腿痛多为军训伤未及时治疗，或长期固定体位操作

及高G损伤等所致，飞行员总患病率约达32%。其中歼击机飞行员患病率约为40%、运输机飞行员患病率约为25%、轰炸机飞行员患病率约为18%。年龄愈大，飞行员患病率愈高，这与年龄相关的累计飞行时间增加有关。高性能战机飞行中，高G负荷是引起飞行员颈部损伤的重要因素之一。一年内飞行员颈部损伤发生率约为30%~64%。尤其歼击机飞行员颈椎病患病率最高约达9%。年龄愈轻，飞行员颈椎病患病率愈低。美军报告，高性能战机飞行训练员中，飞行员脊柱痛患病率更是高达50%。

随着航空工业技术水平的提高和飞行安全措施的渐趋完善，一定程度上飞行事故率趋于下降。但为满足新型高性能战机的技战术更高要求，训练难度加大，因此飞行事故发生的高风险仍然存在。1980~1990年美军各种原因导致死亡22 753人，各种事故导致死亡14 100人，占总死亡人数的62%，飞机失事死亡2258人，占事故死亡人数的16%。1969~1994年中国人民解放军海南某部发生飞行事故34起，其主要原因是操作失误、机械故障及综合事故。

预防措施 军事训练伤和军事劳动伤均涉及许多相关因素，其中有的相同或相似，有的则各具特性，其防护与救治措施也各有异同。军事劳动伤防护的一般原则和措施是：①对军事劳动计划安排、安全教育、生活作息、伤病救治等合理部署。②提高军事劳动的科学化水平，即遵循全面训练、循序渐进、最大运动量或最大劳动量、区别对待的卫生学原则。③增强以人为本观念。落实好各项防护措施，及时检查、

排查危险因素。④加强新兵入伍体检。按规定防止有慢性伤病史、慢性伤病症、体质过差等人员入伍。⑤合理营养，保证充足睡眠，以利消除疲劳。⑥建立军事劳动伤急救系统，加强重伤员院前抢救。建立军事劳动伤登记制度。对团以下卫生人员进行伤员急救知识、技术培训，补充必要的药品器材，使其成为入院前初步抢救的基本力量。师医院以上医疗单位，应建立具有相当技术水平、组织严密、信息通畅、机动性强的创伤急救队或小组，作为初步抢救的补充，以提高院前抢救水平。加强现场指导和管理，监督安全防护要求落实，给予技术指导，纠正各种不安全因素。注重军事劳动伤的科学研究，有利于提高预防技术水平。

（王天辉）

军事作业卫生 (military occupation hygiene)

jūnshì zuòyè wèishēng

研究军事作业过程中各种有害因素对军人健康和作业能力的影响，针对性地采取有效防控措施的工作。

军事作业卫生的形成与发展与一般劳动卫生学的发展密切关联。现代军事作业卫生内涵已极大丰富，已拓展到军事职业卫生学的范畴。军事作业卫生的主要任务是维护军人健康和体力作业能力。军队作业环境呈现出新的特点：①作业环境中有害因素越来越复杂，危害越来越大。②智力型作业逐渐增多，作业效率与知识的获取和利用相关。③作业激烈性、突发性、紧张性空前增加，作业环境多维，军人承受的心理负荷巨大。④军事作业和作业环境对军人生存、适应和驾驭作业能力提出新的要求。

军事作业卫生的任务：研究军人能力、潜力、生物学限制因素及保障和提高军人健康和作业能力的措施；研究军事劳动环境有害因素的职业损伤和防护对策；研究军事作业模式的改变对军人作业能力和健康水平的影响；研究军事作业职业损伤的控制技术；研究军事作业人体工效学。

中国人民解放军除了存在国家《职业病目录》（卫法监发〔2002〕108 号，颁布 10 类 115 种职业病）包括的职业病种外，还存在特殊职业病病种，主要有：①军事烟雾中毒。包括推进剂中毒，军事战剂中毒，以及上述未包括的任何其他化学毒剂中毒。②军事作业环境物理因素所致的疾病。包括爆震聋，振动所致疾病（肌肉、骨骼、肌腱、外周血管或周围神经紊乱），冲击波所致肌肉、骨骼及关节疾病，高气压、低气压所致疾病，加速度、电磁辐射及极端气温所致疾病，以及上述未列入的其他物理因素所致疾病。③军事作业因素所致疾病。包括长期强迫体位作业复合振动所致的肌肉-骨骼系统疾病，长期跪位、蹲坐位或复合外力所致半月板损伤，重复性运动、外力或负重所致肌肉、骨骼和关节系统疾病，以及上述未列入的任何其他作业因素所致疾病。④军事作业环境生物因素、毒素等所致的疾病。包括由细菌或真菌所致中毒性或炎性综合征，以及上述未列入的任何其他作业因素等所致疾病。⑤军事作业和军事作业环境因素所致神经精神障碍。包括创伤后应激障碍，战争性神经精神障碍，军事作业应激复合有毒毒剂暴露所致神经精神疾病，以及上述未列入的任何其他军事作业因素所致的疾病。

（马 强 安改红）

军事机械化作业卫生 (military mechanization operation hygiene)

jūnshì jīxièhuà zuòyè wèishēng

研究军事机械化作业各种有害因素对军人健康和作业能力的影响，采取有效防控措施的工作。军事机械化作业装备的特点是：①机动能力强，能在山地、草原、荒野等复杂地形上机动。②防护能力强，机械化部队的车载装备都有装甲防护，并且有较强的火控系统，能够做到攻防兼备。③诸兵种融为一体，最大限度地发挥军兵种合成的威力。坦克、装甲运兵车和步战车等装甲车辆是机械化部队的主要兵器。装甲车辆是机械化作业的主要场所，装甲车辆的作业环境存在噪声、振动、有害气体、尘土、低温寒冷、高温高湿、环境密闭、空气不流通、空间狭小、劳动强度大等因素，这些不良卫生学因素会对机械化作业人员的健康造成危害。

危害因素 军事机械化作业不良因素有噪声、振动、高温低温、粉尘和废气等。装甲车辆的噪声主要源于发动机、履带摩擦、通讯高频噪声，以及火炮、机枪发射的强脉冲噪声。噪声主要损伤听觉器官，会导致噪声聋；噪声还会对非听觉系统如脑认知功能、心血管系统、消化系统等造成不良影响。此外，振动、冷、热等环境因素的共同作用，会增强噪声对机体的不良影响。因此，应加强对噪声的控制和防护。

全身振动影响作业效能，振动频率与机体和器官系统、组织发生"共振"，尤其是 $4\sim25Hz$ 的振动频率范围，可使胸腔脏器、血管主干发生谐振，严重的全身振动可引起扭伤、过劳、下背痛和尿道损伤及其他不适反应如

"摇荡综合征"。

夏季，受外界高温太阳照射的影响，加之行驶中内燃机散发出的热量，装甲车辆内气温高于外界。此外，在南方地区，空气湿度大，闭窗驾驶中车内空气流动小，会使乘员的生理反应和不适感随环境热强度的升高而明显加重，严重的可导致中暑。冬季，受外界低温影响，车体装甲被冷却，车内寒冷，易导致冻伤发生。

装甲车辆行驶中扬起大量粉尘，粉尘进入车内，影响乘员的健康。粉尘内含有的有机物和无机颗粒，可引起炎症，常见的有结膜炎、鼻黏膜炎、咽炎、皮炎、毛囊炎、喉炎和气管炎。

装甲车辆发动机燃料燃烧，产生大量废气，废气的化学成分主要有氮、氢、二氧化碳、一氧化碳、氮氧化物和碳氢化合物，还有含醛、含硫气体和酚等。这些废气危害乘员的健康。

防护措施　针对噪声损伤，在个体防护方面，装甲乘员所戴的坦克帽具有防头部受冲击与通话的作用，并且还有防护耳罩的隔音效能，一定程度上可降低噪声的不良影响。此外，作业一段时间后，应适当休息，以利于听力恢复。在选兵和经常性的医学体检时，应重视耳、鼻、喉科检查，及时治疗上述器官的炎症。

装甲车辆振动的来源与噪声相似，通过复杂地形时，振动加剧。对于振动损伤，在个体防护措施方面，应通过训练，提高全体乘员的作业技能，特别是提高驾驶员在复杂地形等条件下的熟练驾驶技能。平时应加强乘员的体育锻炼，在全面增强体质的基础上，加强对平衡器官的训练；登车前应做一些体育活动，以提高乘员对装甲车内作业环境的适应能力。

作业中的高温，除通过采取机械通风、休息、停放阴凉处等降低车内温度的措施外，还应加强乘员的个体防护，保证乘员有充足的水、盐补充和合理的膳食营养；配发冷却背心和冷却帽等装备；此外，还应通过耐热训练，促进热习服，增强乘员自身的耐热能力。对冬季低温损伤，应加强乘员的耐寒锻炼，保证合理的膳食营养，穿着防寒服装，作业时戴手套，防止冻伤。

针对作业中的粉尘危害，应配备个体粉尘防护装备，勤洗澡洗衣，防止粉尘危害。

枪炮发射时，可产生大量火药气，其中对人危害的成分主要有一氧化碳和氮氧化物，应加强通风，以减少火药气和燃油废气污染的危害。

（马　强　安改红）

jūnshì xìnxīhuà zuòyè wèishēng
军事信息化作业卫生（information military operation hygiene）
研究军事信息化作业各种有害因素对军人健康和作业能力的影响，采取有效防控措施的工作。军事信息化作业是以数字化电子信息装备和机械化主战武器为主导装备，实现指挥控制、情报侦察、预警探测、通信、电子对抗一体化和主战武器智能化。信息化部队的作业环境主要是军事人工环境，因信息化作业的特殊性，其作业环境中含有多种健康危害因素，存在信息化作业特有的卫生学问题。

危害因素：信息化作业的卫生学问题主要有强电磁辐射（主要包括微波、超短波和短波）、强噪声（高频噪声、低频噪声、设备噪声、耳机噪声）、高温高湿、低温寒冷、低照度、有害气体、

视屏终端综合征（VDT）等危害因素带来的问题，以及作业人员的心理-生理高度紧张、生物节律紊乱、睡眠障碍等引起的卫生学问题。军事电磁辐射来自于电力设备设施（如高压交流输电线路、变压器等）、大功率信号发射设备、雷达微波设备、电子对抗设备、高频感应和高频介质加热设备等。其主要导致眼晶状体、神经系统、心血管及造血系统、生殖内分泌系统、免疫系统损伤。VDT是用眼过度以及环境因素（气候干燥、空调环境等）引起的一系列眼疲劳症状，主要表现为干涩、异物感、视物模糊、酸胀等症状。

防控措施：加强卫生防护，合理作业、休息，改善作业环境，加强装备防护；加强膳食营养，保证从业人员的营养供应；加强健康教育，针对作业中可能存在的卫生问题，如强电磁辐射、强噪声、高温高湿、低温寒冷等有害因素，向作业人员讲解其所致的危害，提高作业人员的防护意识；加强体育锻炼，确保每天有适度的时间进行针对性锻炼。

（马　强　安改红）

jūnshì dìxià gōngchéng zuòyè wèishēng
军事地下工程作业卫生（underground project occupation hygiene）
研究军事地下工程作业各种有害因素对军人健康和作业能力的影响，采取有效防控措施的工作。

军事地下工程主要包括通信、指挥、屯兵、导弹等各类坑道，以及飞机、舰船、武器装备等各种地下洞库。地下工程是相关部队训练、执勤和作战的基本场所，是战时保存有生力量并有力反击敌人的重要阵地，有的还是部队官兵平时工作、生活的重要场所。

因为军事地下工程军事任务和结构的特殊性，空间有限，设备众多，环境密闭，通风不良，部队的一切活动都必须在这有限的空间内进行，所以存在一系列的卫生学问题，如空气污染、电磁辐射和噪声等物理因素污染，以及潮湿、通风不足、照明不足、供水困难、食品容易变质、废物处理不便等。部队进驻期间必须根据地下工程的环境特点，采取相应卫生学措施，以保护进驻官兵的健康和作业工效。进驻地下工程卫生工作的主要任务是熟悉坑道环境的特点，掌握坑道内微小气候、空气成分变化的基本规律及其对人体的影响，采取相应的措施，做好坑道内除湿防潮，进行有效的通风和空气净化工作。掌握坑道内运行的机器设备所产生的电磁辐射、噪声和振动等物理有害因素的分布及变化特征，采取有效的工程控制和个体防护措施，减低它们的环境污染程度，保护官兵的健康。为满足进驻人员在工作、战斗和生活上的基本需要，做好坑道内贮水和贮粮工作，对给水与营养进行卫生监督。合理选择和配置坑道内照明光源。对污物粪便进行妥善处理，防止污染空气。做好坑道内导弹发射、燃料机器发动时的卫生防护工作，减少和消除由此产生的噪声、有害气体及可吸入颗粒物对作业人员的不良影响。

（马　强　安改红）

jūnshì wùlǐ yīnsù wēihài

军事物理因素危害（military physical hazards）

军事环境或军事作业产生的物理因素引起机体功能性或器质性的损伤。军事物理因素是军事环境和军事作业产生的，如噪声、振动、超重、失重、次声、超声、非电离辐射（射频辐射、红外辐射、紫外辐射、激光）、电离辐射、高低气温、高低气压、气流等。在正常情况下，有的因素对人体无害，但过度接触可引起机体某些组织或全身的功能性变化甚至器质性变化，导致相应的伤害，影响作业能力和工效，危害健康。

发展过程　在冷兵器时代，军事活动中物理因素很少。随着火药的发明和应用，出现了噪声、高温、振动、冲击波等；机械化装备的发展，使噪声、振动、不良温度、不适微小气候等成为常见军事职业危害因素；航海航天的发展，涉及了高低气温、高低气压、超重失重、噪声、振动、宇宙粒子等；军队信息化发展，使射频辐射、红外辐射、紫外辐射危害显露；核武器及核动力武器的研制和使用，出现了电离辐射；新概念武器的研制，与激光、高能粒子束、次声、超声等密切相关。

基本内容　①军队物理因素职业危害除国家《职业病危害因素分类目录》包括的物理因素以及法定职业病以外，还存在一些特殊的、与军事活动相关的伤害，如枪炮声所致的爆震聋，振动所致的肌肉、骨关节、外周血管或周围神经疾患，以及冲击波、极端气压、加速度、电磁辐射等所致的疾病等。②军事作业环境存在的物理因素多数在工业生产环境也存在，但由于军事作业的特殊性，军事物理因素往往暴露强度高，如枪炮脉冲声、电磁辐射等；暴露时间长，如潜艇、空间站，每天24小时连续暴露。还有一些物理因素是工业环境不多见的，如超声、次声、超重、失重等。因此，军事作业的一些职业危害在地方工业是不多见的。③军事作业环境往往多种因素并存，如飞机、潜艇、装甲车辆、坑道舱室，噪声、振动、电磁辐射、有害气体、低照度等同时存在，可引起复合伤；舱室空间狭小、静力作业、强迫体位等，易与危害因素形成复合效应。④大多数军事物理因素是可感知的，但有一些物理因素虽实际存在但不能感知，如次声、射频辐射、电离辐射等，其危害不易引起人们的注意和重视。⑤军事作业环境中存在的物理因素一般都有明确的来源。当武器装备运行或枪、炮、火箭发射时，作业环境中存在某种因素，并且可造成环境污染，而一旦停止作业，作业环境相应物理因素消失。除放射性物质进入人体可以产生内照射外，绝大多数物理因素在脱离接触后没有该因素在体内的残留。⑥每种军事物理因素都有特定的物理参数，如噪声的声压级和频率，振动的频率、速度、加速度和轴向，射频辐射的频率和场强等，噪声和射频辐射还有连续波和脉冲波两种状态。物理因素是否对人体造成危害以及危害的程度，是由这些参数和暴露时间决定的。⑦物理因素在环境中的强度一般是不均匀的，以发生源为中心，向四周传播，强度逐渐减弱，一般随距离而衰减。在现场评价或采取防控措施时应充分注意和利用这一特点。⑧物理因素对人体的危害一般与物理参量不呈直线相关关系，表现为在某一范围内是无害的，高于或低于这一范围才产生不良影响，而且影响的部位和表现可能完全不一样，如正常气温对人体是必需的、有益的，但高温可引起中暑，低温则引起冻伤；气压亦然，高气压可引起气压伤，低气压可引起高原病。

研究意义 军事物理因素的种类多，影响范围广，一般情况下虽不至引起死亡，但可造成军人健康状况低下，降低工效或丧失工作能力，引起靶器官损伤甚至职业病，有时还可导致事故发生。所以，应进一步提高对物理因素职业危害性的认识，建立健全卫生法规，执行《职业病防治法》，加强物理因素职业危害的防护和研究，把物理因素的危害降到最低限度，保障指战员的身心健康，保证部队的战斗力。主要研究任务是：①研究有害物理因素对军事作业人员作业效率的影响。②研究有害物理因素对军事作业人员健康的影响。③研究有害物理因素对军事作业人员所致疾病的发病机制、临床表现、诊断、治疗及防护措施等。④研究有害物理因素及其危害的检测、评价和控制的技术和方法。

物理因素危害的防控 应遵循三级预防原则。第一级预防：从源头控制甚至消除有害物理因素，或尽量减少有害因素与人员的接触。包括优化设备设计，改进生产工艺，改善作业过程，利用工程控制技术阻隔物理因素对人体的暴露，进行建设项目职业危害预评估，制定安全限值，使生存环境和作业环境达到安全卫生标准要求，为易感者制定工作禁忌等。第二级预防：若第一级预防未能完全达到要求，军事物理因素开始危及人员健康，应尽早发现，及时处理，采取补救措施，防止危害进一步发展。第三级预防：对已发展为职业病或职业损伤的患者，及时诊断，及时处理，如脱离物理因素接触，实施治疗，预防并发症，促进康复。

应用 军事物理因素研究可用于作业环境物理因素的监测和评价、防控措施的效果评价、机体对因素的生物效应研究等，为制定标准、研究防控措施、改善作业和生活环境等提供依据，以保护军人健康，保证和提高战斗力。

(吴铭权)

jūnshì zàoshēng

军事噪声（military noise） 军队在训练、作业、作战、军工生产和实验中，武器或其他军事装备在发挥作用的过程中产生的噪声。声音是振动以波的形式在弹性介质中的传播，若这种波的频率和强度在人耳的感知范围内，就称为可听声，即通常说的声音。噪声是指频谱和强度组成都不规则的声音，或人们不需要的、不希望存在的、难听的声音。

发展 冷兵器时代，几乎不存在军事噪声。中国发明火药并于唐代末期开始用于军事，到了北宋时期用火药制成的各种武器广泛应用于战争之后，就出现了噪声，开始有了爆震聋。第一次世界大战中，英、法、德、意、日等国军队约有 10 万名爆震聋患者，而第二次世界大战期间仅美军就有 25 万名爆震聋患者。现代武器装备用于军事活动以来，军事噪声暴露人群逐渐增加。大口径火炮、大型运载工具和战斗舱室、大型施工机械、航空航海装备以及制导武器等的发展，使噪声的危害日益严重，许多国家都制定了国家军用标准限制人员的暴露，维护指战员的身心健康。如美国听力和生物声学委员会的"脉冲噪声损伤危险标准"（CHABA 标准），美国军医局长办公室的"噪声与听力保护"标准，美国国防部的"军用装备的噪声限值"；联邦德国的"脉冲噪声对耳损伤危险标准"；中国于 1996 年修订的《常规武器发射或爆炸时脉冲噪声和冲击波对人员听觉器官损伤的安全限值》和 2011 年修订的《军事作业噪声容许限值及测量》。

主要来源 主要来源于装备运行、武器发射、火药爆炸等，依据产生原理分 3 种来源。①流体动力性噪声。气体扰动或液体流动产生的噪声，如爆炸、武器发射的噪声，设备运行时发动机的喷气噪声，以及潜艇、飞行器与流体摩擦的噪声、推进器噪声等。②机械振动性噪声。固体振动产生的噪声，如坦克、装甲车、舰艇等运行时的发动机噪声和传动摩擦噪声。③电磁性噪声。磁场脉动、磁致伸缩引起电器部件振动发出的声音，如变压器、发电机等的噪声。

分类 ①依时间分布和形态特征分为稳态噪声和非稳态噪声。稳态噪声是指在观察时间内，声级波动<3dB（A）的噪声；非稳态噪声是指在观察时间内，声级波动≥3dB（A）的噪声，它包括起伏噪声、间歇噪声和脉冲噪声。起伏噪声指声级连续在一个相当大范围内变化的噪声；间歇噪声指声级多次突然下降到背景声级的噪声；脉冲噪声是由一个或多个猝发声组成的噪声，每次猝发声的持续时间小于 1 秒左右，或最大超压峰值低于 6.9kPa（170.7dB）、由一个或多个持续时间小于 1 秒的猝发声所组成的噪声。②依能量集中的频率范围可分为低频噪声、中频噪声、高频噪声等。③依频谱特性可分为白噪声、粉红噪声、窄带噪声、宽带噪声等。

特征 军事噪声中的稳态噪声与工业噪声相似，但常比工业噪声强度高。坦克、装甲指挥车和装甲运输车在原地发动或行驶时，A 声级为 95～110dB，能量主要集中在中心频率为 20～250Hz 的低频段。直升机在水平飞行状态下座舱噪声在 85～95dB（A），能量主要在 500Hz 以下的低频区，其中 125～250Hz 处声压级最高。航天器噪声在上升段舱外为 160dB 以上，舱内为 118dB 左右，主要集中在 250Hz 的低频区，而且随着推进器体积和推力提高，将产生甚低频或次声频范围噪声，在轨道段为 61～87dB。水面舰舱室噪声的频谱范围差别较大，其中指挥舱、雷达舱、声呐舱、医务舱、住舱等的噪声能量主要在 63～250Hz。实验风洞在 114～121dB（A），科学测量船的动力区在 88～108dB（A）。

军事噪声中的非稳态噪声主要是脉冲噪声，如枪炮声和爆炸声，由于其突发的高声强和特殊的物理性质，对周围的设备和环境可以造成很大干扰，对人员的听觉系统和其他系统可以造成很大的危害。测量、分析和治理防控，也比稳态噪声复杂得多。

枪炮噪声主要是弹头射出枪炮膛后弹头和火药气体的流体动力性噪声，简称膛口噪声，其物理特性是强度高、上升时间快、持续时间短、连续的宽频谱和较强的指向性。一般枪类的峰值声压级在 140～170dB，微型手枪最低，短冲锋枪和重机枪最高。火炮噪声的峰值声压级一般在 163～188dB，有时甚至超过 190dB。枪类的峰值上升时间≤10 微秒，炮类的上升时间约为 20 微秒。枪类的 B 持续时间大多在 1～5 毫秒，重机枪 9.9 毫秒，两用机枪 11.9 毫秒。火炮脉冲噪声的持续时间因种类和场地的不同而异，差别较大，多在 5～200 毫

秒。基本规律是：口径大的火炮比口径小的火炮持续时间长，无制退器火炮比有制退器火炮的持续时间长，火箭类火炮比发射药推进弹头的火炮持续时间长，工事内和舱室内火炮射击噪声比室外射击噪声的持续时间长得多（100～400 毫秒），导弹或火箭发射多在 1000 毫秒以上。枪类噪声的频谱较宽，主频带一般在 300～2000Hz。火炮类的频谱主频带集中在 100～1000Hz，大多在 500Hz 以内。一般小口径武器的峰值频率较高，大口径武器的峰值频率较低。枪炮脉冲噪声有较强的指向性，大部分声能都集中在±75°方位角范围内。

爆炸声的形成比较复杂。爆炸物引爆后，在一定体积内突然产生高压炽热的气体并形成火球，以超音速向周围膨胀，直到球内压力小于环境压力，火球收缩。由于空气媒质的惯性和弹性，还有第二次、第三次膨胀和收缩，这样振荡的火球就成为爆炸的声源，向周围辐射爆炸波。距声源不太远的爆炸波就是冲击波，当其超压峰值衰减到比环境压力小得多时，爆炸冲击波就逐渐转变为声波。爆炸冲击波和爆炸声波，都是人耳能听到的强脉冲声。爆炸声的强度很高，如 200g TNT 炸药，在离地高度 1.5m 处爆炸时，离爆心 5m 处，为 181.5dB（P），持续时间约 1.2 毫秒；离爆心 10m 处，为 170.0dB（P），1.8 毫秒。爆炸声在自由空间以球面波扩散，它比普通声波衰减得快。爆炸冲击波可对人或建筑物造成直接损伤或破坏，而爆炸声波则不会。爆炸声的频率主要集中在 500Hz 以内。

危害 军事噪声尤其是强脉冲噪声，对人体有严重危害，可

引起听觉损伤和非听觉损伤，最大危害是听觉器官的损伤，表现为听力下降甚至耳聋，如爆震聋。非听觉损伤是指除听觉以外其他系统的损害，如神经系统、心血管系统、消化系统等的损害。

测量 噪声测量是进行环境评价、噪声控制和研究声损伤防控等工作的必要手段。军事噪声中稳态噪声的测量和工业噪声基本相同，但军事脉冲噪声与一般脉冲噪声有明显区别，故要按照有关测量规范进行测量分析。

测量仪器 声级计是噪声测量最常用的仪器，有多种类型，按用途可分为一般声级计、积分声级计、脉冲声级计、统计声级计、频谱声级计和噪声剂量计等。根据国际电工委员会的规定，按测量精度和稳定性将声级计分为 4 型：0 型为标准声级计，Ⅰ 型为实验室用的精密型声级计，Ⅱ 型为一般用途的普通声级计，Ⅲ 型为噪声监测用的普查型声级计。不同型声级计的差别主要是容许误差不同，分别为 ±0.4dB、±0.7dB、±1.0dB 和±1.5dB。军事噪声测量要求使用 Ⅰ 型或 Ⅱ 型仪器。声级计的基本结构包括传声器、放大器、频率计权网络、时间计权网络和读出（显示）单元。传声器要求有较高的灵敏度，宽而平直的频率特性，足够的动态范围，长期稳定性好，体积要小，没有指向性要求等。若测量环境的声波方向是不定的、多变的或来自多方向的，则应加用无规入射校正器。声级计的频率计权网络一般有 A、B、C 和 Z（线性）计权，有的声级计还有 D 计权网络，用于航空噪声的测量。声级计的时间计权分为快挡和慢挡，是对所测声压变化的快慢响应。脉冲声级计还设有脉冲保持

挡和峰值保持挡。随着计算机技术的发展，出现了数字式声学仪器，如数字声级计、动态信号分析仪等。数字式声学仪器具有自动化程度高，测量准确度、灵敏度高，测量速度快，读数清晰直观，可以进行复杂运算等优点。除了现场使用的便携式数字声级计外，多功能的声信号测量分析系统是由电脑控制的多种功能模块组合的数字仪器，有信号采集、记录、运算、分析、显示、输出、信号发生等功能，信号处理和结果表达的方式多种多样，可实时或脱机分析，可实现多通道同时测试与分析。

测量技术 稳态噪声测量主要是强度测量和频谱分析。从卫生学角度进行的噪声强度测量，一般都用 A 声级表示，由于 B 和 C 声级表征人耳主观特性不明显，现已逐渐不用。依测量目的的要求，还可用 D 声级或 Z 声级。测量脉冲噪声，要用脉冲声级计的脉冲挡或脉冲和峰值的保持挡。若噪声是声压起伏很大的非稳态噪声或间歇噪声，则应该用积分声级计测量某一时间段的等效连续声级。频谱可经声级计的 1/n 倍频程滤波器分析或信号分析系统软件分析，也可用仪器采集和记录噪声信号，然后用频谱分析仪等进行频域和时域分析。频域分析包括线性谱、功率谱、谱密度、频响函数、相干函数等；时域分析包括瞬态时间波形、平均时间波形、自相关函数、互相关函数、脉冲响应函数等。目前多用动态信号分析仪，与普通频谱分析仪相比，它有多通道动态测试与分析、配置灵活可变、测试分析功能易于扩展、与二次分析软件一体化等优点。

枪炮噪声和爆炸声的上升时间极快、声压高或有冲击波、频带宽（远超出可听声范围），故测量用的传感器、二次仪表、数据采集记录系统都要符合脉冲噪声和冲击波测试的要求。通常要测量峰值声压级、持续时间、上升时间，有的还要做频谱分析。军事脉冲噪声必须要用精密脉冲声级计来测量。持续时间的测量要根据噪声波形和要求，测量 A、B、C 持续时间或有效 C 持续时间。对于在自由场的简单脉冲波，可用 A 持续时间，指压力上升至主要正峰值后迅速降至环境压力的时间。对于在混响场或其他原因产生反射形成的系列振荡波，可用 B 持续时间，即峰值声压级下降 20dB 的声压正负振幅范围内主要部分和其后有意义起伏部分的时间总和。C 持续时间是低于峰值声压级 10dB 正负振幅范围内各个波的时间总和，有效 C 持续时间只包括正向振幅各个波持续时间的总和。

应用领域 噪声测量包括各种噪声源和噪声场基本特性参量的测量，可用于作业环境和生活环境的评估、噪声危害防治措施的效果评价、噪声生物效应的研究、卫生标准和环境标准的制定、武器装备声学指标确认、武器装备的声隐身以及声波武器的评价、机械设备的声学诊断等。

注意事项 根据测量的目的和现场实际情况，依照测试规范，准备合适的仪器，选择测点的位置和测点的多寡，用标准的测试方法。测量时尽可能减少反射声和本底噪声，要考虑环境因素对测量的影响，传声器应避免长时间暴露在高湿度环境中。电容传声器一般使用温度为 -30~65℃，驻极体传声器应限制在 -25~55℃，但如果没有低温电池，则不能在 -10℃ 以下环境中测量。风速 >3m/s 时，传声器应加风罩，风速 >6m/s 时应中断测量；若需在高速风（如风洞）中测量，则应加用鼻锥。如果被测声音来自几个方向，则应加用无规入射校正器。远距离测量时，要加上传声器和声级计之间的导线传输损失的值。为了保证测量的准确性，测量前后都应进行仪器校准。

观察噪声暴露与人员个体之间的关系以及暴露是否超标，应该采用噪声个体剂量计测量。在许多作业现场，噪声强度不稳定或是间断性噪声，人员与噪声源的相对位置不固定甚至离开声源，或同时存在多个噪声源等。这些情况造成人员实际接触噪声的水平随时间而波动，固定位置的测量就难以反映人员实际噪声暴露的动态变化过程。采用噪声个体剂量计测量，可以提供较为准确的数据以客观评价人员的实际暴露情况。

防护 军事作业环境的噪声普遍高于有关安全标准的限值，应加控制。可通过控制噪声源、阻隔声音传播、加强个体防护等多种措施，降低噪声对人的危害。噪声源控制是根本途径。若治理噪声源难以实现或不能满足要求，则采取措施阻断或屏蔽声波的传播，衰减传播中的声音能量，方法有吸声、隔声、隔振、阻尼、安装消声器等措施。将军事噪声降至无害水平是不现实的。通过武器装备的改进，军事工程的优化设计等降噪，有些是可行的，但有局限性，技术上和经济上难以实现。而火器发射声、爆震声、冲击波等，人为不可控制。因此，个体防护是切实可行的、有重要意义的办法。个体防护措施主要是使用护听器，包括耳塞、耳罩、头盔和通信头戴等几大类。对护听器的基本要求是有足够的隔声值，佩戴舒适，对皮肤无毒、无刺激，重量适宜，使用方便，耐用，价廉等。

制定并推行听力保护计划，能有效地控制职业噪声的危害。中国人民解放军《军事噪声性听力损失防治规范》和国家卫生部（现更名为国家卫生和计划生育委员会）的《工业企业职工听力保护规范》均于1999年颁布并实施。军人听力保护规范主要包括以下内容：在噪声环境中工作的人员，上岗前要按有关标准检查听力，建立听力档案。上岗后定期检查听力，记入听力档案。正确使用护耳器。限制人员在强噪声环境中的工作时间或停留时间。卫生人员要对新兵及现役军人进行听力保护知识的宣传教育，要了解本部门武器装备和作业环境的噪声状况。对超标的场所，应以醒目标志显示；进入该场所者，应佩戴护耳器。对于发生职业性或爆震性听力损失人员，应进行早期或后期医学处理。根据定期检查结果及工作性质，不适合的人员应调离岗位，脱离噪声环境。按有关标准对军事噪声性听力损失人员评残、配助听器、发放伤残赔偿金等。

（吴铭权）

zàoshēnglóng zhěnduàn biāozhǔn

噪声聋诊断标准（diagnostic criteria of noise-induced hearing loss）

长期接触职业噪声引起的感音神经性聋的临床诊断和分级依据。军事噪声引起的耳聋可分为两种，即噪声聋和爆震聋。噪声聋（noise-induced deafness）是指长期接受职业噪声暴露，听觉感受器发生了器质性病变，高频听力损失逐渐加重而不能恢复，受损频率逐渐向2000Hz、1000Hz、500Hz等语频区扩展，导致听力下降，当下降到一定程度，倾听日常语言交流的能力受影响出现的耳聋。它是一种缓慢的、进行性的变化，损伤部位主要在内耳，又称慢性声损伤。是中国的法定职业病。

主要内容 关于耳聋的定义，世界卫生组织1986年第39届会议认为只有极重度听力减退才可称聋，表示听不清放大的声音。关于听力减退的分级，世界卫生组织做了几次修改，1997年正式公布了分级标准（表1）。世界卫生组织关于听力减退分级评价用的纯音测听频率组合为500Hz、1000Hz、2000Hz和4000Hz，以较好耳的平均听阈为判断标准。中国认为听力损失达到一定程度即可诊断为耳聋，只不过有程度之分，即耳聋分级。

表1 世界卫生组织的听力减退分级标准（1997）

分级	听阈均值（dB，HL）
0（正常）	≤25
1（轻度）	26~40
2（中度）	41~60
3（重度）	61~80
4（极重度，包括聋）	≥81

关于噪声聋的诊断标准和分级，中国执行的是《职业性噪声聋诊断标准》（GBZ 49-2007）。连续在噪声环境工作3年以上者，纯音测听为感音神经性聋，听力损失呈高频下降型，根据较好耳语频（500Hz、1000Hz和2000Hz）平均听阈做出诊断分级，将其分为3级：平均听阈26~40dB（HL）为轻度噪声聋，41~55dB（HL）为中度噪声聋，≥56dB（HL）为重度

噪声聋。双耳高频（3000Hz、4000Hz和6000Hz）平均听阈若≥40dB（HL）为观察对象。纯音听力检查结果应按标准进行年龄性别修正。

中国国家军用标准《军事噪声性听力损失诊断标准及处理原则》（GJB 2121-1994），以单耳语频（500Hz、1000Hz、2000Hz和3000Hz）平均听阈分级（表2）。还规定，虽语频听阈正常，但6kHz、4kHz或3kHz任一频率的听阈≥35dB，为军事噪声性听力损失的早期诊断依据。30岁以上受检者在计算其听阈值时，应从实测值中扣除年龄修正值。

表2 军事噪声性听力损失分级

分级	语频平均听阈（dB，HL）
正常	≤25
轻度听力损失	26~40
中度听力损失	41~55
中重度听力损失	56~70
重度听力损失	71~90
极重度听力损失（全聋）	>90

应用 噪声聋诊断标准主要用于长期接触职业性噪声所致劳动者听力下降的诊断及处理。《职业性噪声聋诊断标准》（GBZ 49-2007）规定，轻度、中度和重度噪声聋患者均应调离噪声工作场所，重度噪声聋患者应佩戴助听器，需要者可申请劳动能力鉴定和评残。《军事噪声性听力损失诊断标准及处理原则》（GJB 2121-1994）规定，中度以上听力损失者，应脱离军事噪声暴露环境，进行专科诊治。噪声聋是中国法定职业病之一，对噪声聋的诊断、劳动能力鉴定和耳聋评残，既是对耳聋程度的判断，又是职业劳动保护的重要内容，有严格

的程序和规定，应根据相应法规、标准等分别进行。世界卫生组织对于听力残疾的定义推荐如下：成人为较好耳 0.5kHz、1kHz、2kHz 和 4kHz 4 个频率永久性非助听听阈的平均值≥40dB，15 岁以下儿童为较好耳上述 4 个频率永久性非助听听阈的平均值≥31dB。中国执行的是《劳动能力鉴定 职工工伤与职业病致残等级》（GB/T 16180 - 2014），将工伤、职业病伤残划分为 1～10 级 10 个等级，规定听力障碍从 4～10 级。中国人民解放军执行的是民发〔2004〕195 号文件，即民政部、劳动和社会保障部、卫生部和总后勤部联合制定的《军人残疾等级评定标准（试行）》，军人残疾等级由重至轻分为 1～10 级，听力损失归属 4～10 级，共分 7 级。这两个标准分级相同，但测量听阈的频率组合及分级标准有些区别。听力伤残分级见表 3。

注意事项 随年龄增长相应地发生老年性听力下降，因此，在进行噪声聋诊断分级时应扣除因老年聋带来的阈值变化，具体操作时可参考相关标准。噪声聋诊断标准的适用范围应明确，仅适用于长期在噪声环境下工作的

作业人员职业性耳聋的诊断和处理，不适用于作业场所中意外爆炸或爆破作业发生意外事故所致的爆震聋患者。噪声聋的诊断，首先要有确切的噪声职业史，即指劳动者的噪声作业环境必须超过《工作场所有害因素职业接触限值 第 2 部分：物理因素》（GBZ 2.2 - 2007）所规定的工作场所噪声声级接触限值，同时连续作业工龄不应低于 3 年。此外，应注意鉴别诊断。导致听力损失的病因很多，应排除非职业性耳聋、伪聋、夸大性聋、药物中毒性聋、外伤性聋、传染病性聋、家族性聋、梅尼埃病，突发性聋以及各种中耳疾患导致的聋。只有经省、自治区、直辖市人民政府卫生行政部门批准的医疗卫生机构才能够进行职业病的诊断、鉴定。

（吴铭权）

bàozhènlóng

爆震聋（explosive deafness）一次短暂而强烈的爆震或间断性脉冲噪声所造成的听力损失。主要是枪炮射击、炸药爆炸、高压容器爆炸等使空气压力急剧变化，产生强脉冲噪声或弱冲击波造成的急性听觉器官损伤。2013 年爆

震聋被列为中国法定职业病。

军队中爆震聋的发病率为 3%～10%，战争时明显升高，第一次世界大战时期，英、法、意、日、德等国有数十万爆震聋患者；第二次世界大战期间，仅美国就有 25 万名爆震聋患者。苏联卫国战争中，听觉器官冲击伤患者占耳鼻喉科患者的 14.9%。中国对越自卫反击战 1979 年和 1982 年两次战役中，爆震聋发病率分别为 4.12% 和 9.55%。军队平时训练和演习也时有发生，工矿企业、军工企业由于压力容器、炸药、火药爆炸等也可发生。

病因与发病机制 在军事和兵工部门，枪炮发射时的高速喷射气流噪声、弹头飞行时的冲击激波、超音速飞机的轰声、火药和炸药的爆炸波等所形成的高强度压力波，以及导弹、核武器的爆震等，使周围空气压力发生强烈变化，并迅速向四周传播，形成爆炸压力波。这些高强度压力波（包括冲击波和强脉冲噪声）就是爆震聋的直接原因。在工业生产部门和日常生活中，可见于开矿、采石、建筑等的爆破性作业，或烟花、爆竹的爆炸，或锅炉、煤气罐、高压锅等意外爆炸等。

发病机制包括机械性损伤、代谢性损伤、血管性损伤及耳蜗神经损伤等，几种机制相互作用，不能截然分开。机械性损伤是由于瞬间强大的声能传入中耳，超过鼓膜张力的临界值，导致鼓膜及听骨链损伤，如鼓膜充血、出血、破裂、穿孔，听骨脱位、骨折，鼓室出血等。瞬间强大的声能传入内耳，蜗管受到强烈冲击，使内耳血管通透性增加，耳蜗出血，螺旋器结构破坏，外毛细胞首先损害，继之支持细胞，而后

表 3 听力伤残分级

分级	军人残疾等级评定标准	GB/T 16180-2014
4	双耳听力损失≥90dBHL	双耳听力损失≥91dBHL
5	双耳听力损失≥80dBHL	双耳听力损失≥81dBHL
6	双耳听力损失≥70dBHL	双耳听力损失≥71dBHL
7	双耳听力损失≥60dBHL	双耳听力损失≥56dBHL
8	双耳听力损失≥50dBHL	双耳听力损失≥41dBHL
	或一耳听力损失≥90dBHL	或一耳听力损失≥91dBHL
9	双耳听力损失≥40dBHL	双耳听力损失≥31dBHL
	或一耳听力损失≥80dBHL	或一耳听力损失≥71dBHL
10	双耳听力损失≥30dBHL	双耳听力损失≥26dBHL
	或一耳听力损失≥70dBHL	或一耳听力损失≥56dBHL

内毛细胞受损。出现螺旋器与基底膜分离、盖膜与毛细胞分离、前庭膜破裂、网状层穿孔等，使内、外淋巴混合，致毛细胞和血管纹受损。代谢性损伤是指高强度脉冲噪声引起机械性损伤后的继发性损伤，包括耳蜗毛细胞内酶系统代谢障碍、内外淋巴中离子浓度改变、谷氨酸-谷氨酰胺循环障碍等，使毛细胞的能量代谢发生障碍，耳蜗不能完成正常生理功能。血管性损伤是高强度噪声引起的耳蜗微循环障碍，使毛细胞等产生病变。爆震的强脉冲噪声还可引起耳蜗传入和传出神经纤维以及螺旋神经节细胞的损伤，影响声能的转换和传输功能。以上各种损伤均使听力下降，还可以引起耳鸣、耳胀、头晕、胸闷等。

爆震聋的中耳和内耳都有损伤。中耳损伤是爆震聋的特点之一，但有时内耳与中耳的损伤并不一定平行；鼓膜或听骨链损伤后，中耳不能有效地将其后的爆震声能传至内耳，故中耳损伤严重时，内耳损伤不一定严重。影响爆震聋伤情的声学参量主要为压力波的峰值声压级、脉冲宽度和暴露次数等，峰值越高、在一定范围内脉宽越长、暴露次数越多则损伤越严重。损伤程度还与人体所处位置有关，在密闭的工事或建筑物中，压力波压力上升较快，故损伤较重；朝向爆震侧的耳常比对侧耳损伤严重；距爆震源越近，损伤越重。

临床表现　主要为耳聋，轻者可在数小时或数天后减轻或消失，重者则形成永久性听力损失。若为单纯中耳损伤表现为传导性聋，内耳损伤严重者表现为感音神经性聋，中耳和内耳均受伤者，则呈混合性聋。其次，尚有耳鸣、耳痛、头痛、眩晕等症状。一般检查时可发现鼓膜充血、溢血或出血，鼓膜穿孔、破裂，听小骨骨折或脱位等。听功能检查可了解耳聋类型，爆震聋患者感音神经性聋最多见，混合性聋次之，传导性聋最少见。听力下降曲线以水平下降型和陡坡下降型多见。声阻抗、耳蜗电图和听觉诱发反应的测试可进一步了解耳聋的部位和客观评价听力损失程度。

诊断　诊断并不困难，根据爆震史、相应的临床症状和必要的检查即可做出诊断，听力测定是重要依据。但是要注意与噪声聋、老年聋、中耳气压伤、迷路震荡等鉴别。

治疗　分为即刻治疗和其后的并发症、后遗症治疗。鼓膜破裂或小穿孔一般可以自愈，若3个月未愈可行鼓膜修补术；听骨链损伤可行听骨链重建术，中耳感染者按炎症处理。内耳损伤的治疗效果均不理想，可试用血管扩张剂、神经营养剂、激素、高压氧、能量代谢合剂、活血化瘀类中药等。

预防　爆震聋的预防效果显著，可使用个体耳防护器如耳塞、耳罩、头盔等，或通过阻隔物、掩体等，阻隔或减轻冲击波和脉冲噪声对听觉器官的作用。《常规兵器发射或爆炸时脉冲噪声和冲击波对人员听觉器官损伤的安全限值》（GJB 2A-1996）规定了武器脉冲噪声与冲击波对人员听觉器官的安全限值为：①$Lp = 177 - 61g(TN)$或②$Lp = 169 - 81g(TN)$［Lp——安全限值，单位 dB（P）；T——持续时间，毫秒；N——发数］。①式适用于持续时间为大于1.5毫秒、小于等于100毫秒的脉冲噪声或冲击波，②式适用于持续时间为大于等于0.25毫秒、小于等于1.5毫秒的脉冲噪声或冲击波。执行该标准，能保护90%以上暴露人员的安全。在超标环境中的人员，需采取听觉器官防护措施。

（吴铭权）

jūnshì cìshēng
军事次声（military infrasound）

军事作业中接触的频率为20Hz以下的声音。人类能感受到的声波的频率范围为20～20 000Hz，高于20 000Hz的声波称为超声，低于20Hz的声波称为次声。次声普遍存在，人却一般感觉不到，其危害性也不如噪声或其他物理因素那样严重，故在一般生产或生活中，次声很少为人们所注意，但却能作用于人体，产生各种反应。人们对次声危害的认识在逐渐加强，有的国家已明确把次声列为公害之一。次声波有较大的破坏性。高空大气湍流产生的次声波能折断万吨巨轮上的桅杆，能将飞机撕碎；地震或核爆炸所激发的次声波能将建筑物摧毁；海啸带来的次声波可将岸上的房屋毁坏。次声的特性是传播距离远、穿透能力强、不易被人察觉。

军事作业中的次声　军事次声常见于探测、侦察、扫雷、武器试验、武器发射和爆炸等作业。强次声接触可影响人体的生理和心理，甚至造成伤害。军事环境中的次声强度比较大。一颗4kg重的炮弹爆炸时产生的次声，在80km外仍可被接收到；氢弹爆炸时产生的次声可绕地球几圈；发射载人航天器时，运载火箭可产生相当强的次声，声压级可达150dB以上，可影响宇航员的心率、听觉、视力及语言清晰度。汽车、坦克、舰艇、飞机等环境的次声与低频噪声、低频振动共同作用，可使乘员头晕、恶心、呕吐、心律失常，从而影响武器系统效力的发挥。次声扫雷可使扫雷艇振动，引起艇上人员的心理和生理出现变化。

对人体的影响 次声的危害是全身性的，身体各个部分都会受到影响。人体器官与次声共振，引起功能失调或器质性变化。如果次声波的功率很强，可引起呕吐不止、呼吸困难、肌肉痉挛、神经错乱、失去知觉，甚至因内脏血管破裂而丧命。强次声可直接对大脑细胞产生影响，引起中枢神经系统功能障碍。心脏是对次声敏感的器官之一，135dB 的次声在暴露的第一分钟心率就开始加快，经过 5～10 分钟又开始变慢；有的在暴露的第一分钟就出现心律不齐。中老年人经次声暴露后血压异常率较高。强次声可造成肺泡壁破坏，甚至血管破裂，肺表面可出现散在的出血点，肺小血管管径扩大，局限性渗出性出血，肺泡周围水肿。人耳一般听不到次声，但当其声压达到一定水平时，可听到次声在中耳、内耳造成的综合谐音。130dB 左右的次声可引起中耳压力感；140dB 以上可产生痛觉。产生中耳压力感和痛觉的原因是在次声作用下，中耳传声系统的机械位移超出了它的正常活动范围，故认为中耳压力感或疼痛感是判断高强度次声的重要指标。次声对前庭器官也有影响，但强度至少要在 130dB 以上。次声还可影响红细胞膜的通透性以及与膜相结合的一些酶的活性。长期在次声环境下工作，即使强度不太高，也会有一系列生理或心理改变，如厌烦、情绪波动、注意力不集中、易疲劳、自主神经功能失调等，影响作业能力。次声对人体的危害，有些是可恢复的，有些

则不可恢复，可造成精神或器质性损害，严重者甚至是致命性的。

作用原理 人体一些器官的固有振动频率在次声范围内，如人头部固有频率为 2～30Hz，眼球为 12～15Hz，上下颌为 6～8Hz，胸部为 3～8Hz，腹部为 6～12Hz，盆腔为 6Hz，脊柱为 10～30Hz。次声作为激励源，作用机体后引起器官和组织的共振反应，强烈时会造成病理变化。次声对机体的影响程度取决于强度、频率、暴露时间等。若强度在 170dB 以上，作用 10 分钟，就足以致死。高于 150dB 就开始出现许多不良反应，如胸部压迫感、呼吸困难、咳嗽、头痛、恶心、眩晕、视物模糊等。在 140～150dB，有的人暴露 2 分钟，即感明显不适。细胞是次声的直接感受机构，其生物膜受到次声的直接作用，膜结构稳定性被破坏，引起膜的通透性、线粒体功能和酶活性变化，影响生物氧化和能量合成，导致机体适应能力下降及组织损伤。次声还可引起微循环障碍，造成组织营养不良。高强度次声可直接引起细胞结构的破坏，造成坏死和出血；次声的机械能可转化成热能、生物化学能或生物电能，直接作用到组织器官。内脏器官的共振性颤动，可刺激器官的感受器，通过中枢神经系统反射性地引起一些系统的反应。次声的生物学作用机制涉及整体和多层次的组织结构，在生物共振的基

础上，直接作用和间接作用有机地交织在一起，形成机械性损伤和代谢性损伤的最终效果。

卫生学评价 次声的测量，关键是传感器要有足够低的频率下限，一般要在 2Hz 左右。工业生产中次声常与低频噪声共存。测量时可用经验公式在频谱分析之前估计是否存在次声，即使用频率下限为 2Hz 左右的传声器测量噪声的 Z 声级和 A 声级，二者之差 ≤10dB，表明无次声存在；二者之差在 10～20dB 之间，为有次声存在；若 ≥20dB，表示有明显的次声。

尚无公认的次声卫生安全标准，但建议标准不少，苏联医科院 1981 年提出了一个 8 小时的工业次声卫生标准，建议在工作场所倍频程中心频率为 2Hz、4Hz、8Hz、16Hz 的次声不应超过105dB。美国规定普通人短时间暴露不超过 120dB，宇航员短时间暴露不超过 140dB。美国环保机构认为，130dB 的次声不会构成对公众的危害。日本环卫厅提出的限值为不超过 120dB。波兰提出了一个 8 小时暴露作业场所的次声和低频声标准（表）。

防护 对次声的研究尚不够普遍和深入，还缺乏有效的防治措施。防护主要包括物理、个体和医学 3 部分。物理防护主要是屏蔽，但目前的材料和技术很难做到，通常的隔声、吸声材料难以发挥作用。个体防护方面，头

表 作业场所次声允许声压级

作业场所	倍频程声压级（dB）			
	4Hz	8Hz	16Hz	31.5Hz
各种车间	110	110	110	105
精细工作的观察室、遥控室	90	90	90	85
设计室、数据处理室	85	85	85	80

盔、耳罩也只能使次声强度有所降低，有源消声技术是值得研发的次声防护措施。医学防护主要是增强机体抵抗力，减轻次声对机体的不良作用。抗氧化剂能增加毛细血管对次声的抵抗力，但不能完全阻止次声对大脑神经元和机体其他细胞的直接作用。对次声造成损伤的救治主要是采用对症治疗，可给予神经营养药物、镇静剂等。

（吴铭权）

jūnshì zhèndòng

军事振动（military vibration）

军事作业中武器装备、机械设备等在运行、发射、爆炸、碰撞等过程中产生的围绕一个平衡位置来回往复的运动。振动是许多军事环境中常见的物理因素之一，人体接触一定程度的振动可影响工效和健康。卫生防护主要是个体防护。

来源 振动的原因很多，不平衡物体的转动、旋转物体的扭动或弯曲、活塞运动、物体的冲击和摩擦、空气或液体的流动、能量的转换等均产生振动。军事振动主要来源于坦克、车辆、舰艇、飞机、航天器的运行，火炮、火箭发射，火药、炸药爆炸，工程施工中的爆破、凿岩、捣固、碎石，机械制造中的锻、铆、钻、锤等。

特性 指振动的类型、物理参数、影响振动效应的因素等。

分类 人体承受的振动可相对地分为全身振动和局部振动。全身振动是当身体支撑在某一振动表面时发生的，人体足部、臀部、背部及头部与之接触，振动能量通过接触部位作用于全身。全身振动常见于车辆、舰艇、飞机、航天器、作业机械等，振动能量主要是通过座椅、底甲板或床垫传导至人体。局部振动又称手传振动或手臂振动，大多来自手持振动工具（如空气锤、电钻、电动链锯、铆钉机、砂轮机、风钻、捣固器、链锯、油锯等）或被加工的物体，由手臂传播至全身的振动。有些作业既可引起局部振动，又有全身振动，因而难以区分是局部振动或全身振动。

强度、频谱和方向 ①全身振动危害的频率为0.5~80Hz，局部振动危害的频率为5~1500Hz。大多数军事振动都含有复杂的频率成分，不同频率引起的生物效应也不同。全身振动中，人体对垂直振动的敏感频率为4~8Hz，对水平振动的敏感频率为1~2Hz。局部振动频率较高时产生的危害较大。②人体对振动的感知程度，个体差异较大，一般感觉阈为0.01~0.02m/s²。手指的振动感觉阈与年龄和所从事的工作性质有关，年轻人的手指感觉阈较低；用手持工具作业的人，其手指感觉阈比一般人高。③坦克、车辆的振动，与速度、路况、工况等有关。能量主要集中在低频，各轴向振动的频率分布差别不大。④舰艇在航行过程中主机、辅机和螺旋桨运转，海浪拍击，水面或水下爆炸，火炮导弹发射等，引起舰艇总体或局部的振动。强烈的振动可影响舰上各种仪表、雷达、声呐、导航、通信等设备的性能，影响艇员的工效和健康，甚至导致船体结构的破坏。舰艇振动的频率一般较低，0.1~0.5Hz的振动容易引起晕动病。⑤飞机的振动除来自发动机及其辅助系统外，还来自飞机与周围空气界面的相互动力学作用，如空中的湍流和地面的不平度等。由于低空湍流比高空湍流引起的振动更强，故飞机低空高速飞行时，可产生强烈振动。⑥航天器上升段，可产生强烈振动，多级火箭的点火、燃尽以及分离时可产生瞬态振动，箭箭脱离、箭船脱离时产生的振动强度非常大。火箭振动的频率主要在50Hz或20Hz以下。航天器在轨道段时，振动强度比较小；返回段又有明显的振动，振动的强度和频率与再入角度有关；着地时的瞬态振动强度很大。

影响振动效应的其他因素 重量负荷、体位、姿势均与振动效应有关，立姿时对垂直振动比较敏感，卧姿时对水平振动比较敏感。长时间振动暴露，一般指超过1小时的暴露；短时间振动暴露，一般指1分钟至1小时的暴露；瞬态振动暴露，指持续几秒钟甚至更短时间的暴露。人体对日暴露有累积效应，对于连续暴露，可耐受的振动强度可因暴露时间的减少而增加。对于间歇暴露，若暴露振动强度稳定，其有效总暴露时间等于各间断暴露时间之和；若暴露振动强度不稳定，则应计算等效总暴露时间。

危害 包括全身振动和局部振动对机体的影响等。

全身振动对机体的影响 全身振动可导致舒适性降低，工作效率降低，甚至危害健康。作用机制主要是振动与组织、器官发生共振。①对工效的影响。振动可通过直接的机械干扰及对中枢神经系统的作用，引起位置平衡和空间定向障碍。全身的颠簸，使语言失真或间断，头晕、脑功能降低，注意力分散，导致疲劳甚至误操作。还由于头部、眼球发生共振，或由于所观察物体的振动使视网膜物像位移，出现视力下降和视野改变。装甲车辆振动对乘员的工效影响非常明显，乘员头部和车内仪表的振动，使视物模糊，对仪表的判读及精细的视分辨发生困难。人机界面的振动使动作不协调，操作误差增加。②对神经和心血管系统的影响。振动使人感到疲劳、嗜睡、耳鸣、肌肉酸痛、恶心、呕吐、头晕、头痛等。2.0m/s^2 以上的全身振动可引起强烈不舒适以致不能忍受。振动使交感神经处于紧张状态，导致血压变化、脉率增快，心输出量减低等。心电图的改变以窦性心动过缓、S-T 段下移、心室高电压等较多见，这是长期振动暴露使心肌局部缺血所致。全身振动可使外周小血管收缩，引起足部周围神经和血管的改变，趾甲床毛细血管痉挛，足部皮肤温度降低等。③对脊柱的影响。座椅低频振动主要作用于臀部和腰部，脊柱特别是腰椎接受振动应力最大，易受损伤，其中椎间盘受损明显。脊柱可受到垂直及水平激振，其最大纵向振幅发生在 4~6Hz。在受弯曲及旋转振动负荷时，第 3 和第 4 腰椎的变形和应力最大。④对前庭器官的影响。振动加速度能使前庭功能异常，临床表现为协调障碍、眼球震颤等。前庭和内脏反射可引起自主神经症状，出现面色苍白、发冷汗、涎分泌增加、恶心、呕吐、头痛、头晕、食欲不振、呼吸表浅而频数，旋转试验时反应强烈。晕船、晕车就是这种作用的表现，0.1~0.5Hz 是晕动病的敏感频率。⑤对消化系统的影响。全身振动可使胃肠蠕动增加，收缩加强，胃液分泌功能和消化能力改变，肝解毒功能和代谢功能发生障碍。

局部振动对机体的影响 长期接受局部振动暴露，可引起手臂振动病，为中国的法定职业病。其发病机制至少涉及循环、神经和肌肉骨骼 3 个系统。①循环系统主要是外周循环及血流动力学改变，表现为手指皮肤温度降低，冷水负荷试验皮肤温度恢复速度较慢，恢复时间延长，外周微循环形态和功能改变，血流减慢等。其病理基础是末梢小动脉管壁增厚，内径减小，血管周围纤维化，并伴有空泡、脂肪沉积和动脉硬化。②局部振动往往首先引起末梢神经改变，表现为手的麻木、疼痛、僵硬、多汗、无力等症状，呈现"手套"型感觉障碍。这些症状与发作性白指共同成为局部振动病的主要症状。同时，可出现肢体末端感觉减退，甚至痛觉消失。白指的形成是神经和血管共同作用的结果。③引起手指、腕和肘关节的病变。

振动与其他因素的复合作用 振动在作业环境中与噪声几乎同时存在。振动和噪声的复合作用可以使噪声聋及耳蜗神经炎的发病率增高。噪声引起的听力损失以高频为主，振动引起的听力损失以 125~250Hz 的低频为主。寒冷、潮湿可以明显增加振动的危害。作业环境中的其他有害因素与全身振动复合作用时也可使危害增强，如振动可以增强铅、汞、一氧化碳（CO）等物质的毒性作用。

振动测量与评价 主要测量直角坐标系中互相垂直的 3 个直线方向的振动，即线振动，以及围绕这 3 个方向转动的角振动。线振动为 X 轴（前后）、Y 轴（左右）和 Z 轴（上下）。X 轴和 Y 轴为水平振动，Z 轴为垂直振动。角振动为分别围绕 X 轴、Y 轴和 Z 轴转动的 r_x（滚转）、r_y（俯仰）和 r_z（偏转）。位移、速度、加速度和加速度级均是反映振动强度的物理量，其中最常用的是加速度，可用峰值、平均值和方均根值（又称有效值）表示。在实际测量中，一般以不同方向、不同频率下的加速度值或频率计权加速度值的方均根值表示。

全身振动评价的依据主要有英国标准 BS 6862-1987，国际标准化组织的标准 ISO 2631-1:1997（E）和中国国家标准《机械振动与冲击 人体暴露于全身振动的评价 第一部分：一般要求》（GB/T 13441.1-2007）。①评价振动对人体健康的影响。主要以坐姿座椅界面任一坐标轴的最大频率计权加速度进行评估。当 X 轴和 Y 轴分量的 1.4 倍与 Z 轴的值相近时，可采用三向矢量和评估。《机械振动与冲击 人体暴露于全身振动的评价 第一部分：一般要求》（GB/T 13441.1-2007）给出了健康指南警告区域（图1）。在区域之下的暴露，对健康不会产生明显的影响；在区域之中的暴露，有潜在的危险性；在区域之

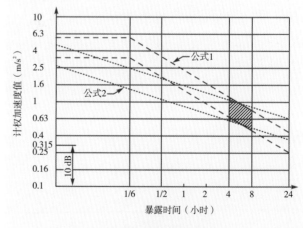

图 1 健康指南警告区域

表　综合振动总值与人体舒适程度的关系

综合振动总值（m/s²）	舒适程度
<0.315	感觉不到不舒适
0.315~0.63	有点不舒适
0.5~1.0	相当不舒适
0.8~1.6	不舒适
1.25~2.5	非常不舒适
>2.0	极不舒适

上的暴露，是有健康危险的。②评价振动对人体舒适性的影响。可用综合振动总值表示与舒适程度的关系（表）。对于坐姿，要求用4个输入点的12个轴向的振动值评价（图2）；对于立姿，可用基本坐标系的3个轴向振动值评价。对于感知，应以任何时刻主要支撑面上任一坐标轴的最大计权加速度方均根值评价。③对于运动病（晕动病）评价。计权加速度方均根值由人体支撑面的Z轴向的0.1~0.5Hz之间的振动确定。评价指标是运动病剂量值（$MSDV_Z$）。

局部振动的评价，国际标准化组织的ISO 5349-2001以三轴向加权加速度的矢量和为指标，给出8小时等效能量计权加速度与振动病发病率为10%时的发病前受振年限间的关系。推荐的1/3倍频带频率分析范围为6.3~1250Hz，1/1倍频带分析范围为8~1000Hz，最敏感范围是8~16Hz。4小时等效能量计权加速度与8小时等效能量计权加速度可通过公式转换。中国执行的是《工作场所有害因素职业接触限值 第2部分：物理因素》（GBZ 2.2-2007）中的"手传振动职业接触限值"，规定使用振动工具或工件的作业，4小时等能量频率计权振动加速度限值为5m/s²。

振动危害的防护　①控制振动源，限制接触振动的时间和强度，改善作业环境和劳动条件，控制寒冷、噪声等因素，特别是寒冷季节的室外作业，如坦克、装甲车训练，工程施工等。②加强健康管理和个人防护，采取综合治疗措施，如使用减振垫、防振手套、防护腰带、束缚系统等；加强训练，提高体能素质，提高对振动的适应性。③振动损伤尚无特效疗法，主要是对症治疗和康复锻炼。

（吴铭权）

jūnshì hóngwài fúshè

军事红外辐射（infrared radiation in army）　军事作业接触的波长为0.76~1000μm、介于微波与红色可见光之间的电磁辐射。红外线又称热射线或热辐射，其波长比可见光的波长（0.4~0.75μm）长，人眼看不见。红外辐射用于军事作业的许多方面，过量接触可致人体损伤，主要是眼和皮肤的损伤。

来源与特性　任何物体温度大于绝对温度（-273.15℃），都能发射红外线。辐射源可分为天然和人工两类，天然辐射源主要是太阳，它的总辐射能约有一半在红外辐射区域内；人工辐射源见于各种灯具、加热器和某些生产环境。辐射何种波长与辐射体的表面温度有关，人们每天都在室内或室外接受小剂量红外辐射，

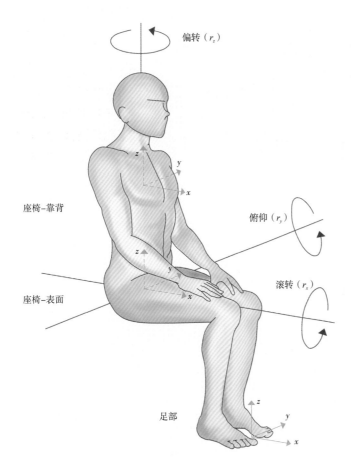

图2　坐姿体轴坐标系

但强红外辐射则多见于工业生产环境中，如冶炼、轧钢、锻造、陶瓷和玻璃加工、烧窑等行业的炉窑车间，以及烘烤、加热设备等。生产作业的辐射体表面温度大多在 $500 \sim 1800℃$，因此主要是长波红外线（远红外线）。

常用的分类方法为近红外线（$0.76 \sim 3.0\mu m$）、中红外线（$3.0 \sim 30\mu m$）和远红外线（$30 \sim 1000\mu m$）。国际照明委员会（CIE）按其生物学作用分为 IR-A（$0.78 \sim 1.4\mu m$）、IR-B（$1.4 \sim 3\mu m$）和 IR-C（$3 \sim 1000\mu m$）。

各种红外线均可作用于组织，产生热效应。其穿透组织的能力取决于波长，通常不能穿透到组织深部；红外辐射的主要靶器官是眼和皮肤。红外线对生物组织的作用主要是热效应，热能可使生物组织温度升高，导致血管扩张，血流加速，局部血液循环改善，细胞的通透性、胶体状态、酸碱度、酶系统等发生改变，使新陈代谢加快，组织营养状态改善，免疫功能改善，再生能力加强，因而适当剂量红外线照射有益于健康，但过强的红外线照射可能有损健康。

对人体的影响　红外辐射对机体的影响主要是对眼和皮肤的危害。

眼损伤　红外辐射对眼的影响常见于吹玻璃、铸造、熔炼等工种。红外辐射被角膜、晶状体和视网膜吸收，引起角膜损伤、白内障或视网膜烧伤等。波长 $3.0\mu m$ 以上的红外线，几乎全部被角膜吸收，可破坏角膜表皮细胞，出现蛋白质变性，使角膜基质不透明，造成角膜烧伤（浑浊、白斑）。由于强辐射引起角膜刺痛感导致眨眼保护，所以角膜烧伤并不多见。短于 $1.5\mu m$ 的近红外辐射可透过角膜，引起晶状体温度升高，导致白内障。早期表现为视力减退，晶状体中轴部分开始浑浊，感觉视物模糊，而后浑浊逐渐加重，视力逐渐下降，直至晶状体全部浑浊。一般两眼同时发生，进展缓慢。红外线致伤晶状体与工龄长短有关，吹玻璃工和炼钢工连续 $10 \sim 15$ 年暴露于 $0.08 \sim 0.4 W/cm^2$ 的红外辐射可发生晶状体浑浊。近红外线进入眼球后，部分被房水、虹膜、晶状体和玻璃体吸收，大部分投射到视网膜上，短时间造成眼底视网膜的伤害；尤其是 $1.0\mu m$ 左右的红外线，可使眼的前部介质（角膜、晶状体等）不受损害而直接由视网膜色素上皮吸收，温度急剧上升，造成眼底视网膜烧伤。临床表现为注视高温热源或光源后，再看其他物体时，初有后遗像炫耀和云雾暗影，随后出现色幻觉或物体异常，视物模糊。眼检查见视力下降，重者黄斑颜色灰白，中心凹反光消失，有时有小出血点或渗出物。轻者数周后可恢复，重者数月后都难以恢复。红外辐射常伴有强烈的可见光辐射，后者可引起目眩和缩瞳，从而限制辐射进入眼内，保护眼，减轻损伤。

皮肤损伤　红外线对皮肤的穿透能力取决于波长、辐射能量和暴露时间，以及皮肤色素、皮肤显微结构等。近红外线可穿透组织 $5 \sim 10mm$，产生热效应；远红外线穿透能力有限，小于 $2mm$，大部分为皮肤表皮所吸收。当受到远红外线大面积照射时，皮肤可出现烧伤或红斑，有火辣样疼痛感。严重时皮肤可出现大小不等的水疱，随后水疱吸收，皮肤颜色逐渐变为暗红色，并伴色素沉着，然后表皮坏死脱落。皮肤损伤只限于红外线辐射的部位，一般好发于暴露部位，如颜面、颈和上胸部。损伤在初期是暂时性的，若长期反复暴露，毛细血管扩张形成网状红斑和色素沉着，红斑逐渐明显，呈暗红色至紫色，皮肤可呈异色样改变，或过度角化。

其他影响　高强度红外线暴露可使免疫功能低下，引起慢性鼻炎、慢性喉炎和窦腔疾患；接近体表的睾丸对红外线非常敏感，可导致精子数量暂时性减少；红外辐射还可损伤肝、肾细胞。

防护　①用工程方法控制辐射源发射。如采用隔热措施，密闭红外线源；不能密闭的，应采用反射或吸收的原理，降低光和热对人体的影响。②改进生产工艺。如采用自动化生产。③加强个体防护。作业时穿白色防护服，佩戴反射或吸收红外线的专用眼镜；尽可能远离红外线源；在太阳直射的地面、沙滩和雪地逗留或作业的人员，应佩戴防护眼镜。有眼疾、皮肤对红外线过敏或有皮肤病者，禁止从事红外线作业。④明显损伤者应及时医治。视网膜烧伤可扩瞳或用激素治疗，白内障可按眼科方法处理；皮肤急性烧伤出现水疱时，要防止细菌感染。⑤许多国家采用美国工业卫生协会颁布的阈限值，可有效防止红外辐射对视网膜、角膜的热损伤和对晶状体的迟发性损伤，适用于各种工业环境。

应用　由于红外辐射具有的特殊性质，红外技术在军事活动中的应用比较广泛，主要有红外侦察、红外制导、红外夜视、红外探测、红外遥感、红外预警等。

（吴铭权）

jūnshì zǐwài fúshè

军事紫外辐射（ultraviolet radiation in army）　军事作业接触的波

长为100~400nm、介于X射线和紫色可见光之间的电磁辐射。紫外辐射又称紫外线，波长比可见光（400~750nm）短，有较高的光子能量，能引起较大的生物学变化。军队在高海拔、冰雪、沙漠、海面等区域军事作业时，常受到强紫外线照射，可能造成机体损伤。

来源与特性 主要来自太阳光、一些工业场所和人造光源。太阳是紫外线的最大辐射源，其紫外辐射光谱宽、强度大，但由于大气特别是臭氧层的作用，波长短于290nm的紫外辐射几乎到不了地面。波长短于190nm的紫外线只能在真空中存在，考虑生物效应时一般不涉及。物体温度达到1200℃以上时均能辐射紫外线，因此许多工作都能接触紫外线。随着温度增高，紫外辐射的波长变短，强度变大。1200~2000℃时，产生的紫外线波长为320nm左右；3000℃时的紫外线波长短于290nm；3200℃时的紫外线波长短于230nm。人工紫外辐射源主要有气焊、电焊、氢焰切割、等离子体焊切、炼钢等，以及各种人工光源如钨丝卤素灯、高压汞灯、荧光灯、激光灯、医用紫外线灯、探照灯等。

根据生物学效应的不同，紫外波段分为3个区带：近紫外区带（长波紫外线，又称黑光，UV-A），波长315~400nm。UV-A可增强中波紫外线的生物学效应，并可产生光毒和光敏反应，也有光致癌作用，为黑斑区。中紫外区带（中波紫外线，UV-B），波长280~315nm，具有明显的致红斑和致角膜、结膜炎症效应，为红斑区，可导致日光烧伤和其他生物学效应，是紫外光谱中对机体危害最大的组分。远紫外区带（短波紫外线，UV-C），波长100~280nm，有杀菌作用和微弱的致红斑作用，为灭菌波段。阳光中的UV-C由于被空气吸收，一般到不了地面。

太阳紫外线以直射和大气层漫射的方式到达地面，可经雪地、水面、沙滩、冰面等反射而使其作用增强，户外作业人员常遭受紫外线暴露。能引起生物学效应的太阳辐射仅为很短的一段波长，只有长时间太阳曝晒而又无防护时才能造成紫外线损伤。

生物效应 指不同波长紫外线引起的机体反应，包括红斑作用、抗佝偻病作用等。

红斑作用 皮肤受到275~320nm紫外线照射，几乎都会发生红斑反应，出现可辨认的红斑。引起红斑的紫外线剂量称为红斑剂量，不同波长紫外线的红斑剂量不同，红斑作用最强的为294nm，最弱的是320nm，>320nm时无红斑作用。

色素沉着作用 300~435nm的紫外线有色素沉着作用，使皮肤变黑，即黑斑效应。最大色素沉着强度位于355nm，<300nm或>435nm均无色素沉着作用。

抗佝偻病作用 275~310nm的紫外线有抗佝偻病作用，可使皮肤中的7-脱氢胆固醇转化为维生素D_3，人的维生素D_3 90%~95%都是通过阳光照射获取的。最大抗佝偻病作用强度位于282nm，>310nm时无抗佝偻病作用。

杀菌作用 190~300nm紫外线有杀灭浅表细菌的作用。杀菌作用最强的是253nm的紫外线，比395nm的效果强1500倍。不同细菌对不同波长的敏感性不同。细菌受到敏感波长照射后，核蛋白和DNA强烈吸收辐射能，引起DNA链断裂，核酸与蛋白的交联被破坏，导致细菌死亡。对病毒也有同样的作用。在到达地面的紫外线中，具有杀菌作用的紫外线波长位于275~300nm之间，其中275nm作用最大。

致癌作用 240~270nm紫外线可使人类皮肤致癌，其机制是皮肤细胞中的DNA吸收紫外线后，DNA正常功能受到破坏。一般人体细胞具有DNA修复功能，不至于因紫外线照射而患皮肤癌，但患有"着色性干皮病"的人，其紫外线损伤的修复系统有缺陷，不足以完全排出所形成的胸腺嘧啶二聚体，故在接受大量紫外线照射时，有可能致皮肤癌。

免疫抑制 紫外线可损伤皮肤内的免疫系统，导致系统性免疫功能抑制，降低人体抵抗疾病的能力。

光敏效应 是指紫外线和化学物质的联合作用。某些药物和局部外用的化妆品可使皮肤对紫外线过敏，包括光毒反应（皮肤的炎性损伤）。引起光敏反应的药物有霜剂、油膏、口服或注射药物、某些气雾吸入剂等。服用可能引起光敏反应的药物后，应避免接触日光或人工紫外光源。

光化学效应 200~400nm紫外辐射的光子能量正是许多物质化学键能所处的范围，因此，紫外照射的能量足以打开这些物质的化学键而引起还原、聚合、分解、氧化等化学反应。

对机体的危害 过度接触紫外辐射，会对机体产生有害作用，主要损害部位是眼和皮肤。

眼损伤 紫外辐射波长越短，角膜透射率越低，吸收率越高。290nm以下的紫外辐射几乎完全被角膜吸收，辐射能大于角膜损伤阈值可引起角膜光化学损伤。

急性大剂量辐射可引起急性角膜结膜炎，称为电光性眼炎，是最常见的辐射性眼病，为中国的法定职业病。该病最早见于雪地行走者，称雪盲或日光性眼炎，生产中常见于电焊、气焊、切割作业和紫外线消毒等。角膜和结膜对紫外线的耐受力比皮肤低，3/4的皮肤红斑剂量即可引起角膜结膜炎。电光性眼炎在曝光阶段，不引起任何感觉，潜伏期约为6~8小时，但强辐射后可缩短为半小时。潜伏期之后，眼部开始有异物感，症状逐渐加剧，严重者可出现灼痛和刺痛，强烈畏光和流泪等。检查可见眼痉挛、紧闭，结膜充血、水肿，角膜和结膜上皮有弥漫性点状浑浊，甚至片状脱落，严重时瞳孔缩小、房水内有少量渗出物。电光性眼炎的治疗主要依靠组织自身的修复。处理及时正确，2~3天可恢复，也不影响视力。如剧烈疼痛和上皮脱落，则应镇痛和控制感染。慢性职业性接触紫外辐射可引起白内障。

皮肤损伤 皮肤对紫外线的吸收，随波长而异。200nm以下的几乎被角化层吸收；220~330nm之间的，可被深部组织吸收；300nm的可致皮肤烧伤；294nm的紫外线对皮肤作用最强，引起皮肤红斑反应（晒斑）、光毒反应、光老化、皮肤癌等。紫外辐射引起的皮肤急性炎症称电光性皮炎，也是一种职业病。①红斑反应。以充血和烧伤为特征，好发于面、颈和前臂等暴露部位，潜伏期1~6小时，若照射强度大，可缩短至数十分钟。局部呈现边缘鲜明的水肿性红斑，重者可出现水疱或大疱，自觉烧灼或刺痛，可有糜烂、渗出。皮服损害数日后开始消退，而后脱屑、短暂色素沉着。若无合并感染，

脱皮后痊愈。治疗主要用皮肤外用药，以抗炎、镇痛和保护为原则。②光毒反应。光敏物和光能共同作用发生的皮炎。光敏物有光毒性物质和光变应性物质，前者大多属于焦油及其衍生物，后者有水杨酰替苯胺、六氯酚、香料、防晒剂等，还有一些物质既是光毒物又是光变应性物质，如氯丙嗪、荧光素等。引起光毒反应主要是320~400nm的长波紫外线。临床表现为光毒性皮炎、光变应性皮炎或荨麻疹。处置方法主要是停止接触光敏物和引起交叉反应的物质，避开直射光和反射光；皮肤抗炎、镇痛；可用抗组胺类药物，严重时可用激素。③光老化。又称皮肤老化综合征，是长期紫外辐射所致的慢性皮肤损伤，多晒太阳或户外作业者易发病，尤以肤色浅淡者为甚，其中UV-A是导致皮肤光老化的主要因素。慢性日光辐射导致成纤维细胞不再分泌可合成胶原和弹性硬蛋白的微原纤维，胶原纤维大量减少，弹力纤维变性。表现为干燥、粗糙、松弛、起皱、发黄、弹性差、皮纹增深、皮肤增厚等。光老化除少数囊肿、结节可做手术外，没有其他特殊疗法。④导致白种人皮肤癌。发病率随着地理纬度的降低而增加，在美国，纬度每降低3°48′，白种人发病率增加1倍；在澳大利亚，纬度每降低8°~9°，白种人发病率增加1倍。紫外照射的皮肤癌多数是非职业性的，且主要见于年老者。

预防 ①眼损伤预防。主要措施是改善作业条件，注意个体防护及加强宣传教育和管理。电焊作业要机械化、自动化、程序化，要设置防护和隔离屏蔽，必须佩戴专用防护面罩、防护眼镜，接触低强度紫外线的人员应戴符

合要求的防护眼镜。从事电焊作业的人员，必须严格遵守操作规程。②皮肤损伤预防。主要是改善生产工艺，避免作业人员直接暴露紫外线。在紫外线环境下作业要加强个体防护，穿防护服，戴宽檐帽，戴防护手套和防护面具等；可在皮肤暴露部位涂抹遮光剂。③严格限制职业禁忌证者从事紫外线作业。着色性干皮病、血紫质病、光过敏症和白化病等患者，以及对紫外线敏感者，禁止从事紫外线作业；对从业人员进行定期检查，发现紫外线引起的损伤或疾病，应及时治疗或调离岗位。④执行职业性紫外辐射卫生标准。许多国家采用美国工业卫生协会推荐的阈限值，该阈值适用于200~400nm紫外辐射，适用于电弧、荧光、炽热源和太阳的紫外辐射，不适用于紫外激光照射，也不适用于对紫外线敏感者或同时接触光敏物质者。该推荐阈值规定了"眼和皮肤无防护状态时""光化紫外辐射在200~315nm波长时"的暴露阈限值，还规定了"宽带辐射源的有效辐照度的测定"和"光化紫外辐射下的容许暴露时间"等，可有效防止紫外辐射对眼和皮肤的损伤。中国《工作场所有害因素职业接触限值 第2部分：物理因素》（GBZ 2.2-2007）规定了紫外辐射职业接触限值。

应用 紫外辐射频率高、单位光子能量大，有可见光和红外辐射所不具有的独特性。紫外技术在军事活动中应用逐渐发展，主要有紫外侦察、紫外通讯、紫外制导、紫外警告等。

（吴铭权）

jūnshì shèpín fúshè

军事射频辐射（military radiofrequency radiation） 军事活动中的

电磁辐射设备发射或泄漏的射频电磁波辐射。射频电磁波是频率在100kHz～300GHz的电磁辐射波，包括高频电磁波（100kHz～300MHz）和微波（300MHz～300GHz）。其中，高频电磁波又包括长波（100～300kHz）、中波（300kHz～3MHz）、短波（3～30MHz）和超短波（30～300MHz）。超短波又称超高频电磁波。军事射频电磁波主要源于军用通信、导航、雷达探测、电子对抗、电磁武器、电视监控、医疗设备和微波电器等射频发射设备。军事射频辐射卫生主要针对射频辐射的生物效应及其对人体健康的影响，开展监测、危害评估、个体防护和危害控制等方面的工作，保护军人的健康。

生物效应 主要包括热效应、非热效应和累积效应。热效应是射频电磁波作用于生物体上使其温度升高，由此引起的生理和病理的效应。非热效应是在温度无明显上升情况下，射频电磁波改变机体生理生化过程的效应。累积效应是热效应和非热效应作用于人体后，对人体的伤害尚未自我修复之前，再次受到微波辐射，使伤害程度发生累积，成为永久性损伤。射频电磁波的生物效应主要取决于其调制方式（连续、脉冲）、频率、功率和对人体的作用时间等。

对人体健康的影响 主要体现在对神经系统、心血管系统、生殖系统和眼的影响，此外，还对内分泌、消化和血液等系统产生影响。射频辐射的生物效应及健康危害以微波最为明显。微波对人体的危害可分为2类。①急性伤害。包括全身性伤害和局部性伤害，是1～10mW/cm² 以上微

波热效应的结果。大强度微波的热效应对机体有明显的量效关系，会在短时间内导致急性损伤，主要表现为皮肤痛热感、全身不适、头痛、眩晕、心电传导阻滞、阵发性心动过速、精子产生和活动度降低、眼晶状体浑浊、白内障以及热积蓄所致组织损伤等。②慢性全身性伤害。是1mW/cm²以下微波非热效应的结果。低强度微波非热效应的量效关系不明确，但长期作用会引发人体的慢性损伤，引起"慢性综合征"。神经系统对微波辐射较敏感，神经衰弱综合征是反映电磁辐射对人体早期损伤效应的重要敏感指征，主要表现如头痛、头晕、记忆力减退、注意力不集中、抑郁、烦躁、睡眠障碍（失眠、多梦或嗜睡）、乏力、多汗、脱发、自主神经功能紊乱等症状。对心血管系统的影响表现为心悸、心电图异常率增加、窦性心律不齐、多数心动过缓、少数呈现心动过速、血压波动或血压偏低等症状。对生殖系统的影响表现为男子精子质量降低、性欲降低、孕妇发生自然流产和胎儿畸形等。对眼的影响表现为晶状体点状浑浊、颗粒增加、视觉疲劳、眼不适、眼干等症状。对血液和免疫系统的影响表现为血小板偏低、厘米波使白细胞总数升高、毫米波使其减少、抵抗力下降等。此外，耳鸣等也是微波长期影响的典型症状。

监测 测量射频辐射强度是评价其危害程度的重要手段。射频辐射现场监测时，必须明确场源和电磁场的分布。中波、短波和超短波的场源主要是装有高频振荡回路设备的机柜、馈线和天线等部分。一般情况，天线和馈线辐射出的电磁波易对环境造成

电磁污染；此外，由于对电磁波的感应和反射效应，发射源附近的金属物旁也有较强的辐射场。中波、短波和超短波的单杆天线，发射无固定方向，**发射**的电磁波向四周辐射；而具有阵列式偶极振子的天线，发射的电磁波有方向性。微波的场源主要是装有磁控管和调速管的机柜及其缝隙、波导管法兰结合处和雷达天线等处。微波发射天线一般为锅盖状，电磁波传播方向性强，天线可固定发射，也可摆动或旋转发射。微波遇障碍物易反射，可对其周围环境造成污染。监测作业岗位射频辐射场时，应重点对岗位上作业者的头、胸、腹等位置进行测量；在对设备的泄漏场强测量时，可将仪器探头置于设备5cm处测量。还应特别注意对附近金属物体周围的测量。在现场实际测量时，可根据实地情况，合理选点。

接触限值及卫生标准 中国《电磁辐射防护规定》（GB 8702-88）规定，射频辐射职业暴露在每天8小时工作期间内，任意连续6分钟按全身平均的比吸收率（SAR）应小于0.1W/kg；公众照射在1天24小时内，任意连续6分钟按全身平均SAR应小于0.02W/kg。中国《工作场所有害因素职业接触限值 第2部分：物理因素》（GBZ 2.2-2007）规定了连续暴露的工作场所射频辐射的职业接触限值，见表1、表2、表3。

中国人民解放军《电磁辐射暴露限值和测量方法》（GJB 5313-2004）规定了一日连续暴露剂量限值和间断暴露的最高允许限值。

防护措施 保护人员健康、预防射频辐射危害的主要措施就

表1　工作场所超高频辐射职业接触限值

接触时间	连续波		脉冲波	
	功率密度（mW/cm²）	电场强度（V/m）	功率密度（mW/cm²）	电场强度（V/m）
8小时	0.050	14	0.025	10
4小时	0.100	19	0.050	14

表2　工作场所高频电磁场职业接触限值

频率（f，MHz）	电场强度（V/m）	磁场强度（A/m）
0.1≤f≤3.0	50	5
3.0<f≤30	25	—

是加强个体防护和工程控制。个体防护措施主要包括：①作业人员穿戴有金属材料织成的防护服，戴防护帽和防护眼镜。②人员远离辐射源，减少暴露时间，避免或减少射频电磁波的直射。③作业人员定期体检，必要时采取药物和营养干预措施，以预防射频辐射的损伤。工程控制措施主要包括：①采取加罩金属网和设置吸收材料等电磁屏蔽措施，防止设备漏能。普遍应用的电磁屏蔽是利用屏蔽材料的电磁特性，将电磁能量限制在一定的空间内，阻止其扩散，较常用的有电场屏蔽和磁场屏蔽。常用的电场屏蔽材料有紫铜、铝等。磁场屏蔽的原理是利用一些磁导率较高的金属材料，封闭磁力线。常用材料有铁、不锈钢等。屏蔽效率是衡量电磁屏蔽措施的主要指标，为电磁场在屏蔽前后的强度比值。②采

取电磁屏蔽接地线措施。为保证高效率的屏蔽作用，必须使屏蔽体良好接地，将屏蔽体内因感应生成的射频电流迅速导入大地，使其本身不致成为二次辐射源。

（马　强　安改红）

jūnshì shēngwù yīnsù wēihài

军事生物因素危害（military biological hazards）　军事作业过程中接触生物因素导致的机体损伤。常见的生物因素包括细菌、病毒、真菌、寄生虫和生物毒素等。

特点　军事职业生物因素与军事职业理化因素不同，生物危害因素广泛存在于环境中，在适宜的环境里能进行自身繁殖与扩增。通常情况下，如果有充足的营养和水分、适宜的温度和酸碱度，生物危害因素将会以指数级的速度增长，因此，即便是微量的病原微生物都会通过自体繁殖与扩增达到足够的数量而对接触

者产生致病效应。一些生物危害因素能在动物和人类体内寄生、传播；它不但能不断繁殖，还具有遗传、变异的能力以适应环境，如形成抗药性的细菌、病毒，更难防范。有的生物危害因素有时较难检出，增加了接触危险。生物因素的暴露环境、暴露模式特殊，暴露范围大且剂量高、毒力强，易发生群体性生物因素中毒和疾病。合成的生物毒素、生物酶及其他生物活性物质也在增多。可见，生物危害（主要是传染病、过敏性疾病等）是军事作业职业健康的严重威胁。

军事生物因素有传染性，危害范围广，危害时间长，侵入途径多，不易检测发现和防护困难等特点。生物因素绝大多数是活的致病微生物，侵入人体后能在体内繁殖并能通过呼吸道、胃肠道的分泌物污染外界环境，感染易感人群；或通过媒虫叮咬传染给健康人。在一定条件下，能在人与人之间，或家畜与人之间互相传播，如鼠疫杆菌、霍乱弧菌、天花病毒、拉沙病毒等。某些生物因素对外界环境有较强的抵抗

表3　工作场所微波职业接触限值

类型		日剂量（μW·h/cm²）	8小时平均功率密度（μW/cm²）	非8小时平均功率密度（μW/cm²）	短时间接触功率密度（μW/cm²）
全身辐射	连续微波	400	50	400/t	5
	脉冲微波	200	25	200/t	5
肢体辐射	连续或脉冲微波	4000	500	4000/t	5

注：t为受辐射时间，单位为小时

力，如霍乱弧菌在20℃可存活40天以上，Q热柯克斯体在干燥的鸡胚组织中可存活60天以上，天花病毒在阳光处也可存活1个月以上，能形成芽胞的炭疽杆菌和形成孢子的真菌在外界甚至可存活数年至数十年。生物因素可通过呼吸道、消化道、损伤的皮肤和媒介昆虫叮咬，引起感染发病；还可能污染地面、物体表面、水源及食物等引起人员间接感染。生物因素种类繁多，人员感染后有一段潜伏期，潜伏期的长短与生物因素的种类、接触量以及人体的抵抗力有关，短者几个小时，长者10天以上，检测鉴定需要较长时间。生物因素具有多样性且易受各种自然、社会因素的影响，如温度、湿度、日光、降雨、风速、大气稳定及地形等对各种生物因素的存活和扩散都有明显的影响，损伤防护工作复杂、艰巨、技术性较强。

危害种类 按照其致病微生物种类、感染途径和感染来源的不同等分为不同的类型。常见的类型有：①接触各种病原微生物所致各种感染性疾病，如病毒病、细菌性感染、真菌性感染及寄生虫病。②接触各种生物性变应原而出现的过敏性疾病，如接触性皮肤病、哮喘等。③接触各种生物毒素及生物酶而出现的中毒性疾病等。

检测诊断 许多军事作业环境中都能发现致病微生物，需要对作业场所可能存在的致病微生物进行监测和检测，对军事职业暴露的危险进行评价。如果通过评价认为这些微生物可能对接触者造成危害，则应该采取有效的手段进行预防与控制。

必须抓住潜伏期这个有利时机利用快速诊断技术，争取在人员发病前检验出是何种生物因素及其性质，以便有针对性地采取卫生预防措施，避免和减少发病。首先应根据生物因素损伤的症状、传播途径、季节分布及职业特点做出初步判断，同时迅速采集各类样本送验及鉴定，查明生物因素的种类及昆虫、动物的种类；根据临床已经出现的症状做出准确的解释和早期诊断，进行微生物学鉴定，并提出污染区或疫区处理的紧急措施。

防控措施 作业环境生物因素损伤的防控，是防止或减少部队生物因素减员的重要措施。受到生物有害因素的攻击后，尚未鉴定出病原体时即应采取应急处理措施，以防止传染病的发生、传播，或在已经发生传染病的情况下进行预防性治疗以防其暴发或减轻病情和疫情。主要措施包括：严格隔离、消毒，在病原还未查明前，使用广谱高效抗感染药。加强卫生整顿、免疫接种、药物预防等措施。做好医学观察和留验，防止传染病扩散。根据传染病的特点，随时注意掌握病情变化，及时给予对症治疗。

加强防疫机构和传染病医院对生物因素侵害的报告制度，加强疫情报告制度，及时采集标本、检验和扑灭媒介生物，对病人进行隔离与治疗。平时，广泛开展卫生宣传教育，进行预防接种，改善环境卫生和消毒、杀虫、灭鼠等。卫生防护内容主要有：根据作业特点及地区进行生物预防接种，查明生物污染的现场情况，一旦发现生物污染立即组织现场侦察，判断情况，迅速报告，采集标本判定生物污染种类和范围，进行快速诊断与分离鉴定，确定生物毒素的种类。消毒、杀虫、灭鼠、迅速控制传染源，切断传播途径，防止扩散。对污染区人员及接触者进行医学观察，有条件时进行免疫和药物预防。隔离治疗传染病患者，对烈性传染病要封锁疫区。

中国新颁布的"职业病名单"中仅将森林脑炎、炭疽、布鲁菌病列为生物性职业病，但只占名单总病种的2.61%（3/115），且其职业并未包括军人这一特殊职业。军人作为特定职业人群，在国际维和、战地及高危生物环境地区作业危害风险大，如反生物战侦察部队、国际维和部队、特殊环境作业部队等，其暴露的生物因素剂量高、毒力强，易发生特征性、群发性的生物因素中毒和疾病，其生物危害更为广泛，加强对军事职业生物危害因素的防治和研究，已刻不容缓。

（徐传香）

jūnshì bìngyuánwēishēngwù wēihài

军事病原微生物危害 （military microbial hazards）

军事作业中接触病原微生物而导致的感染性疾病。病原微生物包括病毒、细菌、真菌及寄生虫等。

病原微生物分类 2004年中国国务院第69次常务会议通过的《病原微生物实验室生物安全管理条例》第七条根据病原微生物的传染性、感染后对个体或者群体的危害程度，将病原微生物分为四类：第一类病原微生物，是指能引起人类或者动物非常严重疾病的微生物，以及中国尚未发现或者已经宣布消灭的微生物。第二类病原微生物，是指能引起人类或者动物严重疾病，比较容易直接或者间接在人与人、动物与人、动物与动物间传播的微生物。第三类病原微生物，是指能引起人类或者动物疾病，但一般情况下对人、动物或者环境不构成严重危害，传播风险有限，实验室感染后很少引起严重疾病，并且具备有效治疗和预防措施的微生物。第四类病原微生物，是指在通常情况下不会引起人类或者动物疾病的微生物。

常见症状 有发热、皮疹、胃肠道症状等。

发热 是许多生物因素损伤的最常见症状，不同类型生物因素损伤所引起发热的热型、发热病程不尽相同。常见的热型有稽留热、弛张热、间歇热、回归热。热程也不同，可有发病当日突然高热，也有发病后 3~4 天才出现发热，由于疾病恢复期不同，热程可几天或 2~3 周，甚至数月。

皮疹 是许多生物因素损伤的常见症状之一。皮疹常见的形态有斑丘疹、出血疹、疱疹或脓疱疹、荨麻疹。皮疹的形态、出现时间、分布部位及出现的先后顺序的不同是确定何种生物因素损伤诊断和鉴别诊断的重要参考。

胃肠道症状 生物因素损伤可引起不同程度的胃肠道反应，常见恶心、呕吐、食欲下降、腹泻。某些生物因素损伤如霍乱弧菌、埃博拉病毒、马尔堡病毒、志贺毒素、蓖麻毒素等，其主要症状是腹泻。可出现水样便、喷射性呕吐，里急后重，血便，柏油便，急性腹泻可在短时间内丢失大量水分及电解质，引起水、电解质紊乱和代谢性酸中毒，严重时还可造成低血容量性休克，排便频繁及粪便刺激可造成脱肛及肛门周围皮肤糜烂。

神经系统症状 重症高热患者可表现为惊厥、谵妄、抽搐、嗜睡、昏迷、颈强直、运动失调。病毒性生物因素损伤可出现麻痹，表现为自主性功能障碍，如呼吸调节减弱或涎分泌过多，也可表现为瘫痪，多为弛缓性，主要是颈肌瘫痪，占 34.2%，其次为上肢瘫痪，少数病例出现吞咽困难和语言障碍。胡宁病毒致伤约 1/3 患者可出现舌部、眼球和肢体的定向性震颤。存活患者留有神经系统后遗症，如癫痫、痉挛性麻痹、严重痴呆、运动功能减弱、识别缺损和自主神经功能紊乱。

出血 多见于病毒性生物因素损伤，早期可表现为牙龈出血、皮肤出血和鼻出血等。随着病情加重，可出现呕血、便血、血尿，子宫、肺和脑部多处出血。严重者出现休克和弥散性血管内凝血（DIC）。

常见疾病 军事活动中常见的病原微生物危害是消化系统传染病。病原微生物及其产物或寄生虫所引起的急性肠道传染病，即感染性腹泻，是中国人民解放军发病率最高、流行最广泛的疾病之一。部队在执行任务期间腹泻发病率比平时增加，并可造成大量非战斗减员，影响各项战勤任务的顺利完成。1979 年对越自卫反击战中，腹泻发病率占传染病的首位，其中细菌性痢疾发病率为 11.76%，因痢疾入院占传染病入院总数的 52.3%。1997 年中国人民解放军南方某高炮部队野外打靶训练期间腹泻病发病率为 7.32%，而同期该地常年驻军发病率仅为 1%。有关资料还显示 1998 年 8~9 月间中国人民解放军参加长江流域抗洪抢险部队的腹泻发病率也较平时显著增加。

常见腹泻病原体一般包括细菌、病毒，以及寄生虫三大类。50%~70% 的腹泻可检测到病原体。常见病原体主要有大肠埃希菌、志贺菌、空肠弯曲菌、气单胞菌属、沙门菌、霍乱弧菌、轮状病毒和诺如病毒等。不同地区或不同季节病原体有所不同，在夏季多雨季节，常见的病原体有大肠埃希菌、沙门菌、志贺菌等，干旱的冬季以空肠弯曲菌较多。气单胞菌属在泰国较常见，霍乱弧菌在亚洲的某些口岸地区较易致病。

军事作业人员如出现病原微生物危害的典型症状，需要对可疑现场和可疑致病微生物进行检测。一般情况下，细菌感染时白细胞数升高，如鼠疫、霍乱、炭疽等尤其明显，但布鲁菌病白细胞数降低；病毒感染时白细胞数降低，如登革热、黄热病、委内瑞拉马脑炎都十分明显，而东方马脑炎白细胞数则显著升高；真菌感染时，组织胞浆菌病白细胞数显著降低。生物伤害在经过生物学侦察、流行病学调查及病例的检查，仍不能为传染病提供可靠线索时，就要进行有针对性的微生物学诊断，其重点是检出病菌或抗原或用特殊培养法培养病原体。

处理措施 一般就地隔离治疗，不要后送。特殊情况下需要后送时应在严密防护条件下专人专车后送。及时明确诊断病原体。发现烈性传染病要建立严格隔离、消毒制度。加强卫生整顿、免疫接种、药物预防等措施。做好医学观察和留验，防止传染病扩散。在病原还未查明前，应考虑使用广谱高效抗感染药。病原体查明后，按传染病常规治疗。在潜伏期内给予抗感染药物，防止发病或减轻症状。进行检疫，及时报告疫情，处理污染区及疫区。根据情况，请示军政首长做出决定封锁污染区和疫区，并对其进行卫生整顿和必要的卫生处理，进行消毒、杀虫、灭鼠。做好检疫工作，及时处理污染区及疫区。

凡遭生物恐怖剂污染的地区称为污染区，凡是发生烈性传染病流行的地区为疫区。实施检疫应根据污染区或疫区的具体情况，生物种类及传播方式等分别采用封锁、限制出入、隔离治疗，隔离留验、终末消毒或扑灭及解除封锁等不同措施。发热的患者和生物因素引起的传染病患者必须卧床休息，尽可能每天洗澡，以避免皮肤感染；发热给予镇静剂（或退热剂加小剂量的镇静剂）处理。饮食富营养，多饮水，注意心脏循环情况及肝肾损害，某些病例需胃肠外输注，长期发热时给高热量饮食。调节排便，必要时灌肠或给轻泻剂。根据传染病的特点，随时注意掌握病情变化，及时给予对症治疗，包括急性心力衰竭、中毒性休克、急性肺水肿、电解质紊乱的处理，各种维生素的补充，以及吸痰给氧、镇静、镇痛等各种对症治疗。

防控 迅速查明生物因素损伤的性质和范围；采集各类样本送验及鉴定，查明致病生物因素的种类及传播的昆虫、动物种类，尽早做出正确判断；对病人及其接触的居住地点及活动范围立即采取封锁、隔离，并对疫区内病人接触者进行医学观察和留验；组织消毒、杀虫、灭鼠等消灭传染源、切断传播途径，消除生物因素污染、防止传染病发生、控制传染病流行。同时，组织人员做好对生物因素损伤的防护工作，主要防护措施有机械防护、药物防护和免疫防护。

机械防护 感染区人员利用防毒口罩、防疫服、防毒眼镜、长筒靴袜、防虫帽、手套等进行防护。其方法简便易行，效果较好，可利用就便器材，不会对环境造成污染。

药物预防 对某些局部性的生物因素损伤及易感人群投服药物，以预防或减少该种疾病的发生和传染，在感染前或感染后的潜伏期内，给易感人群服用抗菌药物，以防止或减少发病或减轻症状。是生物因素损伤的一项急性预防措施。

免疫防护 接种某些生物因素的疫苗、菌苗、类毒素等，刺激机体产生相应的特异性抗体，提高机体的免疫水平，达到防止机体发生传染病的目的。是生物因素损伤的一项特异性预防措施。

（徐传香）

jūnshì shēngwù dúsù wēihài

军事生物毒素危害 （military bio-toxin hazard）

军事作业中接触生物毒素导致的中毒和疾病。

对生物毒素的认识过程 人类对生物毒素的最早体验源于自身的食物中毒。黄曲霉毒素、杂色曲霉毒素等对谷类的污染，玉米、花生作物中的真菌毒素等都已经证明是地区性肝癌、胃癌、食管癌的主要诱导物质；现代研究还发现自然界中存在多种与细胞癌变有关的具有强促癌作用的毒素，如海兔毒素等。由于生物毒素的多样性和复杂性，许多生物毒素还没有被发现或被认识。因此，生物毒素中毒的救治与公害防治仍然是世界性的难题。

各种低分子量毒素、低分子肽毒素、蛋白质毒素、天然有毒物质可作为生物源化学战剂。1990年3月，美军召开了秘密级的生物源化学战剂会议，研讨了当前生物源化学战剂的威胁，毒素和天然有毒物的生产、侦检和消毒化学生物战的作战部署。美国已将许多生物学毒素的研究项目与化学战计划融为一体。20世纪40年代，可供考虑作为战剂的

毒素仅2种，到了80年代已增至19种，其中考虑武器化的有：A型肉毒杆菌毒素、B型葡萄球菌肠毒素、石房蛤毒素、蓖麻毒素。

生物毒素种类 生物毒素又称天然毒素，是指来源于生物、不可自复制的有毒化学物质，包括动物、植物、微生物产生的对其他生物物种有毒害作用的各种化学物质。生物毒素种类繁多，几乎包括所有类型的化合物，其生物活性复杂，几乎对人体的各种生理功能都能产生影响，是一类与人类生存和进步有密切关系的物质。生物毒素按其来源可分为植物毒素、动物毒素、海洋毒素、微生物毒素等。世界上有毒植物估计在2000种左右，中国有毒植物有943种（包括蕨类植物和种子植物），外加毒蕈83种。蓖麻毒素、相思子毒素和莉莲根毒素可能是植物中毒性最强的成分。能产生毒素的动物甚多，陆生动物常见的有毒蛇、蟾蜍、毒蛙和多种节肢动物，如蜂类、蝎子、蜘蛛、蜈蚣、蚂蚁等。海洋毒素中，毒性极大的主要有聚醚类和肽类毒素，如西加毒素、芋螺毒素和海葵毒素等，这些毒素分别对神经系统、消化系统、心血管系统和细胞膜发挥较高的选择作用。微生物毒素主要有霉菌毒素和细菌毒素。霉菌毒素主要在食品和饲料，对人畜危害极大，目前已分离出百种以上的毒素。除能引致肝癌的黄曲霉毒素类外，还有许多能损害肝、肾、神经系统和生殖系统的毒素。更引人注意的是来自镰刀菌以T2毒素为代表的单端孢霉烯族毒素，其不但污染谷物、对人畜的造血系统和免疫系统有强大抑制作用和细胞毒性，而且还被一些国家用作生物武器。细菌毒素病原菌产生的

外毒素都是毒性蛋白质。

生物毒素军事危害特点 生物毒素是一类在军事医学领域有重要应用价值的生物源化学物质。许多生物毒素由于具有极高的毒性，已成为重要的潜在性生物战剂，受到世界各国军事学家的关注。由细菌产生的蛋白质毒素毒性特别强且能大规模生产，被作为潜在的战剂进行研究。有资料显示，肉毒杆菌毒素可作为致死性战剂使用，而另外一些毒素如葡萄球菌肠毒素又可作为非致死失能性战剂使用。

肉毒杆菌毒素是由梭状芽胞肉毒杆菌产生的蛋白质神经毒素，堪称目前世界上毒性最强的物质，甚至比氰化物的毒性还要强10 000倍，是沙林毒气毒性的 10 万倍。肉毒杆菌的芽胞耐热性极强，在开水中可以存活 5~22 小时。在缺氧或无氧状态下，如在加工消毒不良的罐装肉类、海鲜及素菜食品罐头里，严重污染不清洁的伤口里，肉毒杆菌都会大量繁殖增生，同时产生肉毒杆菌毒素。感染毒素的重症患者，经常因为并发吸入性肺炎和心力衰竭于 2~3 天内死亡。病死率曾高达 40%~60%。目前，美国感染肉毒杆菌毒素病例病死率已降至 6%。虽然已经有了肉毒类毒素疫苗，但是并没有在人群中进行普遍接种。在军事领域中，若在空中大面积播撒肉毒气溶胶进行攻击，将对军人健康造成严重危害。微量的毒素侵入有机体后就可引起生理功能的破坏，致使人中毒或死亡。自然条件下的肉毒杆菌毒素经口食就可引起中毒；需特别注意，某些经过培养的毒素不但可以通过食入，甚至还可通过呼吸而引起中毒。A 型肉毒杆菌毒素通常经食物传播，口服致死

剂量约为 0.002 毫克，而由呼吸道吸入的致死剂量只需要0.0003毫克，在军事领域成为一种恐怖的生物武器。

葡萄球菌肠毒素是由金黄色葡萄球菌产生的蛋白质毒素，引起葡萄球菌食物中毒。肠毒素根据抗原性分为 A-E、G-I 8 个血清型。肠毒素是蛋白质，溶于水，相对分子质量约为 30 000，耐热（目前有一种大肠埃希菌不耐热肠毒素新兴突变体），食品中的毒素不因加工而灭活；对蛋白酶有耐性，故在消化道中不易被破坏。毒素可引起呕吐，是毒素作用于肠道神经受体后，刺激呕吐中枢所致。葡萄球菌肠毒素气雾剂吸入后造成多器官损伤，严重者可导致休克或死亡。葡萄球菌肠毒素属于超抗原，有类似丝裂原的作用，其刺激淋巴细胞增殖的能力比植物凝集素更强。肠毒素超抗原不经过抗原递呈细胞的处理，能非特异性激活 T 细胞增殖并释放过量细胞因子致病。是引起食物中毒的常见毒素，避免这种毒素中毒是防御生物战的需求。

军事生物毒素武器的特点是：①毒性超群。其致死性比最毒的神经性毒剂高数百倍至万倍，无防护人员吸入或吸收微量即可死亡或失去战斗力，可使具有良好战斗防护装备的部队战斗力降低15%~20%。②不同作用机制使其难侦、难治。其不抑制酶系统，而是直接作用于特殊细胞的受体，用已知的侦检方法难以识别。③不同于生物武器。毒素武器虽和生物武器同属生物源战剂，来源于生物，但有质的区别，前者是生物产生的化学物质，后者是活的、具有传染性的生物。

生物毒素防护 随着科学技术的发展，士兵在战场上面临生

物毒素武器威胁的可能性在不断增大，加强生物毒素防护研究刻不容缓。首先应关注毒素侦检报警系统研究，做到系列化监测、远程遥测、即时报警、自动报告。这样在生物毒素武器袭击时就能够采取有效防护措施，最大限度减少人员损伤。由于绝大多数毒素战剂属非挥发性、不经皮肤作用，而只经空气溶胶吸入作用，使用密闭性、滤过性好的防护面罩是有效的防护措施。特异性疫苗、抗体也是军事医学防护重点。

（徐传香）

jūnduì zhíyèbìng

军队职业病（military occupational diseases） 军人从事各种军事作业过程中接触有害因素引起的损伤和疾病。有害因素包括作业因素和环境因素等。作业因素是为完成某种任务必须采取的固定体位、重复性操作及负重等因素。环境因素包括物理、化学、生物、军事烟雾等各种有害因素。但职业损伤不同于意外损伤，意外损伤是某种突发的事件或灾祸所引起的损伤。对于职业危害，国际上基本认定为职业损伤和职业病，或统称为职业病。

军人的职业大多是危险的，大部分军事作业环境严酷、恶劣，在战争状态下，严酷恶劣的作业环境还具有不可预测的可变性，但军人又必须严格履行军人的职责，完成指定的军事任务，时刻面临影响军人健康、损伤、疾病，甚至死亡的严重风险。美军直接从事战争、工程、建设等的人员占军人总数的 82%，从事管理、监督各种军事活动的领导占 18%。但由于现代战争模式的转变，从事管理、监督各种军事活动的人员同样面临不同程度的职业风险。因此，军队职业危害因素的确立，

职业损伤和职业病种的确定，诊断、治疗、康复和管理的技术，一直是发达国家军队非常重视的研究内容之一，因为这些问题涉及军队的稳定、军队的作战能力、军人及其家人利益等根本性问题。中国人民解放军对职业危害研究起步不晚，但系统研究不够，军队职业危害较突出，借鉴国际和发达国家军队的理念和经验，确定军事作业职业病病种及相关控制管理措施有实际意义。

中国的职业病目录是 2013 年颁布的，分为 10 类 132 种职业病，涵盖了大部分常见职业危害因素所致疾病，对保护广大职业人群的权益起到了重要的作用。但与发达国家相比，职业病的确定理念仍存在较大差距。主要问题是，不能适应社会生产模式转变和发展的需要，对特殊作业所致的职业损伤关注不够，职业病种的确定和发布缺乏前瞻性，强调了规定性，忽视了动态性、实用性和科学性。

中国人民解放军的职业危害程度仍缺乏系统的职业流行病学调查资料。军事作业特殊，除存在国家职业病目录包括的职业病种外，还存在特殊的危害因素和职业病。主要包括：军用化学毒剂和军事烟雾中毒；军事作业环境物理因素所致的疾病；军事作业因素所致的疾病；军事作业环境生物因素、毒素等所致的疾病；军事作业和军事作业环境因素所致的神经精神障碍等。

（张　娜）

jūnduì zhíyè wèishēng fǎguī tǐxì

军队职业卫生法规体系（military hygiene law and regulation）

法律、法规、标准、规范等构成用于军队劳动卫生与职业病防控管理的系统。是国家职业卫生法规体系的组成部分，是军队职业卫生工作者行使权利和义务的重要依据和准则，用来调整军队、具体单位和军人从业者三者之间的行政法律关系，对维护军人健康，确保职业卫生工作有序进行，提高部队战斗力有重要意义。

发展历程　职业安全卫生立法起源于 18 世纪工业革命后。1700 年意大利出版的《论手工业者疾病》，被认为是职业病的经典著作。18~19 世纪，欧洲第一次和第二次工业革命时期，劳动条件恶劣，职业病和传染病流行，工伤事故经常发生，职业危害受到了社会广泛关注，因而开始改善劳动条件，建立法规，进行职业病防治研究，其中英国 1802 年颁布的《学徒健康法与道德法》被认为是现代劳动法律制度诞生的标志。随后英国于 1833 年颁布了世界上第一个《工厂法》，该法对工人的劳动安全、卫生、福利做了规定，成为职业安全卫生立法的先驱。1877 年日本首先制定了《制造厂管理规程》，1914 年颁布了《工厂法》。到了 20 世纪，化学中毒和职业肿瘤逐渐出现，相应的职业卫生立法也得到了较快发展。1906 年，英国实施了《工人赔偿法》，将 6 种职业病纳入工伤赔偿范围，开创了将职业安全和职业卫生纳入一体化管理的历史。1970 年，美国颁布了世界第一部《职业安全卫生法》；1972 年，日本颁布了《工业安全卫生法》；1973 年，法国颁布了相关法律；1974 年，英国颁布了《劳动安全卫生法》；1990 年，韩国颁布了《工业安全健康法》。这些法律保证了各国职业卫生工作的顺利开展，对劳动者和用人单位的权利与义务都做了较为明确的规定。现在全世界约有 70 多个国家和地区制定了有关职业卫生的法规。

旧中国的职业卫生工作一直未得到应有重视，中华人民共和国成立后才逐步走上正轨。1956 年，国务院颁布了《工厂安全卫生规程》《建筑安装工程安全技术规程》和《工人职员伤亡事故报告规程》，形成了中国劳动保护的基本制度。1957 年卫生部制定了《职业病范围和职业病患者处理办法》，1987 年国务院颁布了《尘肺病防治条例》，1989 年颁布了《放射性同位素与射线装置放射防护条例》，1995 年 1 月 1 日《中华人民共和国劳动法》实施，确立了"劳动安全卫生"的政府职能。2002 年颁布了《工业企业设计卫生标准》和《工作场所有害因素职业接触限值》，2003 年颁布了《工作场所职业病危害警示标识》。尤其是 2002 年 5 月 1 日实施的、2012 年修订的《中华人民共和国职业病防治法》及其配套的《职业病目录》《职业健康监护管理办法》《职业病诊断与鉴定管理办法》《职业健康监护技术规范》及近百项职业病诊断标准的出台，标志着中国的职业卫生工作走上了法制化、规范化管理的轨道。

主要内容　中国人民解放军的职业卫生工作是国家职业卫生工作的一个组成部分，军队的职业卫生法规，一方面参照采用国家职业卫生相关的法规；另一方面，由于军队需要在特殊的环境中从事一些特殊作业，有些暴露因素是地方没有的，或暴露强度和时间远大于地方的，故需要建立符合军队特色的职业卫生法规体系。中国人民解放军卫生法规、条例有几百项，分为卫生法律、卫生法规、卫生标准等。

《中国人民解放军卫生条例》是军队卫生工作的母法，是系统规范全军卫生工作的综合性法规，它详细规范了军队各级卫生领导机关的职责和各级卫生专业工作的基本任务、工作关系和组织实施办法等。《中国人民解放军职业病防治法》正在制定过程中，该法的制定将充分考虑军队特殊作业所暴露的危害因素。军队和地方作业都有的职业危害因素，且地方已有法规标准的，就等效采用地方的；军队和地方作业都有的职业危害因素，但军队暴露有特殊性的，且没有列入中国《职业病危害因素分类目录》和法定职业病目录的，由军队制定；军队特有而地方没有的职业危害因素或职业损伤，由军队制定。

随着国家建设的发展，军队加强了法制建设，不仅加强卫生立法，而且制定了许多与卫生法规配套的标准。军队职业卫生相关标准是军队职业卫生法规体系的重要组成部分。法规与标准密切相关，法规的实施离不开标准，执法是标准得以贯彻的有力保证。中国人民解放军的军用标准分为国家军用标准和部门军用标准，没有强制性和推荐性之分，一经颁布，必须遵照执行。与军队职业卫生相关的标准，主要集中在军队医药卫生标准中的军队卫生标准大类，军队卫生标准有一百多项，主要集中在方法标准、安全标准、卫生标准等，包括军事劳动卫生标准、军事人员选拔与健康促进标准、各种军事环境危害因素的安全限值与测量规范标准、武器装备通用规范、密闭舱室医学要求等。

应用 各级行政部门依照相关的职业卫生法规，按照职能法定的原则行使职权，通过行政管理、法律监督管理、经常性职业卫生监督和卫生宣传教育等方式，维护职业卫生秩序，保护作业官兵安全与健康，保护患者权益，规范卫生行政行为等。按照职业卫生法规的规定，调整相关部门的关系，规范相关部门的责任，做好职业危害防控工作。在预防前期，对各种在建项目进行职业危害预评价，采取预防职业危害的工程措施，消除职业危害因素，使作业环境符合职业卫生要求，建立职业危害项目申报制度。在作业过程中，加强职业卫生管理，对作业环境的职业危害因素进行监测、检测和评价，告知职业危害；对作业官兵加强职业培训，进行监控监护。出现职业危害（包括职业病和职业损伤）后及时报告和调查，进行职业危害的诊断和鉴定，保障职业危害官兵的权益。

注意事项 随着中国职业危害防控形势、健康要求和经济形势的不断变化，一些颁布实施较早的法规标准应予修订，缺乏法规、标准等的应尽早制定。职业危害的防控要以预防为主，防治结合。组织作业的单位和参与作业的个人都应明确自己的权利和义务。

(吴铭权)

jūnshì zhíyè wèishēng guǎnlǐ

军事职业卫生管理 (military occupational hygiene supervision)

依据国家和军队法律、法规和标准体系，对部队职业卫生开展管理的工作。是军事后勤管理的重要组成部分，对维护军人健康，发挥战斗力具有重要作用。

主要内容：①军事职业卫生法规管理。建立军队卫生法规、标准体系框架，研究制定军队卫生立法和计划，并颁发相关单位依照执行。组织部队学法、知法、用法，依法实施军队卫生管理。对部队实施卫生法规情况进行监督，依法查处违规、违法事件。②军事职业卫生计划管理。制定军事职业卫生工作发展规划、计划。搜集、整理有关军事职业卫生信息，及时反馈。检查规划、计划实施情况，并督促落实。③军事职业卫生行政管理。组织制定和执行军事职业卫生工作方针、政策，以及专业技术标准、规章制度，根据各级军事职业卫生管理部门职责，组织实施卫生防疫、卫生防护、医疗事故鉴定等专业工作的业务管理。

应用：主要应用于中国人民解放军各级机关和基层部队，以及不同军兵种作业人员职业损伤防护、军队特殊职业病鉴定等实践活动，对其提供法律、技术支持，维护军人合法权益。军队职业卫生管理机构针对军事作业人员的职业损伤防护、军队特殊职业病鉴定等行使卫生管理职责时，应同时遵守国家相关法律、法规和标准。

(王天辉)

jūnduì yǐnshuǐ wèishēng

军队饮水卫生 (drinking water hygiene for army)

研究饮水对军人身体健康和战斗力影响及控制措施的学科。主要内容包括：阐明饮水对军人身体健康和战斗力影响的发生及发展规律，制定军队饮水卫生标准，研究平战时饮水卫生监督、检测方法及水质改善措施等，预防介水传播疾病、保障军人身体健康和战斗力。军队饮水卫生是军队卫生学的重要分支学科。

简史 军队饮水卫生的实践历史悠久。据《周礼·夏官》记载，夏代设有开凿军井和管理井水的官员。清代军队设有管理军队成员居住、饮食、行军和战地卫生的军医官。民国时期，军队规定军队卫生的任务是改善军中生活环境（含饮水卫生），预防疾病。中国人民解放军建军初期即成立卫生运动委员会及卫生小组，要求搞好环境卫生、饮水饮食卫生等。抗日战争和解放战争时期，开展环境卫生（含饮水卫生）、行军卫生、营养卫生等工作。中华人民共和国建立后，相继建立军队卫生的科研、教学机构，其中饮水卫生是主要内容之一。国际上也很早就开展了军队饮水卫生工作。公元1世纪，古罗马军队就有营地清洁整顿，保证饮水质量良好的指示。16世纪末，出现了对营房、给水及部队营养实行卫生监督的军医。19世纪初，法国颁布军队卫生防疫教范，规定有关军队成员营养和给水卫生，预防坏血病等卫生措施。19世纪下半叶，欧洲许多国家相继提出军队给水、营养、军服及行军负荷量等卫生要求和标准。进入20世纪，世界各国军队饮水卫生工作进入崭新的实验研究发展阶段，尤其是美军最具代表性，他们将各种新技术、新材料用于军队饮水卫生研究领域，研制出系列水质检验、水质净化和消毒、海水淡化等装备和产品，为美军在世界范围内执行战斗任务提供保障。

研究内容 包括平时军队饮水卫生和战时军队饮水卫生。内容包括军人平战时饮水量的确定；阐明饮水与军人健康、饮水与疾病的关系，包括水中化学污染物（有机污染物、无机污染物）对机体健康的影响、规律及机制等，水中生物污染物（致病菌、病毒、原虫和生物毒素）对军人健康影响及致病规律；研究战时或野外作训条件下，水质快速检验技术

和装备，包括水质理化指标、微生物指标和战剂等的现场快速检测技术和装备；研究战时或野外作训条件下，水质净化和饮水消毒方法、药剂和装备，包括常规水净化技术、微污染水净化技术、劣质水处理技术、污水再生利用技术；饮水消毒方法、饮水消毒效果评价技术、消毒剂灭活微生物机制；特殊条件下（沙漠、海岛、舰艇及核、化、生战争条件下等）军队给水技术和设备研发；研究制定（修订）军队战时饮水卫生标准等。

研究方法 与军队卫生学基本一致。同时，又与给水科学关系密切，在研究部队给水系统、水质评价及水源防护等方面必然涉及给水工程以及水文地质等学科，因此，研究方法与环境工程学也有关联。尽管军队饮水卫生研究方法多样，但总体包括调查研究和实验研究两个方面。

随着科学技术的发展、武器装备的现代化、军事作战理论与样式的变化，未来战争对饮水卫生与安全有着更高的要求。如何利用新理论、新技术、新材料和新工艺解决部队平战时饮水安全问题是今后军队饮水卫生研究工作的重点。

（李君文）

jūnrén yǐnshuǐ wèishēng

军人饮水卫生（soldier drinking water hygiene） 保障军人在平战时获得符合相关标准要求的饮用水的工作。

饮水卫生不仅关系到军人健康，且关乎军人的战斗力。如果饮用受到污染的水，则可导致疾病的发生，不仅影响军人身体健康，还会直接影响战斗力。水污染是指水体（包括饮水）受到各种污染物的污染，如生物性污染、

化学性污染和物理性污染等，其中肠道病原体等生物性污染最常见，而且危害大。随着工农业的发展及生活水平的提高，大量的工农业废水和生活污水排入水体，造成严重污染。战时或野外作训条件下，一般要就近、就地取水，且以地表水为主，因此，污染严重的地表水如果处理不当，将会直接危害军人身体健康、影响战斗力。历史上多次发生过由于饮水受到污染而影响战斗力，甚至导致战争失利的战例。

饮水量对保证军人健康和维持战斗力同样重要。饮水量不足不仅损害军人健康，而且还直接影响战斗力，见战时军人饮用水需要量。因此，各国军队都非常重视军人饮水卫生工作。

（李君文）

zhànshí jūnrén yǐnyòngshuǐ xūyàoliàng

战时军人饮用水需要量（soldier water consumption in wartime） 战争条件下军人的日最低饮用水量。

基本内容：水是人体的重要组成部分，水的生理功能主要是作为良好的溶剂促进体内物质代谢以及调节体温等。若不能供应足够量的水，可能发生虚脱，严重影响军人战斗力。人体内水的来源有三方面：饮水、通过食物摄取的水及体内代谢产生的水，其中饮水是主要来源。在战时或野外条件下，水源的选择，水质检验、净化、消毒和防护都受到一定限制。然而，军队作为一个特殊群体，不仅劳动强度大，而且作战或军训环境恶劣，为保障军人身体健康和维持战斗力，必须为军人提供足量、安全的饮用水。中国人民解放军《军队战时饮用水卫生标准》（GJB 651）规定体重60kg的健康人（不包括敏

感者）每人每天饮用水量 5L（但饮用水被军用毒剂染毒情况下，即使经过处理，每人每天饮用水量也不超过 2L，饮用期限为 3 天）。这一限量值为战时饮用水最低要求。如军队在炎热地区或沙漠地区行军、作战或从事军事作业，需饮用水量可达 10L 以上。这一标准的制定主要根据战时环境、劳动强度和军队的实际调查。世界多国军队制定了相应的标准，如日本陆军战时需水量为 8~12L，最低 2~4L；苏联军队野战需水量充足时 10L，战时 6L，供水困难的战斗条件下 3L；美、英、加、澳四国协议标准为 5L。

应用：制定战时军人饮用水需要量是保障战争条件下军人健康和战斗力的必要前提。战时饮水的种类包括瓶装或桶装水、消毒的地下水（井水、泉水）、净化消毒后的地表水以及淡化的海水或苦咸水等。也包括通过食物或水果等补充的水分，但量很有限。

（李君文）

zhànshí jièshuǐ chuánbō shēngwùxìng jíbìng

战时介水传播生物性疾病

（water-borne biological disease in wartime） 战争或野外作训条件下，饮用被病原生物污染水所致疾病。包括介水传播的细菌性疾病、病毒性疾病和寄生虫性疾病等。

基本内容：战争条件下人体处于应激状态，抵抗力低，同时饮水容易受到各种病原生物污染。如果检验不及时或消毒不彻底，军人饮用受到病原生物污染的水很容易发生介水传播疾病而影响身体健康和战斗力。①细菌性疾病。主要有霍乱、伤寒、细菌性痢疾，称为三大水媒传染病，分别由霍乱弧菌、伤寒沙门菌及志贺菌引起；此外，还有钩端螺旋体病、感染性腹泻、布鲁菌病等，分别由钩端螺旋体、致病性大肠埃希菌、副溶血性弧菌及布鲁菌等引起。20 世纪 70 年代以来，又发现几种新的介水传播致病菌及其引起的疾病，如引起 1992 年印度及孟加拉霍乱大流行的 O139 群霍乱弧菌，其后报道已在世界许多国家和地区发现了由 O139 霍乱弧菌引起的霍乱流行；大肠埃希菌 O157：H7 在 1982 年曾引起美国出血性腹泻的暴发流行，是威胁欧、美及亚洲一些国家和地区的常见致病菌；1976 年发现军团菌可引起肺炎以来，已发现军团菌 34 种，53 个血清型；还有引起人类腹泻的空肠弯曲菌、小肠结肠炎耶尔森菌及某些河弧菌等。②病毒性疾病。肠道病毒引起疾病最常见。脊髓灰质炎病毒、柯萨奇病毒、埃可病毒及新型肠道病毒（包括 68 型、69 型、70 型和 71 型等多种血清型）等可引起人类的多种疾病及复杂的临床症状；轮状病毒、诺如病毒、呼肠病毒、星状病毒、胃肠炎病毒及人类肠道腺病毒等主要引起腹泻。此外，还有可引起人类肝炎的甲型肝炎病毒及戊型肝炎病毒。由于这些致病病毒的监测困难，对消毒剂的抵抗力强，所以比水中的致病菌危害更大。美军报道了多起由诺如病毒引起的军人集体腹泻事件。③寄生虫性疾病。水中常见的寄生虫包括原虫和蠕虫。前者主要有阿米巴原虫、贾第鞭毛虫、纤毛虫及球虫等，主要引起阿米巴病、腹泻等疾病；水中的隐孢子虫也可引起腹泻的暴发与流行。蠕虫主要包括血吸虫、肺吸虫、肝吸虫、姜片虫和蛔虫等，可引起相应的疾病。

应用：战争条件下很容易发生介水传播生物性疾病的暴发流行，影响军人身体健康和战斗力。因此，必须做好战时饮用水检测、净化、消毒和监督管理工作。

（李君文）

zhànshí shuǐzhōng huàxué wūrǎn sǔnshāng

战时水中化学污染损伤（disease caused by chemical pollution in wartime） 战争或野外作训条件下有毒有害化学污染物通过饮水进入体内而引起的损伤或中毒。常见的化学污染物包括重金属（汞、镉、铅、砷、铬等）、无机化学物质（氰化物、亚硝酸盐等）和有机化学物质（酚类、多环芳烃类、农药等）。饮用含化学污染物的水可导致急、慢性中毒或远期健康效应。

基本内容：战争条件下，各类爆炸物的使用导致化工厂、炼油厂、制药厂、农药厂等受到破坏，大量有毒有害化学物质（包括药物中间体）进入水体而导致污染，科索沃战争和伊拉克战争都导致了严重的水污染。战时可能使用化学武器也可导致水体污染。战争条件下水质检验和处理都受到限制，如饮用没有经过有效净化处理的被污染水，可导致急性或慢性中毒，影响部队的战斗力和生存力。部队平战时有可能受到敌特分子的恐怖袭击。水源和饮用水可能是恐怖分子的首选目标，常用手段是往水中投放化学毒物。一旦发生恐怖袭击并造成人员发病，不仅影响部队的战斗力，还会造成恐慌。军队必须重视战时饮水化学污染及损伤的防护问题。

应用：战争条件下很容易发生水中化学污染物引起的损伤。污染物的性质不同，产生的危害也不尽相同。短时间摄入大量有毒有害物质（如汞、镉、铅、砷、铬、氰化物、亚硝酸盐、酚类、农药等)可产生急性中毒,甚至死亡;长期摄入低剂量的有毒有害物质(如汞、镉、铅、砷、亚硝酸盐、酚类等)可产生慢性中毒,甚至癌症。为有效控制战时介水引起的化学污染损伤,必须加强水质检测与监测,一旦发现水源被污染应放弃使用,条件限制必需使用的,应做好水质净化处理,检测合格后才能饮用。

(李君文)

jūnduì zhànshí yǐnyòngshuǐ wèishēng biāozhǔn

军队战时饮用水卫生标准

(sanitary standard of drinking water for army in wartime) 规定军队在战时或野外作训条件下饮用水中物理、化学和生物指标的允许限值。战时的水源选择与防护、水质检验、水质净化和消毒等均受到限制,为保证部队的饮用水安全,需要对饮用水中各类卫生学指标制定限值。

发展历程 战时饮用水卫生标准是保障军人战时饮水安全、保证身体健康、维持战斗力的重要手段,各国尤其是发达国家都很重视军队战时饮用水卫生标准制定。美军战时水质标准既包含相关国家(组织)间制定的标准,也有自己的标准,如由北大西洋公约组织制定的标准(STANAG 2136),美、欧、澳、加、新等国家和地区武装部队制定的标准(QSTAG245),美军战时水供给标准(FM 10-52,《Water Supply in Theaters of Operations》)和美军三军饮水标准(US Tri Services)。美国作为成员国之一,同意接受这些标准并在战时提供符合这些标准的饮水。苏联和日本军队也有自己的军队战时饮用水标准。中国人民解放军《军队战时饮用水卫生标准》(GJB 651)于1989年6月颁布执行,2009年中国人民解放军总后勤部卫生部又组织全军对其进行了修订。

主要内容 尽管各国制定的战时饮用水卫生标准具体内容不尽相同,但都包括物理学指标、化学指标、微生物学指标和战剂指标。2009年修订的中国人民解放军《军队战时饮用水卫生标准》将水质指标分为常规指标和非常规指标。修订后的标准不仅反映了科学技术发展水平,也有中国军队的特色。常规指标包括:微生物指标,即菌落总数、总大肠菌群和大肠埃希菌3项指标;毒理学指标,即砷、镉、铬、铅、汞、氰化物和氟化物等;感官性状指标,即色度、浑浊度、臭和味、肉眼可见物等;一般化学指标,即pH、氯化物、硫酸盐、总硬度、氨氮等;农药与军用毒剂指标,即有机磷农药、沙林、梭曼、维埃克斯、芥子气、路易氏剂、毕兹;放射性指标,即放射性物质,指核武器爆炸产生的放射性落下灰;消毒剂指标,即含氯消毒剂(余氯)。非常规指标包括:微囊藻毒素-LR、硼、铁、锰、臭氧和二氧化氯。

注意事项 《军队战时饮用水卫生标准》(GJB 651)与中华人民共和国《生活饮用水卫生标准》(GB 5749)有一定差别。国家《生活饮用水卫生标准》保护的对象包括老、弱、病、残、孕产妇、婴幼儿等敏感人群,饮水期限为终身饮用。而《军队战时饮用水卫生标准》保护的对象主要是健康成人,饮水期一般不会很长。所以,《军队战时饮用水卫生标准》不论在水质指标的数量还是限量值与国家标准都有明显区别,如国家标准的水质指标共

106项,而《军队战时饮用水卫生标准》只有34项,而且后者各项水质指标的限量值多有所放宽。《军队战时饮用水卫生标准》规定饮水期限分为7天以内和90天以内两个期限。7天以内系指应急情况,如遭受核、化学、生物武器的袭击,天灾以及在缺水地区供水极端困难等偶然意外或不正常的环境条件。各项指标的限量值是按急性暴露和急性效应所规定,以不发生介水传染病和急性中毒,维护军队的战斗力为目标。90天以内系指离开了平时固定的营房,水质指标项目及其限量值都与平时营区给水有所区别,即不考虑有可逆性的慢性危害,不考虑高危人群和敏感人群。主要以亚急性毒理实验资料为依据。

《军队战时饮用水卫生标准》与国家《生活饮用水卫生标准》另一明显不同之处是规定了水中军用毒剂指标。因为战时条件下,敌方存在使用化学战剂的可能,而化学战剂污染饮用水或水源的可能性很大。化学毒剂指标限量值的确定是以饮水期3天计算,因为动物实验和人体试服的耐受量都是以3天为根据,而且大部分毒剂染毒水源后1~3天内,毒剂可水解一半或更多;失能性毒剂毕兹比较稳定,连服7天有明显的累积作用。外军对军用毒剂染毒水的饮用期限,有的也规定为1天或3天。

《军队战时饮用水卫生标准》规定的水质指标限量值为最低水质的要求。未污染的水源水一般经过消毒可达到标准的要求;未遭受毒物、军用毒剂、放射性物质污染而感官性状不良(未达到该标准要求)时,只要经过一般的净化和消毒或超氯消毒,也能达到该标准的水质要求;若水源

水遭受毒物的严重污染或敌人使用放射性核素、军用毒剂、生物战剂，必须采取可靠的除毒、除沾染和消毒的措施，才能达到该标准的水质要求。

（李君文）

zhànshí shuǐzhì jiǎnyàn

战时水质检验（water quality detection in wartime）

战时或野外作训条件下对水样进行物理、化学及生物性质检测。主要涉及战时水样的采集与保存、战时水质微生物指标和理化指标的检验。检验的主要依据是《军队战时饮用水卫生标准》（GJB 651）、《军队饮用水卫生监测技术》（GJB 2122）和《军队战时饮用水标准检验法》（GJB 1096）。

基本内容：与平时不同，战时水质检验依据饮水期限选择不同的检测项目，《军队战时饮用水卫生标准》将饮水期分为 7 天以内和 90 天以内两种。主要包括常规和非常规指标两大类。①常规指标。分为 7 类 28 项。7 天饮水期：检测项目 21 项，包括：微生物指标 3 项（菌落总数、总大肠菌群和大肠埃希菌）；感官性状指标 4 项（色度、浑浊度、臭和味、肉眼可见物）；一般化学指标 2 项（pH、氨氮）；毒理学指标 3 项（砷、汞、氰化物）；农药及军用毒剂指标 7 项（有机磷农药、沙林、梭曼、维埃克斯、芥子气、路易氏剂、毕兹）；放射性指标 1 项；消毒剂常规指标 1 项，即含氯消毒剂（游离余氯）。90 天饮水期：无需检测农药及军用毒剂指标，但检测项目仍为 21 项，包括：微生物指标 3 项（菌落总数、总大肠菌群和大肠埃希菌）；感官性状指标 4 项（色度、浑浊度、臭和味、肉眼可见物）；一般化学指标 5 项（pH、总硬度、硫酸盐、氯化物、氨氮）；毒理学指标 7 项（砷、汞、氰化物、氟化物、铅、铬、镉）；放射性指标 1 项；消毒剂常规指标 1 项，即含氯消毒剂（游离余氯）。②非常规指标。共 6 项。7 天饮水期：检测项目 3 项，包括：毒理学指标 1 项（微囊藻毒素-LR）；消毒剂指标 2 项（臭氧和二氧化氯）。90 天饮水期：检测项目 6 项，包括：毒理学指标 2 项（微囊藻毒素-LR、硼）；一般化学指标 2 项（铁和锰）；消毒剂指标 2 项（臭氧和二氧化氯）。

应用：战时水质检验是保障部队战时饮水安全的必要手段，旨在保护部队官兵身体健康、保证部队战斗力。与平时水质检验不同，战时检测条件有限，且需要快速而准确评估水样污染程度，做出水样是否适合饮用的安全性评价，因此战时水质检验可用手持式水质检验装置或移动实验室在现场进行，要求操作简便、快速、结果准确。中国人民解放军从 20 世纪 50 年代末开始进行野战水质检验技术及装备的研究，结合部队实际，先后研制出了各种类型的水质检验试纸、膜、笔、包、盒及检验箱等。水质检验箱组是中国人民解放军编配师团以上单位使用的检测装备。

（金 敏）

zhànshí shuǐyàng cǎijí

战时水样采集（collection of water sample in wartime）

根据战时需要对饮用水和水源水进行样品采集的活动。旨在满足后续水质检验评估的需要。

采集要求 战时应进行即时采样检测，并根据驻防时间长短和情况、水样种类确定采样频数和采集方法；采集的水样应具有代表性，采水点应与取水点一致，注意流速、水源周围环境等影响。其中，采集放射性、军用毒剂和生物战剂污染水样时，应做好个人防护，水样要密封，并做特殊登记。

采集程序 ①供微生物学检验的水样。应首先采集，采集水样时，不得用水样涮洗已灭菌的采样瓶，并避免手指和其他物品对瓶口的污染。取自来水样时，先用酒精棉球将水龙头烧灼消毒，然后放水 5～10 分钟，再采集水样；取井水、江、河、水库、湖、塘等水样时，应将灭菌后的采集容器浸入水面下 10cm 后，再打开瓶口采集水样；采集有余氯的水样时，应在水样瓶消毒前，按每 500ml 水样加 2ml 1.5%硫代硫酸钠溶液于瓶中。②供理化检验的水样。采样前先用待检水样将采集容器冲洗 3 次；自来水及有抽水设备的井水，应先放水数分钟，使积留于水管中的水流出，再收集水样于容器；采集无抽水设备的井水或江、河、水库、湖、塘等地面水的水样时，可将采样容器或专用采样器浸入水中，使瓶口浸入水面下 10～30cm，打开瓶塞，汲取水样。

技术要求 战时条件下水质检验在现场进行，因此其水样采集体积与平时不同，1570ml 水样即可满足所有水质指标的检验。采集水样前，应根据中国《军队战时饮用水卫生标准》（GJB 651）规定的测定指标、测试方法、平行样检测所需样品量等情况计算并确定采样体积。

注意事项 包括以下两方面。

容器和采样器选择 水样采样前应根据待测组分的特性选择适宜的采样容器或采样器，一般为玻璃瓶或聚乙烯瓶（或桶）。采样容器应满足：①材质化学稳定性强，且不与水样中的组分发生反应，容器壁不吸收或吸附待测组分。②适应环境温度的变化，抗震性能强。③大小、形状和重量适宜，能严密封口，并容易打开，易清洗。④尽量选用细口容器，容器的盖和塞的材料与容器材料统一。在特殊情况下需用软木塞或橡胶塞时应用稳定的金属箔或聚乙烯薄膜包裹，最好有蜡封。有机物和某些微生物检测用的样品容器不能用橡胶塞，碱性的液体样品不能用玻璃塞。⑤检测无机物、金属和放射性元素的水样使用有机材质容器，如聚乙烯塑料容器等。⑥检测有机物和微生物学指标的水样使用玻璃材质容器。

容器的洗涤和消毒 水样采集前，应对容器进行洗涤，其中，用于微生物学指标的采样容器还应消毒处理。①洗涤方法。先用自来水冲洗干净，然后用质量分数10%的硝酸（或盐酸）浸泡8小时，取出沥干后用自来水冲洗3次，并用蒸馏水充分淋洗干净。②消毒方法。用干热或高压蒸汽灭菌方法。干热灭菌要求160℃下维持2小时；高压蒸汽灭菌要求121℃下维持15分钟，高压蒸汽灭菌后的容器如不立即使用，应于60℃将瓶内冷凝水烘干。灭菌后的容器应在2周内使用。

（金 敏）

zhànshí shuǐyàng bǎocún

战时水样保存 （preservation of water sample in wartime） 战时或野外作训条件下为保证水样水质的真实性对样品进行相关处理的方法。水样保存主要用于现场简易检验不能肯定水源是否污染，或重要饮用水源需要做进一步水质评价。

方法步骤：水样采集后，根据待检指标种类和《军队战时饮用水卫生标准》（GJB 651）选择相应保存方法。战时水样保存的具体方法主要为冷藏和加入保存剂。其中，冷藏是将水样4℃保存于暗处，以抑制微生物活动，减缓物理挥发和化学反应速度；加入保存剂可通过加酸或碱，调节水样pH，也可加入抑制剂、氧化剂或还原剂。

注意事项：①保存期。痕量物质容易在保存过程中发生物理性、化学性和生物化学性变化，使水质变化失去代表性，所以水样采集后应尽快测定。水温、pH、游离余氯等指标应在现场测定，其余各种检测指标的水样保存期限不同，应根据《军队战时饮用水卫生标准》（GJB 651）选择。对军用毒剂污染水样，其军用毒剂指标的测定最好在现场进行，但某些指标的检测也可通过将水样冷藏（维埃克斯、沙林、梭曼）或调节pH至2（毕兹）后，运回实验室检测。②运输。水样采集后应立即送回实验室，根据采样点的地理位置和各项目的最长可保存时间选用适当的运输方式。在现场采样工作开始之前就应安排好运输工作，以防延误。样品装运前应逐一与样品登记表、样品标签和采样记录进行核对，核对无误后分类装箱。塑料容器要塞进内塞，拧紧外盖，贴好密封带；玻璃瓶要塞紧磨口塞，并用细绳将瓶塞与瓶颈拴紧，或用封口胶、石蜡封口。需冷藏的样品，应配备专门的隔热容器，并放入制冷剂。冬季应采取保温措施，以防样品瓶冻裂。为防样品在运输过程中因振动、碰撞而损失或污染，最好将样品装箱运输；装运用的箱和盖都需用泡沫塑料或瓦楞纸板作衬里或隔板，并使箱盖适度压住样品瓶。样品箱应有

"切勿倒置"和"易碎物品"的明显标识。放射性、军用毒剂和生物战剂污染的水样要密封，并做特殊登记。

（金 敏）

zhànshí shuǐzhì lǐhuà jiǎnyàn

战时水质理化检验 （detection of water quality for physics and chemistry in wartime） 战时或野外作训条件下对水质物理和化学指标进行检验的方法。主要依据《军队战时饮用水卫生标准》（GJB 651）和《军队战时饮用水标准检验法》（GJB 1096）进行，是战时评价水质理化指标的重要手段。

方法步骤 战时或野外作训条件下，水质理化指标的检测可用目视比色或仪器检测等方式，用检测管或多功能水质理化速测仪在现场快速进行水质检验，其检测方法均按产品说明进行。不同指标的检测方法不同（表1、表2）。

注意事项 ①农药及军用毒剂指标、放射性指标，仅在饮水遭受或可能遭受放射性物质、军用毒剂污染、敌特投毒和使用敌人遗留的水源时检验。②水源卫生侦察（或调查）、开辟新水源、开设给水站（点）时，应按《军队战时饮用水卫生标准》（GJB 651）规定的项目检验。条件不具备时，必须检验感官性状指标、毒理学常规指标、pH、氨氮、有机磷农药、游离余氯项目。③供水期间出现水量、水质突然变化、怀疑污染或投毒、供水中断后再次供水、更换运水容器或管道及变动净水措施等情况时，检验的项目和次数可根据需要决定。④7天或90天以内饮水期，每天必须检测一次感官性状指标和消毒剂指标。⑤90天以内饮水期，

表1　战时饮用水水质常规理化指标检验方法

指　标	方法及其检测范围（或灵敏度）*	
	目视比色法（半定量）	仪器直接检测法（定量）
1. 毒理学指标		
砷	氯化金硅胶检测管法，检测范围 0.01~0.8mg/L	—
镉	巯基棉吸附管浓缩剂管法，检测范围 0.01~1.0mg/L	多功能水质理化速测仪，检测范围 0.01~1.0mg/L
铬（六价）	二苯碳酰二肼试剂管法，检测范围 0.05~1.0mg/L	多功能水质理化速测仪，检测范围 0.05~2.0mg/L
铅	巯基棉预浓缩试剂管法，检测范围 0.05~1.0mg/L	—
汞	碘化亚铜检测管法，检测范围 0.001~0.03mg/L	—
氰化物（以 CN⁻计）	水合茚三酮试剂管法，检测范围 0.05~0.5mg/L	多功能水质理化速测仪，检测范围 0.05~1.5mg/L
氟化物（以 F⁻计）	氟试剂管法，检测范围 0.5~3.0mg/L	多功能水质理化速测仪，检测范围 0.5~10.0mg/L
2. 感官性状指标		
色度	目视法，适用于色度 15~40 度的水样	多功能水质理化速测仪，最低检测色度 1 度
浑浊度	目视浊度器法，测定范围 15~1000NTU	多功能水质理化速测仪，测定范围 1~100NTU
臭和味	感官检查法	—
肉眼可见物	利用目视浊度器进行肉眼直接观察	—
3. 一般化学指标		
pH	—	采用电子 pH 计
氯化物	铬酸银硅胶检测管法，检测范围 10~1200mg/L	—
硫酸盐	四羟基对苯醌钡硅胶检测管法，检测范围 50~1000mg/L	多功能水质理化速测仪，检测范围 5~1000mg/L
总硬度（以 CaCO₃计）	①甲酚络合剂（CPC）比色法，检测范围 300~900mg/L。②乙二胺四乙酸二钠快速滴定法，检测范围 7~2000mg/L	—
氨氮（以 N 计）	苯酚次氯酸盐试剂管法，检测范围 0.2~2.0mg/L	多功能水质理化速测仪，检测范围 0.1~2.0mg/L
4. 农药及军用毒剂指标		
有机磷农药	酶抑制法，灵敏度 0.02mg/L	—
沙林	①酶抑制法，灵敏度 0.07mg/L。②苯胺乙酰醛肟法，灵敏度 0.2mg/L	—
梭曼	酶抑制法、苯胺乙酰醛肟法，灵敏度均 0.03mg/L	—
维埃克斯	①酶抑制法，灵敏度 0.01mg/L。②氨基黑法，灵敏度 0.05mg/L	—
芥子气	①检管通气法（DB3 法），灵敏度 2.0mg/L。②三氯化金法，灵敏度 1~2mg/L	—
路易氏剂	二氧化硒、三氯化金二联侦检管通气法，灵敏度：二氧化硒 1~2mg/L，三氯化金 0.2mg/L（As³⁺）	—
毕兹	氨基黑法，灵敏度 0.005mg/L	—
5. 放射性指标		
放射性物质	—	FFS06 型辐射仪
6. 消毒剂		
含氯消毒剂（游离余氯）	丁香醛连氮试剂管法，检测范围 0.2~3.0mg/L	多功能水质理化速测仪，检测范围 0.1~2.0mg/L

注：＊对超过最适检测范围的指标，可将水样用蒸馏水稀释后测定

每月按《军队战时饮用水卫生标准》（GJB 651）的全部项目检测 1 次。⑥净化消毒效果的检测，应根据净化、消毒的方法，选择有关项目检验。⑦根据地区、时间或特殊情况需要选择非常规指标检测。

相关设备　为适应部队作战、野外训练及执行紧急任务等的特点，战时水质理化检验可用适于现场和战时需要的水质理化检验箱进行，此类检验箱不仅可检测

表 2　战时饮用水水质非常规理化指标检验方法

指　标	方法及其检测范围*	
	目视比色法（半定量）	仪器直接检测法（定量）
1. 毒理学指标		
微囊藻毒素-LR	—	多功能水质理化速测仪，检测范围 0.0002~0.004mg/L
硼	芘偶氮试剂管法，检测范围 1~10mg/L	—
2. 一般化学指标		
铁	a，a'-联吡啶试剂管法，检测范围 0.1~3.0mg/L	多功能水质理化速测仪，检测范围 0.1~3.0mg/L
锰	目视比色法，检测范围 0.05~3.0mg/L	—
3. 消毒剂指标		
臭氧	—	多功能水质理化速测仪，检测范围 0.01~0.75mg/L
二氧化氯	—	多功能水质理化速测仪，检测范围 0.01~5.50mg/L

注：* 对于超过最适检测范围的指标，可将水样用蒸馏水稀释后测定

所有的战时水质理化项目，而且操作简便、快速、结果准确、便于携带。如中国军队研制的后勤装备产品 S02 型检水检毒箱。

（金　敏）

zhànshí shuǐzhì wēishēngwù jiǎnyàn

战时水质微生物检验（detection of water quality for microbiology in wartime）　战时或野外作训条件下对水质微生物指标进行检验的方法。主要依据《军队战时饮用水卫生标准》（GJB 651）和《军队战时饮用水标准检验法》（GJB 1096），是战时评价水质微生物指标的重要手段。战时水质微生物指标的检测项目包括菌落总数、总大肠菌群和大肠埃希菌。

原理　战时或野外作训条件下，水质微生物指标的检测可用滤膜法进行。水样经膜过滤后，水中细菌被阻留于滤膜表面，阻菌滤膜贴于营养琼脂培养基或有乳糖的选择性培养基上培养，在膜面上生长发育成为有一定特征的菌落。该方法主要优点是操作简便、快速，在较短时间即可出结果。

方法步骤　包括菌落总数、总大肠菌群、大肠埃希菌检验。

菌落总数　作为评价水质清洁程度和考核净化消毒效果的指标，是指水样在营养琼脂培养基上有氧条件下 37℃ 培养 48 小时后，所得 1ml 水样所含菌落的总数。但在战时特殊情况下，可将培养时间缩短至 24 小时。方法：将 1ml 水样经过孔径为 0.45μm 滤膜后，细菌被阻留在滤膜上，将滤膜贴在营养琼脂培养基上 37℃ 培养 24 小时，通过膜上菌落计数即得出 1ml 水样中的菌落总数。按《军队战时饮用水卫生标准》（GJB 651）要求，每 1ml 水样中菌落总数不应超过 100，菌落总数单位用"CFU/ml"表示。菌落总数增多说明水体已被污染，但不能说明污染来源，也不能说明该水体传播传染病的风险程度。因此，必须结合总大肠菌群和大肠埃希菌来判断水质污染的来源和安全程度。

总大肠菌群　是指一群在 37℃ 培养 24 小时能发酵乳糖、产酸产气、需氧及兼性厌氧的革兰阴性无芽胞杆菌，一般包括埃希菌属、枸橼酸杆菌属、肠杆菌属和克雷伯杆菌属 4 个菌属。总大肠菌群主要来自人和恒温动物粪便，可指示肠道传染病传播的可能性。方法：将 100ml 的水样通过孔径为 0.45μm 滤膜，使水中的细菌被阻留在滤膜上，然后将滤膜贴于含有乳糖的远藤培养基上，37℃ 培养 24 小时后，计数有一定特征的菌落（带金属光泽或深褐色的菌落），即得水中的总大肠菌群数。按《军队战时饮用水卫生标准》（GJB 651）要求，每 100ml 中总大肠菌群数目不得超过 1 个。滤膜上无总大肠菌群生长，报告"未检出/100ml"。如果滤膜上有总大肠菌群生长，数据报告单位用"CFU/100ml"表示。按《军队战时饮用水卫生标准》（GJB 651）要求，水样未检出总大肠菌群，不必再检验大肠埃希菌；若水样检出总大肠菌群，应进一步检验大肠埃希菌以证明水体是否受到粪便污染。

大肠埃希菌　是粪便污染最有意义的指示菌，广泛存在于人和恒温动物的肠道，大多数不致病，为肠道正常菌群，少数有毒性，可引起疾病。根据生物学特性，致病性大肠埃希菌分为 5 类：肠致病性大肠埃希菌（EPEC）、肠产毒素性大肠埃希菌（ETEC）、肠侵袭性大肠埃希菌（EIEC）、肠出血性大肠埃希菌（EHEC）、肠聚集性大肠埃希菌（EAEC）。方法：将总大肠菌群滤膜法有典型菌落生长的滤膜再次贴于含有 4-甲基伞形酮-β-D-葡萄糖醛酸苷

培养基（MUG 培养基）的平板，36℃±1℃培养 4 小时后，将平板置于暗处用波长为 366nm、功率为 6W 紫外灯照射观察，计数边缘或背面有蓝色荧光产生的菌落，即为大肠埃希菌数。按《军队战时饮用水卫生标准》（GJB 651）要求，每 100ml 水中大肠埃希菌不得检出。若水样中检出大肠埃希菌，则说明水体可能已受到粪便污染，存在发生肠道传染病的可能性，必须采取相应措施。

注意事项 ①污染严重的原水，可加适量灭菌水（或冷开水）稀释后进行检验。②被检水量大或浑浊时，可分几张滤膜过滤，分别培养后一起计数。③滤器、滤膜、培养基等可通过煮沸法现场消毒处理。④针对同一水样，应分别从高稀释度到低稀释度依次进行过滤。

相关设备 为适应部队作战、野外训练及执行紧急任务等特点，战时水质微生物检验可用适于现场和战时需要的水质细菌检验箱进行。如中国军队研制的 08 型水质细菌检验箱，该检验箱不仅操作简便、快速、结果准确，而且设备简易便于携带。

（金 敏）

zhànshí shuǐjìnghuà

战时水净化（water purification in wartime）

战时或野外作训条件下用水质净化技术现场制取饮用水的过程。战时制取的饮用水应满足《军队战时饮用水卫生标准》（GJB 651）有关水量和水质的要求。这一过程往往与军事活动和特殊环境相结合，战时环境条件下水源选择受到限制，甚至污染的地表水都可能作为水源水，此外，战时水源还可能受到核、化学、生物战剂污染，需要将污染的水源水进行有效的净化处理，

以达到相关标准的要求，保障指战员健康、维持部队战斗力。

战时水净化过程通常包括多个操作单元或净化方法。方法选择根据水源水质特点和用水对象对水质的要求而定，一种处理方法除有某一特定的处理效果外，往往也直接或间接地兼具其他处理效果，为达到某一处理目的，经常会几种方法结合使用。

基本技术 在不同地理环境中，水源水会受到各种物质不同程度的污染；处理对象主要是水中悬浮物、胶体杂质、有害离子、有机污染物、核生化战剂、细菌、病毒、原虫等。战时水质净化以物理方法或物理化学方法为主，主要包括混凝、沉淀、过滤、吸附等。

混凝 以去除水中悬浮物为目的，混凝剂按化学成分可分为无机和有机两大类。混凝剂种类繁多，截至 21 世纪 10 年代，已经有 200 多种。中国人民解放军在 20 世纪 70 年代相继研制和试用过多种浑水澄清剂。其中影响较大、效果较好、使用较广的是"702"型澄清剂。其主要成分是碱式氯化铝和聚丙烯酰胺，分开包装，且在主要原料中加入某些分散剂和稳定剂，可储存 10 年以上。

沉淀 在饮用水净化工艺流程中是最基本的净化方法之一。但是由于自然沉淀需要时间长，不适于行军、野营或战时直接使用，通常与混凝联用。长期驻扎或营房固定时，沉淀法可用作初步处理，更多的情况下依然是与混凝联用。

过滤 也是饮水净化最基本方法之一。野战条件下，常就地取材制成砂滤桶或携带轻便的制式过滤器，进行过滤。布滤较轻

便，单纯布滤只能清除大的悬浮颗粒。军队连排净水装置采用化学澄清剂混凝后，再经过布滤澄清效果更好。小分队用净水装置，多为手压、脚踏式滤水器，用陶瓷滤芯、石棉纤维、活性炭、棉织品和高分子膜等为滤材，便于机动条件下使用。在缺少过滤设备的条件下，也可在河岸、塘边距水源约 3 米处挖渗水井，利用地层过滤可得较清洁水。若在水源与渗井之间挖一条沟，充填砂石滤层，净水效果更好。膜过滤技术是一种有良好应用前景的水净化技术，可广泛用在战时或野外条件下军队的给水中，并可用于各种水源水的净化处理。

吸附 也是饮水净化的常用技术。吸附主要采用粉末状、颗粒状和纤维状活性炭等吸附去除水中的污染物。制造活性炭的原料很丰富，如甘蔗、甜菜糖泥、椰子壳、核桃壳、果核、玉米秆、棉籽壳、稻皮、锯末、酒糟、泥煤和褐煤等。其物理特性主要指在热力制造过程中每个颗粒体上形成的大孔、过渡孔和微孔 3 种孔隙结构。其多孔结构使其具有巨大的吸附表面积，对水中有机物等具有很强的吸附能力。

应用 战时情况下，一般需要就地取水作为饮用水源。天然水很少符合《军队战时饮用水卫生标准》（GJB 651）的要求，尤其是随着工农业的发展，水体受工业"三废"污染和生活污水污染越来越严重，不仅地表水，甚至不少深层地下水也受到了污染。军队所处环境特殊，战时经常会遇到无水源可用或是只能使用污染水源的情况，战时水净化是保障军人生命健康，乃至军队战斗力的基础，甚至是决定战争胜负的关键。战时水净化方法受环境

条件制约较大，如能源、可移动性、净化效率等。选择净化方法时需充分考虑方法的可适用性、能源配套以及携行方式等。除大型野外供水站外，尽量使用车载式、可移动净水装备，实现随行保障。战时净水装备不仅要对水源水质状况适应范围广，而且有核、生物、化学战剂净化能力。单兵及小分队，战时净水装备通常采用简洁、高效的工艺流程。

（王景峰）

yěwài lièzhìshuǐ chǔlǐ

野外劣质水处理（inferior water treatment in field） 野外条件下应用水质净化技术及装备将劣质水处理成饮用水的过程。

劣质水主要是指含有过量的溶解性无机盐类（钙、镁、铁、锰等）以及高氟、高砷的水源水。野外劣质水处理方法主要包括混凝沉淀、过滤、氧化、膜技术、消毒等，如野外饮水除氟常用吸附过滤法、絮凝沉淀法、离子交换法及膜分离法等。野外劣质水中往往有多项指标不符合《军队战时饮用水卫生标准》（GJB 651）的要求，所以在野外进行劣质水处理时往往需要根据水源水质、使用目的和技术设备条件等，采取单一或多种净化工艺组合的方式，将不符合卫生要求的水加以适当处理，使其达到《军队战时饮用水卫生标准》（GJB 651）的要求。针对不同去除目标的具体净化方法见战时水净化。

（王景峰）

yěwài yǐnshuǐ chúfú

野外饮水除氟（removal of fluorine from water in field） 野外条件下对氟含量超标的水源水进行处理，使其达到《军队战时饮用水卫生标准》（GJB 651）要求饮用水的方法。

氟化物在自然界广泛存在，适量摄入对人体有益，过量摄入则可致急、慢性中毒（主要表现为氟牙症和氟骨症）。高氟水对健康危害较严重，也是影响军人身体健康和军队战斗力的因素之一。在战时大多数情况下，指战员需就地取水作为饮用水源。现场水源中氟含量超过《军队战时饮用水卫生标准》（GJB 651）规定的限值，需要进行净化处理，常见的方法包括吸附过滤法、絮凝沉淀法、离子交换法及膜分离法等，其中膜分离法主要包括电渗析及反渗透两种方法。

原理 吸附过滤法是饮水除氟中应用最广泛的方法，含氟水通过滤层，氟离子被吸附在吸附剂上，吸附剂的吸附能力下降至一定极限值，出水含氟量达不到《军队战时饮用水卫生标准》（GJB 651），但其可再生，恢复除氟能力。吸附剂包括活性氧化铝、骨炭和磷酸三钙等，其中活性氧化铝较常用。活性氧化铝是两性化合物，等电点约在 9.5，水的 pH<9.5 可吸附阴离子，>9.5 可去除阳离子，在酸性溶液中活性氧化铝为阴离子交换剂，对氟有很大的选择性。活性氧化铝对水中氟离子

的吸附容量可达到 $1.2\sim1.6mg/g$。

絮凝沉淀法是通过投加絮凝剂，形成絮凝体而吸附氟离子，经沉淀和过滤将其去除。主要的絮凝剂为铝盐，包括硫酸铝、氯化铝和碱式氯化铝等。

离子交换法是利用离子交换树脂的交换能力，将水中的氟离子去除。普通阴离子交换树脂对氟离子的选择性过低，螯合铝离子的氨基磷酸树脂对氟离子有极好的吸附效果。

膜分离法是利用半透膜分离水中的氟化物。膜分离法处理的特点是在除氟的同时，也去除水中的其他离子，尤其适合于含氟的苦咸水的淡化。

操作步骤 絮凝沉淀法通常适用于原水含氟量<4mg/L，絮凝剂混合可以采用泵前加药混合或采用管道混合器混合。含氟原水经过絮凝沉淀后可以有效降低氟含量。

电渗析除氟主要是通过电渗析器完成的。用电渗析器除氟运行管理简单，无需化学药剂，只需调节直流电压控制，而且电渗析法不仅可去除水中氟离子，还能同时去除其他离子，特别是除盐效果明显。

注意事项 野外饮水除氟要根据水质、水量情况合理、科学选择适用方法，并根据设备和材料来源进行技术经济比较，最终确定技术方案，不能完全照搬和套用。野外饮水除氟方法特点和比较见表。

（王景峰）

表 野外饮水除氟方法特点及比较

方法	处理水量	pH	原水含盐量（mg/L）	出水含盐量（mg/L）	水利用率
活性氧化铝法	大	6.0~7.0	无要求	不变	高
电渗析法	小	无要求	500~10 000	>200	低
絮凝沉淀法	小	6.5~7.5	含量低	增高	高

yěwài yǐnshuǐ chútiě

野外饮水除铁 （removal of iron from water in field）

在野外将铁含量超标的水源水处理成达到《军队战时饮用水卫生标准》（GJB 651）要求的饮用水的方法。

中国有丰富的地下水资源，其中不少地下水含有过量的铁和锰，如珠江三角洲、长江三角洲地区，西北、华北地区，以及沿海地区的地下水含铁量普遍较高。铁是人体的必需营养素，但饮用水不是铁的主要来源。人体代谢每天需 $1\sim2mg$ 的铁，但由于机体对铁的吸收率低，人每天需从食物中摄取 $60\sim110mg$ 的铁才能满足需要。尽管世界卫生组织没有提出铁的基于健康的准则值，但铁会使水呈现令人厌恶的棕红色，铁也会促使"铁细菌"生长。铁的浓度超过 $0.3mg/L$ 可使洗涤的衣物以及管道设备染上颜色；含量 $0.5mg/L$ 可使饮用水的色度达到 30 度；水中的含铁量达到 $1.0mg/L$ 时便有明显的金属味。因此，部队官兵对铁超标所致水的感官性状恶化反应强烈。地下水中铁通常以重碳酸亚铁、硫酸亚铁、氯化亚铁等形式存在。在战时大多数情况下，指战员需要就地取水作为饮用水源。现场水源中铁含量超过《军队战时饮用水卫生标准》（GJB 651）规定的限值，需要去除水中的铁。除铁方法较多，例如曝气氧化法、锰砂除铁法、氯氧化法、接触过滤氧化法及高锰酸钾氧化法等。

原理 各种方法的作用机制主要是利用氧化剂将二价铁氧化成三价铁使其析出，然后经过沉淀、过滤予以去除。

曝气氧化法与接触过滤氧化法均是利用氧作为氧化剂；氯和高锰酸钾均是比氧更强的氧化剂，可以在广泛的 pH 范围内将二价铁氧化，反应速度较快。

操作步骤 一般可用以下工艺流程。①曝气氧化法。原水→曝气→沉淀→滤池→消毒→饮用水。②氯氧化法。原水→加氯→絮凝池→沉淀池→滤池→消毒→饮用水。③接触过滤氧化法。原水→曝气装置→接触过滤池→消毒→饮用水。④锰砂除铁法。原水→曝气装置→锰砂滤池→消毒→饮用水。

注意事项 地下水中常同时含铁和锰，在处理过程中存在相互干扰。在选择处理工艺时，应根据原水中铁和锰的含量进行统一考虑。另外，原水中溶解性硅酸盐能与氢氧化铁表面发生化学结合，形成趋于稳定的高分子。溶解性硅酸盐含量越高，生成的氢氧化铁粒径越小，凝聚越困难。氯氧化法等其他除铁方法受溶解性硅酸盐的影响很小。原水 pH 越高，越有利于反应向铁锰的氧化方向进行。原水中有机物被氧化后形成有机质铁锰络合物，降低了滤料的催化作用和氧化再生能力，使氧化过程和再吸附过程受到阻碍。此外，原水中总硬度、水温等对铁锰的去除均有不同程度的影响，在选择除铁锰方法时要根据原水水质情况充分考虑适用性和影响因素。

（王景峰）

yěwài yǐnshuǐ chúměng

野外饮水除锰 （removal of manganese from water in field）

在野外将锰含量超标的水源水净化处理成达到《军队战时饮用水卫生标准》（GJB 651）要求的饮用水的方法。水中锰可来自自然环境和工业废水污染。水中有微量锰时，呈现黄褐色。锰在水中比铁难氧化，去除难度更大。锰的氧化物能在水管内壁上逐步沉积，在水压波动时可造成"黑水"现象。锰和铁对水感官性状的影响类似，二者常共存于天然水。水中锰超过 $0.15mg/L$，能使衣服和固定设备染色，较高浓度使水产生不良味道。锰的毒性较小，饮用水引起中毒的事例罕见报道。在战时大多数情况下，指战员需要就地取水作为饮用水源。现场水源中锰含量超过《军队战时饮用水卫生标准》（GJB 651）规定的限值，需要对水中锰进行去除。地下水中的锰一般以二价形态存在。锰不能被溶解氧氧化，也难于被氯直接氧化，野外饮水除锰的方法常用高锰酸钾氧化法、氯接触过滤法和生物固锰除锰法等。

原理：高锰酸钾氧化法是利用其强氧化性，在中性和微酸性条件下可迅速将水中二价锰氧化为四价锰，然后经沉淀、过滤去除锰。氯接触过滤法一般用天然锰砂为滤料，其对二价锰有较大的吸附能力。含锰地下水投氯后，流经包覆 $MnO(OH)_2$ 的吸附剂，在 $MnO(OH)_2$ 的催化作用下被强氧化剂迅速氧化为四价锰，并且滤料表面原有的 $MnO(OH)_2$ 仍具有催化作用，继续催化氯对二价锰的氧化反应。滤料表面的吸附反应与再生反应交替循环进行，完成除锰过程。生物固锰除锰法是在 pH 中性范围内，二价锰氧化菌的生物氧化过程。二价锰首先吸附于细菌表面，然后在细菌胞外酶的催化下氧化为四价锰，由水中除去。

操作步骤：一般可用以下工艺流程。①高锰酸钾氧化法。原水→高锰酸钾氧化→絮凝→沉淀→过滤→消毒→饮用水。②氯接触滤法。原水→氯接触过滤→消毒→饮用水。③生物固锰除锰法。原水→空气曝气→生物过滤→消毒→饮用水。

注意事项：见野外饮水除铁。

（王景峰）

yěwài yǐnshuǐ chúshēn

野外饮水除砷（removal of arsenic from water in field）

野外条件下，将含砷量超标的水源水处理成达到《军队战时饮用水卫生标准》（GJB 651）要求的饮用水的方法。

砷是一种在地壳中广泛分布的元素，其存在和应用几乎均是无机和有机化合物，均有毒性，其中某些化合物，如砒霜（三氧化二砷）是剧毒物质。在战时大多数情况下，指战员需要就地取水作为饮用水源。现场水源中砷含量超过《军队战时饮用水卫生标准》（GJB 651）规定的限值，需要对水中砷进行去除。除砷的方法一般可分为氧化与共沉淀法、吸附法、膜分离法等。

原理 在除砷过程中，先将三价砷氧化成五价砷是常用的方法之一。氧化法常作为预处理的方法与共沉淀法结合使用。共沉淀法的主要原理是：混凝剂在水中水解生成不溶解于水的聚合体，吸附水中的无机砷化合物或将其结合在架桥，同时与水中的泥土粒子、悬浮物质相互结合生成絮凝体，依靠重力在水中沉淀下来，达到除砷的目的。

吸附法是以具高比表面积、不溶性的固体材料作吸附剂，通过物理吸附作用、化学吸附作用或离子交换作用等机制将水中的砷污染物固定在吸附剂表面，达到除砷的目的。

膜分离法是以高分子或无机半透膜为分离介质，以外界能量为推动力，利用流体中各组分在膜中传质选择性的差异，实现对其分离、分级、提纯或富集的方法。

操作步骤 包括以下几方面。

氧化与共沉淀法 常用的氧化剂有氧气、臭氧、过氧化氢、液氯、次氯酸盐、高锰酸盐、高铁酸盐等。常用的混凝剂有铁盐、铝盐与石灰。混凝剂的投加量一般为 $5\sim50mg/L$，如额外投加高分子聚合体或胶体黏土，可明显减少混凝剂的投加量。

吸附法 在运行过程中，要求监测吸附剂的折点与吸附床的使用寿命，定期再生或更换吸附剂。常用的吸附剂有活性明矾、离子交换树脂、单体铁或铁化合物、有机聚合体、高岭土与石英砂。

膜分离法 主要包括反渗透和纳滤技术。反渗透是一种传统的膜技术，也是能够满足《军队战时饮用水卫生标准》（GJB 651）的最有效技术。它是利用比自然渗透压更高的外界压力，把水分子压过半透膜，而砷离子被膜截留在浓缩液一边，把砷从水中分离出来。纳滤与反渗透相比所需的操作压力略低。纳滤膜的除砷效果与原水的 pH 有关。纳滤膜的特征在除砷过程中起重要作用，甚至采用不同的膜，可以得到差别很大的结果。

应用 共沉淀法选择合适的混凝剂，可同时达到除浊与除砷目的，水中泥土粒子也有利于提高除砷效果。吸附法一般适合于处理量大、浓度较低的水处理体系。以反渗透和纳滤为代表的高压膜分离技术，能耗较大、膜的制造费用较高，制水成本较高，较适用于部队在野外执行任务时，有稳定的能源来源的条件下，快速高效地去除水中多种污染物质的需求。

注意事项 使用铝盐作混凝剂处理含砷原水，要求原水 pH 接近中性；而使用三价铁盐作为混凝剂，在较宽的 pH 范围，除砷的效果都不受影响；反渗透的除砷效率与砷的形态有关，对五价砷的去除效率高于三价砷。

（王景峰）

hǎishuǐ dànhuà

海水淡化（desalination of sea water）

从海水或苦咸水中脱除盐分制取饮用水的方法。在特殊情况下（海岛驻军、海上或沙漠地带执行军事任务等），水源受限，供应淡水困难，淡化海水或苦咸水是获得饮用水的主要途径。海水与苦咸水淡化方式基本一致。

各大洋海水的平均含盐量一般在 $35g/L$ 左右。苦咸水是碱度大于硬度的水，并含大量中性盐，pH 大于 7。在军队卫生学中，含盐量达到 $1g/L$ 以上的水为苦咸水。含盐量 $1\sim5g/L$ 时称为低盐度苦咸水，$5\sim10g/L$ 时称为中盐度苦咸水，$10g/L$ 以上称为高盐度苦咸水。当水中含有较多的硫酸镁和碳酸钙时，水呈苦涩味；当水中含有较多的氯化钠时，水则呈咸味。海水或苦咸水口感差，很难直接饮用，必须经过淡化处理才能饮用。海水和苦咸水淡化基本上分两大类，即从海水或苦咸水中取出淡水，或从海水或苦咸水中除去盐。现有海水或苦咸水淡化方法主要包括蒸馏法、电渗析法和反渗透法。

原理 蒸馏法是把海水或苦咸水加热使之沸腾蒸发，再把蒸汽冷凝成淡水的过程。当然若有现成热的海水（温度 70℃ 左右）可利用，则更为经济。蒸馏法是最早采用的淡化法，其优点是结构较简单，操作容易，所得淡水水质好等。电渗析法是利用具有选择透过性的离子交换膜在外加直流电场的作用下，使水中的离子定向迁移，并有选择地通过带有不同电荷的离子交换膜，从而达到溶质和溶剂分离的过程。反渗透法是利用压力差为动力的膜分离过滤技术，当施加在膜盐水侧的压力大于渗透压力时，水的流向就会逆转，此时，海水或苦咸水中的水分子将流入纯水侧。

基本技术 包括蒸馏法、电渗析法和反渗透法。

蒸馏法 ①多效蒸发。这是一种较早应用的海水淡化法，由若干个单元蒸发器（效）串联起来，除第一效的加热蒸汽来自锅炉外，以后各效的加热蒸汽均来自前一效产生的二次蒸汽，效数越多，造水比（每千克原始加热蒸汽所制得蒸馏水量）越高，能耗越低，但效数越多，投资费越高。因此要根据当地能源价格等因素，对造水比进行优化设计。②多级闪蒸。当热海水通过节流孔进入一个闪蒸室时，由于热海水的饱和蒸汽压大于蒸发室的压力，热海水立即沸腾蒸发，同时温度下降，直到海水温度与其饱和蒸汽温度基本平衡，这个过程叫闪蒸。每个闪蒸室（级）包括有节流孔、汽水分离器、冷凝器、淡水集盘等。把多个闪蒸室串联起来，就是多级闪蒸器。

电渗析法 ①频繁倒极电渗析。单向电渗析膜堆内部极化沉淀和阴极区沉淀，影响电渗析器的正常运行，据此开发了频繁倒极电渗析：每小时倒极 3～4 次，有效破坏极化层，防止浓差极化引起膜堆内部的沉淀结垢，也减少黏性污泥在膜面上的附着和积累，提高水的回收率。②填充离子交换树脂电渗析。在原有电渗析基础上，在膜堆的淡水隔室水道里填充阴、阳离子交换树脂。加入树脂，降低了膜堆电阻，不仅可提高电流效率，也可提高电渗析过程的脱盐率。

反渗透法 为使反渗透装置正常运行，盐水侧的压力必须高于渗透压，一般情况下在 4～7MPa 范围内。为使反渗透装置正常运行，必须对原水做严格的预处理，以免渗透膜被污染。通常采用的方法是：加入氯气或次氯酸钠杀灭海水中的细菌等微生物和藻类；加入氯化铁、硫酸铝等凝聚剂，而后再用过滤的方法除去海水中的悬浮物及胶状物。

应用 上述各种技术按其不同的特点现已大规模应用于海水和苦咸水淡化、锅炉用水软化和废水处理，并与离子交换结合制取高纯水；在军事方面，海水淡化技术的应用有重要的战略意义，在没有外来可用水源的情况下，海水或苦咸水淡化可保证部队日常所需用水的稳定供给。在保障远航及边远海岛官兵生活用水、维护设备正常运转、日常武器保养等方面发挥重要的作用。

注意事项 电渗析过程对不带电荷的物质如有机物、胶体、细菌、悬浮物等无脱除能力，比较适合低盐水的淡化。填充离子交换树脂电渗析则更适合于制备纯水。

(王景峰)

kǔxiánshuǐ dànhuà

苦咸水淡化 （desalination of brackish water） 见海水淡化。

(王景峰)

zhànshí yǐnshuǐ xiāodú

战时饮水消毒 （disinfection of drinking water in wartime） 战时或野外作训条件下杀灭饮用水中病原微生物的技术。根据适用对象和规模不同，可分为战时单兵

饮水消毒、战时小分队饮水消毒和战时集中饮水消毒等。

原理 主要有物理法和化学法两大类。物理消毒是采用热、紫外线照射、超声波、高频辐射等方法使致病微生物内蛋白质凝固变性或使其遗传物质改变而杀死微生物。化学消毒是利用无机或有机化学药剂灭活微生物特殊的酶，或通过氧化反应使病原微生物的细胞质或遗传物质（核酸）发生破坏性的降解而达到消毒的作用。化学消毒方法主要有氯消毒、二氧化氯消毒、臭氧消毒等。

基本技术 战时条件下由于水源、净化处理条件和设备等限制，必须采取应急的处理方法，要求简便、快捷、有效。战时所有饮用水必须消毒，常氯量消毒法消毒接触时间要求至少 30 分钟，只有在时间充裕的情况下才能使用。

超氯饮水消毒 战时紧急情况下，水源受到严重污染或发生消化道传染病流行或生物战时，为缩短水处理时间并保证消毒效果，常使用超氯饮水消毒，即加入较大剂量的消毒剂（一般按照正常消毒时投加消毒剂剂量的 5～10 倍）搅匀，消毒结束后可以加入硫代硫酸钠、维生素 C 或用活性炭过滤脱除余氯。

战时单兵饮水消毒 战时或野外作训条件下，以单兵为基础采取的饮水消毒措施。部队在行军作战中，班、排或战斗小组活动多，机动性大，在这种情况下经常会遇到污染的水源，无法使用集中式的水处理设备，因此，个人饮水消毒成为部队给水卫生中一项不可缺少的重要措施。战时单兵饮水消毒可用各种饮水消毒剂在军用水壶内进行，或用相应的个人饮水消毒器材。

为适用战时单兵饮水消毒需要，个人饮水消毒剂要求使用方法简便快速、崩解或溶解快、消毒效果可靠、安全无毒、无使人不愉悦的异臭异味、性能稳定、能较久储存而不失去消毒效果。饮水消毒器材主要为接触过滤性消毒器，即将碘、溴、银等消毒剂负载于不溶性载体上，如颗粒活性炭、离子交换树脂等而形成接触消毒剂，水通过此消毒剂过滤而达到消毒效果。

双层个人饮水消毒丸　为解决饮水消毒后剩余消毒剂所产生的不愉悦气味问题，中国人民解放军军事医学科学院卫生学环境医学研究所研制了双层个人饮水消毒丸，将消毒剂和脱氯剂结合。外层为二氯异氰尿酸钠消毒剂，内层为相应量的亚硫酸钠脱氯剂，两层用虫胶膜隔开，每军用水壶水加1丸，消毒后即可安全饮用，并脱去多余的氯味。

单兵净水器　中国人民解放军总后勤部军需研究所研制，采用超滤膜技术，能100%滤除水中铁锈、藻类、泥沙、胶体等悬浮物和各种致病菌。

生命系统碘　美国军队配备使用的单兵饮水消毒剂，有几种配方的浓缩碘可用于消毒、水处理。生命系统碘滴液含有12%的碘和碘化钾。生产商建议每升水3滴；如果怀疑有贾第虫污染，每升水加6滴。这是常规剂量8mg/L的2~4倍，需要在水处理3分钟后震摇，再静置10分钟才可以使用。

战时小分队饮水消毒　战时或野外作训条件下，以小分队为基础单位采取的饮水消毒措施。战时小分队饮水消毒可使用各种饮水消毒剂或器材，以及装备部队的各种大型净水设备。

饮水缓释消毒药械　该产品主要由缓释消毒片和缓释消毒器配套组成。其中缓释消毒片主要成分为二氯异氰尿酸钠（氯制剂）和硬脂酸镁（黏合剂）。缓释消毒器是一可随意调节多孔轴心的塑料圆桶装置，用于盛放缓释消毒片，可悬于水池中不同位置，用于控制有效氯的释放速度。适用于战时小分队的饮水消毒，也适用于边防部队和野外驻军以水井、水窖、储水、自供水为供水方式的饮水消毒。既可确保持久的消毒效果，又方便了部队实际使用和管理。该方法操作简单、使用方便、消毒效果可靠。

简易净水袋　简易净水袋的研制是在充分调研基础上，考虑到小分队在战时条件下经常遇到的饮用水水源状况，为了尽量减轻小分队战时条件下的负重，利用已有的饮水澄清、消毒技术进行组合，通过饮水混凝、沉淀、消毒的传统处理工艺，为战时条件下小分队饮水消毒提供有利保证，保障官兵饮水安全。

该套装置主要由净水袋、取水筒、折叠式搅拌装置、饮水澄清剂和饮水快速消毒剂5个部分组成。简易净水袋可以在战时条件下无需其他装置，通过混凝-消毒-沉淀的过程对野外浑浊水进行净化、消毒，处理后的水在感官性状和微生物指标方面达到《军队战时饮用水卫生标准》（GJB 651）的要求。

战时集中饮水消毒　部队战时或野外作训条件下，以团以上单位为基础采取的饮水消毒措施。战时集中饮水消毒可使用各种饮水消毒剂或器材，以及装备部队的各种大型净水设备。

野营多功能净水车　中国人民解放军后勤工程学院研制，可将江河、湖泊水等地表水净化成生活饮用水，将苦咸水、海水淡化为饮用水，在驻车状态可构成野战净水站。用于部队野营、野战条件下供水保障，提高后勤供水保障能力。该净水车由多个单元组成。①取水单元。由潜水泵、漂浮装置、输水软管等组成，提取原水进入净水车。②循环分离单元。由两级循环旋流分离器、循环泵等组成，对原水进行预处理。③净化单元。由微滤膜、活性炭过滤器、紫外线消毒器等组成，利用膜分离法制取饮用水。④超净化单元。由超滤膜、加压泵、紫外线消毒器等组成，利用超滤膜技术制取饮用水。⑤淡化单元。由海水膜、高压泵等组成，将海水、苦咸水淡化成饮用水。⑥发电与自控单元。为整车供电，完成制水过程控制及安全保护。

注意事项　战时饮水消毒效果主要受水温、浊度、pH、无机物、有机物、微生物种类、消毒剂浓度和接触时间等因素的影响，其中消毒剂浓度和接触时间的影响最直接，在消毒过程中要合理控制消毒剂浓度，确保达到有效的接触时间。

（尹　静）

zhànshí yǐnshuǐ xiāodú xiàoguǒ píngjià
战时饮水消毒效果评价（evaluation of drinking water disinfection in wartime）　战时或野外作训条件下按规定指标评价饮水消毒效果的过程。主要指标有菌落总数、总大肠菌群、大肠埃希菌和游离余氯等。

原理：饮水消毒效果评价主要基于消毒前后菌落总数、总大肠菌群和大肠埃希菌等数量的变化。饮水消毒后水中余氯的量是评价饮水消毒效果的间接指标，余氯量与消毒后水中菌落总数、总大肠菌群和大肠埃希菌的数量之间存在相关关系。

方法步骤：①菌落总数。见战时水质微生物检验。②总大肠菌群。见战时水质微生物检验。③大肠埃希菌。见战时水质微生物检验。④游离余氯。指氯消毒饮用水之后剩余消毒剂的浓度。以游离余氯评价饮水消毒效果比较安全可靠，由于菌落总数、总大肠菌群和大肠埃希菌的常规检验需要24小时，而战时消毒后24小时内水已被使用，发现消毒效果不合格时已无实际意义。水中游离余氯检测很快，一般认为，在一定接触时间后，以水中游离余氯量作为评价饮水消毒效果较为可靠。《军队战时饮用水卫生标准》（GJB 651）中规定：对于含氯消毒剂消毒后的饮水，在饮用7天的情况下，消毒剂在接触30分钟后不得<1.5mg/L；生物战剂污染情况下，接触30分钟后不得<5.0mg/L。在饮用90天的情况下，消毒剂接触30分钟后不得<1.0mg/L；特殊情况下，接触30分钟后不得<2.0mg/L。

在《军队战时饮用水标准检验法》（GJB 1096）中余氯含量的测定采用丁香醛连氮试剂管法和仪器法两种方法。丁香醛连氮试剂管法的原理是在pH 6~7的介质条件下，游离余氯能将丁香醛连氮氧化，水溶液由黄色变成红色的对称醌式结构的化合物，其颜色深浅与余氯含量成正比。如果水样中有化合性余氯存在，可氧化碘化钾而游离出碘，再与丁香醛连氮继续反应，测出总余氯，两次测定之差即为结合氯。仪器法用水质理化速测仪所内置的程序定量检测，直接测得水中游离余氯的浓度含量（mg/L）。详见战时水质理化检验。

注意事项：影响饮水消毒效果的因素很多，尤其是水质条件复杂时，用余氯作饮水消毒效果评价指标应充分考虑水质条件对余氯测定的影响，以免低估或高估消毒效果。

相关设备：可用装备部队的水质细菌检验箱和水质理化检验箱开展战时饮水消毒效果评价，具体见战时水质微生物检验和战时水质理化检验。

（尹　静）

zhànshí tèshū huánjìng jǐshuǐ

战时特殊环境给水（water supply for specific environments in wartime）　战时或野外作训条件下针对特殊环境用相应措施制取安全饮用水的活动。特殊环境主要包括坑道、海岛、沙漠、戈壁；战时敌方使用核武器、化学武器或生物武器等会使给水问题更复杂；敌方以核电站、化工厂、制药厂等为攻击目标，同样会给饮水安全造成类似的危害；军队参与重大自然灾害救援等非战争军事行动，也会遇到类似问题。主要包括核化生条件下给水、坑道给水、海岛给水和沙漠戈壁给水等。

（尹　静）

hé-huà-shēng tiáojiàn xià jǐshuǐ

核化生条件下给水（water supply in nuclear, chemical or biological war）　战时或野外作训条件下饮用水水源或饮用水受到核武器、化学武器和生物武器攻击或其泄漏时所采取的污染物清除措施。

放射性物质消除　主要用混凝、沉淀和过滤的方法。战时用简单的混凝、过滤方法。可就地取材利用洁净的黏土、煤渣、沙子、木炭或浑水澄清剂（含活性炭、磷酸钙等）、净化剂（含白陶

土、骨炭、高锰酸钾和硫酸亚铁等）。加入极少量的硝酸银可提高对水中放射性碘的去除效果。还可用中国人民解放军研制的"三防净水袋""单兵多功能净水器""野战给水净水车"做净化处理。在核化生条件下给水方面，美国军队主要采用反渗透净水器。这种系统可有效去除水中的细菌、病毒、芽胞、孢囊及有机污染物，还可去除水中污染的核、化学、生物战剂。海湾战争期间，美军还配发了个人"三防"水壶。这种水壶有自动关闭的塞，可防止壶嘴被核、化学、生物战剂污染，但不能用于已被污染水的净化。

中国人民解放军研制的"三防净水袋"，用综合处理方法，可消除核、化学、生物武器单独或混合污染。该净水袋由取水袋、净水袋和净水剂3部分组成。其中净水剂由Ⅰ号药（消毒剂）、Ⅱ号药（吸附剂）和Ⅲ号药（澄清剂）组成。使用时按说明顺序先后加入药物，最后经布滤器过滤后即可饮用。据试验，含铀裂变产物、炭疽芽胞、肉毒毒素及4种化学战剂污染的水，用此方法处理后，出水水质能达到相关标准的要求。

"单兵多功能净水器"主要采用活性炭纤维吸附、离子交换和中空纤维超滤等方法和技术去除水中污染的核、化学、生物战剂，其中活性炭纤维和离子交换树脂主要用于去除水中的放射性污染物质和化学战剂，中空纤维膜用于去除水中的生物战剂，出水水质符合相关标准的要求。

"野战给水净化车"为车载式"三防"饮水保障方舱，包括混凝、沉淀、过滤、活性炭吸附、精滤和反渗透装置。经该净水方舱净化后的饮水，达到相关标准

的要求。

化学战剂消除 一般用超氯化-混凝-过滤方法。该法可以对水中各种已知化学战剂进行处理，消毒剂的用量根据水中毒剂性质和浓度而定。若水中化学战剂性质及浓度不明，可用吸附-碱化-混凝过滤的方法。若已知是神经性毒剂，则可用碱化-混凝-过滤的方法进行净化。

煮沸法是一种最简单的消除水中化学战剂的方法。煮沸时注意通风，最好在室外进行。煮沸前可向水中加入酸、碱或混凝剂以增强其效果。神经性毒剂、芥子气、氮芥污染水敞开煮沸20~30分钟；路易氏剂需先加碱调节 pH 至 9~10，再加一定量明矾或三氯化铁，继续煮沸 1 小时，取上清液可饮用；煮沸法对失能性毒剂毕兹（BZ）的去除效果不理想，但加压煮沸可将毒剂大部分水解，再经离子交换或活性炭吸附处理即可。

中国人民解放军研制的"三防净水袋""单兵多功能净水器""野战给水净水车"等对化学战剂也有很好的去除效果。

生物战剂消除 生物战剂指对人和动物、植物有伤害作用的具有作战使用价值的致病微生物和毒素。可作为生物战剂的致病微生物一般必须具备 3 个条件。①致病力强，少量微生物即可使人致病。②容易大量生产。③稳定性好，在储存、运输、施放过程都比较稳定，不影响其活力。水中生物战剂除了具备上述条件外，还要具有两种性能。①能在水中存活。②能经水传播疾病。

可做水中生物战剂的有细菌、真菌、病毒、立克次体、衣原体、毒素等，如鼠疫杆菌、炭疽芽胞杆菌、霍乱弧菌、球孢子菌、黄

热病病毒、Q 热柯克斯体、肉毒毒素、T-2 毒素等数十种。生物战剂可以气溶胶或带菌昆虫、生物、食物形式或直接以冷冻干燥细菌或毒素污染水源。

生物战剂污染水源后致病性非常强。①可通过多种途径引起疾病。水中生物战剂除了通过饮用，经口感染发病外，还可通过皮肤，污染食物、手及生活用具等使人感染发病。因此，在生物战情况下，任何类型的水源水供给饮用时必须检验和消毒，符合《军队战时饮用水卫生标准》（GJB 651）规定后才能饮用。②可引起严重而复杂的临床症状。污染水源的生物战剂，有时是多种致病微生物或毒素，它们所引起的临床表现，不仅是通常经口感染伤寒杆菌、霍乱弧菌等所致的消化系统的症状，如腹痛、腹泻、呕吐、恶心等，还有其他系统的严重症状；加上生物战剂是平时少见的致病微生物，诊断往往比较困难。③可造成疾病的暴发性流行。水中生物战剂能经水及其他途径传播疾病。误用被生物战剂污染的水，可造成短时间内大量人群暴发疾病。其特点是病人症状酷似，发病地区都在同一水源供水范围内，没有明显的发病季节性。

水中生物战剂去除原则上与水的净化消毒基本相同。但是生物战剂是人为研制的，应考虑其特点如数量多、种类复杂、对消毒剂的耐受力强、存活时间长等。水中生物战剂去除的主要方法为煮沸、超氯消毒和综合处理法，混凝过滤只能去除部分生物战剂。

紧急情况下可用煮沸法消毒，一般要煮沸 15 分钟以上才能饮用。如有葡萄球菌肠毒素污染，则煮沸法不适用。化学消除法一

般用超氯消毒法。也可用"三防净水袋""单兵多功能净水器""野战给水净水车"。

核、化、生综合污染消除 怀疑水源受到核、化学、生物其中两类以上战剂混合污染可采取氯化、碱化、吸附、混凝沉淀、活性炭和离子交换树脂过滤综合处理法。也可用"三防净水袋""单兵多功能净水器""野战给水净水车"。

（尹 静）

kēngdào jǐshuǐ

坑道给水（water supply in gallery） 战时或野外作训条件下保障进驻坑道部队饮用水安全的技术。坑道内人员需水量、坑道储水方法、坑道储水净化、坑道储水消毒、坑道储水防腐、坑道储水管理是坑道给水卫生保障的重要内容。

人员需水量 包括人员饮水需要量和其他用水量。坑道内人员饮水量的多少，与当地的气候条件、食物种类、人员劳动强度和精神状态等因素直接有关。当水量充足时，饮水量可自行调节，无需特殊限制。但若水源缺乏、水量有限，必须确定一个合理的需水量和最低需水量，以维持其正常的生理功能的需要。一般情况下，坑道内人员每人每天饮水量 3~4L；在水源困难情况下，最低需水量可定为 2L，但持续时间不得超过 5 天。若人员在坑道内只做短期停留，仅满足上述饮水需要量即可；但要在坑道内生活较长时间时，则必须满足其他用水需要量。其中主要包括：每人每天洗漱用水 5~10L，炊事用水 4~6L。在无排水卫生设备的坑道，从集中龙头处取水，每人每天供水量为 20~40L；定期控制供水，每人每天为 10~20L；紧急缺

水条件下，每人每天按 5L 供水，但为期不得超过 10 天。

储水方法　主要用储水池储水，储水池大小和储水量多少，根据坑道的战术要求及进驻人员数量决定。储水池应设置在地下或半地下，设在不易被污染而又靠近生活用水比较集中的地方。水池应坚固不漏水、不渗水，用水泥被覆，便于洗刷、灌水和放水；灌水口不宜过大，取水口应安装水龙头，接水的地面要有排水沟。除储水池外还可用水窖、简便容器和坑道内掘井等方式储水。水窖可设在坑道口外山坡处，也可设在坑道内。水窖挖成后用石灰、水泥涂抹内壁，干后灌水或引入降水，消毒密闭储存。也可用水缸、水桶、行军锅等简便容器储水，适用于班、排、小分队的小型坑道。

储水净化　如果坑道内储水水质澄清，可不必进行任何处理，如水质浑浊，则可通过砂滤或加入混凝剂进行混凝、沉淀、澄清后再进行储存。

储水消毒　为保障饮水安全卫生，在输水完毕后应进行一次消毒处理，如水源污染严重或长时间储水，则应进行超氯量消毒。中国人民解放军曾研制了缓释饮水消毒药械，可对坑道储水进行持续消毒，一次投药可维持消毒效果 1 个月左右。

储水防腐　如果消毒不彻底，坑道内储水中的有机物未完全分解，储存一定时间后杂菌就可生长繁殖。储水处于静置状态，溶解氧补充缓慢，在缺氧条件下有机物分解，会使水腐败发臭。为防止储水腐败，一方面可对储水进行持续消毒处理，另一方面可给储水补充溶解氧，使其达到 2.0mg/L 以上。此时即使有机物

含量较高，由于不适于厌氧菌繁殖，水质也不会腐败。提高溶解氧的简易方法：一是用木棒经常搅动水面或机动方法；二是将压缩空气吹入水池底，或将氧气瓶中的氧气吹入；三是定期用水泵将储水池中的水循环 1 次，在循环中使进入池中的水充分曝气；四是向储水中加入无色无味的氧化药剂，促进有机物分解。

中国人民解放军曾开展坑道储水的防霉问题研究。对处于温带、寒带地区的坑道，由于气温低（夏季仍在 15℃ 以下），储水不易腐败变质，但储存 1 年以上的池水表面常滋生霉菌，有些霉菌还能产生较强的毒素。为了控制储水霉变，也需进行相应消毒处理，过氧乙酸和银协同可有效控制坑道储水霉变。

储水管理　不论平时还是战时，坑道储水均应设专人负责管理，并定期检测水质，及时了解储水是否变质；对长期储水应加盖上锁，使用的锁和水龙头应经常擦洗、防止腐蚀而启开不灵；禁止用个人水杯、饭碗、脸盆等不清洁容器直接取水，避免污染储水，造成水质腐败变质。

（尹　静）

jiàntǐng jǐshuǐ

舰艇给水（water supply in naval vessel）　战时或野外作训条件下保障舰艇指战员饮用水安全的技术。舰艇远航时所携带的淡水量或其制取淡水的能力是决定其续航能力的重要因素之一。

在高温、高湿条件下保障舰艇饮用水的水质卫生是舰艇给水的首要任务，是舰艇部队平战时卫生保障的重要内容，是保持部队战斗力的重要因素。航行及锚泊时舰艇上的淡水供应，主要依靠淡水舱自携淡水和海水淡化制

取淡水。

自携淡水：舰艇淡水舱的自携淡水主要来自市政供水，水质要求符合相应的饮水标准。由于舰艇特殊的环境条件，舰艇淡水水质在补给、输送、贮存等环节均有可能受到不同程度的污染，主要包括：①淡水经码头供水系统、码头与舰艇连接的输配水管道等多个环节，再流入舰艇淡水舱，水质在输送过程中有可能受到污染。②淡水在淡水舱内贮存过程中，水中消毒剂逐渐耗散以及可能受到舱室空气污染，有可能出现微生物繁殖。③淡水舱内表面涂料的剥落，污染物质溶解进入水中而污染水质。④淡水舱长期不清洗或清洗不彻底，经颠簸摇晃，舱底的沉积物泛起而使水质浑浊。

海水淡化：是舰艇淡水的一个重要来源。舰艇上装备的海水淡化装置主要有两种形式：蒸馏式海水淡化装置和膜法（主要是反渗透）海水淡化装置。蒸馏式海水淡化装置制取的淡水，其水质最突出的问题是矿化度过低，不仅饮用时口感不好，且长期饮用不利于舰艇人员的身体健康。因此，蒸馏式海水淡化水作为饮用水，应做必要的矿化处理。随着反渗透膜技术的发展，膜法海水淡化装置在舰艇上逐步得到广泛应用，今后将会成为舰艇远航时最主要的淡水来源。膜法海水淡化的不足是除硼率一般较低，淡化水中的硼含量较高。饮水中的硼一般不易引起急性中毒，但长期饮用含硼量高的水可引起慢性中毒，主要表现为硼性肠炎、腹泻、类似肝炎的酶学改变以及生殖功能下降等。因此，膜法海水淡化水作为饮用水时，水中的硼含量需要引起足够重视，应针

对淡化水中硼含量偏高的情况增设除硼处理工艺。

注意事项：舰艇给水包括制水、输水和储水等环节。为保证水质安全，必须对与水接触的相关设备和制取的饮用水进行消毒处理。此外，还要注意储水的污染防治与防霉等。如果舰艇采用反渗透海水淡化装置，则需要注意装置中各种滤芯的清洗和更换。

（尹 静）

hǎidǎo jǐshuǐ

海岛给水（water supply on island）

战时或野外作训条件下保障驻守边防海岛部队饮用水安全的技术。海岛驻军或海岛作战时，淡水供应问题突出，原则上就地解决，也可运水储存，供紧急情况下使用。海岛给水保障方式主要有：收集降水、收集地表径流、收集地下水、海水淡化、储运水等。

收集降水：在降水量较充沛地区，可收集降水，妥善保存，解决海岛上指战员部分饮用水需要。

收集地表径流：在岛上山谷狭隘处修筑一些简易的拦水坝或壕沟，将山上流下的雨水截留，汇集后引入过滤池中滤除浑浊物，然后收集到山坡旁边储水池中备用。如地表被覆不好或污染严重，地面降水中含有太多杂质，经过滤池无法去除，可改用收集地表层的渗水。可在山腰狭隘处横挖一条壕沟，底部深达不透水层，然后修筑一条不漏水的挡水槽，槽内垫上卵石和沙子，上面仍用原土覆盖。山上渗下来的清水在挡水槽中汇集，再经过管道顺流入下面的储水池中。收集地表径流时应视水质情况进行净化消毒处理。

收集地下水：地下水是海岛上的重要淡水资源，可用浅水井取水。在岛上扇形开阔地的山下海岸边挖筑的浅井，虽井底已在海平面以下，但井水的含盐量并不很高，这是因为山上流下的渗水把地层中的海水挤压掉。修筑海岸边浅井，首先要选择好位置，周围无污染源，土层较厚，坡上有丰富的渗水下流。同时井深要适度，过深虽然水量大，但有可能达到咸水层。同时，取水速度不能过快，以免下方的海水倒流，使水呈间歇性的咸味。汲取井水应采取慢速度和多次数间歇性的方法。

海水淡化：随着科学技术的发展，海水淡化技术不断提高，如大容量离子交换树脂的研制与应用、太阳能淡化器的改进、电渗析技术的完善以及反渗透技术的应用等，都为海水淡化提供了有效手段，为解决海岛供水问题带来了希望。但处理费用较高，要设专人管理。

储运水：在没有较好解决办法的情况下，运输合格的饮用水是保障海岛供水安全的一条有效途径。船上运水要防止污染，储水舱要经常进行清洗和消毒。运送的水要符合相应饮水标准的要求，运水船不可调做他用，也不许用来兼运牲畜或其他污染饮用水的器材等。海岛储水的卫生管理和消毒防腐见坑道给水。

（尹 静）

shāmò gēbì jǐshuǐ

沙漠戈壁给水（water supply in desert）

战时或野外作训条件下在沙漠戈壁等极端环境中，制取安全饮用水的过程。沙漠戈壁地区气候极度干燥、水源缺乏、水量不足、地下水矿化度较高，是部队供水保障中的突出问题。

特点：水量不足，无水或严重缺水是沙漠戈壁给水的主要特点之一。水质差是沙漠戈壁给水的另一个主要特点，水矿化度高，水中硫酸盐和氯化物含量高，多数为苦咸水，水硬度高、碱度高，含碘量却较低。此外，军人在沙漠戈壁地区行军需水量较多。影响需水量的主要因素是气温和体力活动强度，当平均气温32℃时，每天必需饮水量为5L，最多10L。沙漠、戈壁给水保障最重要的是侦察开辟水源，或处理利用苦咸水。

水源侦察：沙漠戈壁地区地面水源贫乏，河流很少，流程短、流量小、浊度高，一般上游含盐量低，下游含盐量高。但地下水资源比较丰富。一般近山前的砾石戈壁区潜水位较深，水质较好，矿化度多在1.5g/L以下。而远离山的沙丘区，地下水蒸发强烈，在高大的沙丘下，潜水埋藏较深，小沙丘埋藏较浅，水质矿化度常较高。古河道的沙层中常储有较丰富的地下水，且水质较好。沙漠低洼地带分布有一些湖泊，其边缘地下水埋藏不深，矿化度1~3g/L。一般在干枯的河床、湖泊周围，山丘间的凹地有可能找到水源，还可依靠当地居民或利用植物找水，跟踪动物、昆虫等寻找水源。

水的处理和利用：对于苦咸水处理，可用机动淡化装置，也可视情况用太阳能蒸馏或冻结法获得淡水。巡逻小分队可用离子交换树脂淡化苦咸水，在紧急情况下可用简易太阳能蒸馏方法。在有湿沙或苦咸水的地方，挖一个直径1.5m、深1m的沙坑，上盖一透明无毒塑料薄膜，四周用沙石压住，中央放一块小石子，使薄膜凹下，其下放一接水容器。

饮水方法：饮水要采取少量

多次定时饮水，不要一次暴饮。缺水时可 2~3 小时饮水 1 次，每次 80~100ml。饮水时先含在口内一段时间再咽下，可湿润干燥的口腔黏膜，缓解口渴的感觉。

防止脱水综合措施：脱水的主要原因是消耗水过多和摄入水量不足。沙漠中供水一般不充分，应尽量减少皮肤蒸发、保存体内水分。可采用遮阴、着衣帽、减少体力活动或安排早晚活动以减少皮肤蒸发、保存体内水分以及加强管理、合理用水等措施。

(尹 静)

jūnduì jǐshuǐ wèishēng guǎnlǐ

军队给水卫生管理 (hygiene regulation of water for army)

军队疾病预防控制机构依据国家、军队相关法律、法规、标准、规范等对军队饮用水水源和水质进行监督、监测的活动。

原则 军队给水卫生管理的功能与目的是为了更好地发挥人力、物力及水资源等条件，保证高效地为部队提供符合卫生要求的饮用水。部队给水卫生管理是保障饮水水质、给水设备与措施正常运行的重要手段，对保障指战员身体健康和战斗力具有十分重要的作用。管理原则是严格执行国家和军队颁布的、与饮水卫生有关的各种法律、法规、标准、规范等，这是部队给水卫生管理的最基本原则。管理人员应对水源水质进行严格的卫生监测与监督，确保水质卫生；对饮水净化、消毒措施、供水及配水设施进行严格的检测与监督，保证其正常运行；对处理后水质及供水（管网末梢水）的水质进行经常性监测，保证供水水质符合相关标准的要求。

方法 包括平时集中式给水卫生管理和分散式给水卫生管理，

战时给水卫生管理。

平时集中式给水卫生管理 指对部队平时营区驻地的水源、供水设施和供水水质进行监督、检测和评估的活动。①应用各项与给水有关的法律、法规等对军队给水卫生进行法制管理，具有强制性、规范性和稳定性的特点。②以中华人民共和国《生活饮用水卫生标准》（GB 5749-2006）为准绳，以《生活饮用水标准检验方法》（GB/T 5750-2006）为手段对集中式给水卫生进行技术管理，具有科学性和可靠性的特点，在给水卫生管理中起着治本、监督等重要作用。③依靠军队行政机构，通过行政手段等对给水卫生进行管理，具有权威性和强制性，是部队做好给水卫生工作的必要条件和重要手段。④适当地运用经济手段进行给水卫生管理，包括奖惩，使其与物质利益挂钩来有效地调动各方面和各类人员的积极性、主动性，增强责任感。⑤通过宣传教育使各类有关人员，尤其是部队领导了解部队给水卫生工作的重要性，取得各级领导的重视与支持；提高全体指战员对给水卫生工作的参与感，做到人人重视、关心与支持部队给水卫生工作。

平时分散式给水卫生管理 指针对单兵（个人）、小分队（小规模）或分散营区供水进行监督、监测和评估的活动。其特点是水源水质多变、水质处理设施简易且供水规模不同，管理难度较大。军队分散式供水方式包括单兵供水，如单兵净水器、个人饮水消毒剂等；小分队（营以下）供水，如小分队净水器、缓释饮水消毒剂、净水车等；也包括以自建的井水和池水方式供水。军队分散式给水卫生管理方法既可

用中华人民共和国《生活饮用水卫生标准》（GB 5749-2006）管理，也可用《军队战时饮用水卫生标准》（GJB 651）管理。军队分散式给水卫生管理与集中式管理一样，强调法制与技术管理和行政管理的重要性。

战时给水卫生管理 指针对战时条件下军队饮水卫生监督、监测的活动。其特点是水源种类复杂、多变，无法保证水源水量和水质；水质净化和消毒措施受限，水质检测技术手段简单。因此，战时军队给水卫生管理主要以《军队战时饮用水卫生标准》（GJB 651）为准绳，以《军队战时饮用水标准检验法》（GJB 1096）为手段对战时给水卫生进行技术管理；也需要行政管理和宣传教育工作。

(李君文)

jūnduì yíngyǎngxué

军队营养学 (military nutrition)

用营养学基本理论和方法研究军人的特殊营养需要以及相关营养保障措施的学科。研究目的是维护军人健康，提高军事作业效率，增强部队战斗力；研究对象为军人；研究因素侧重于特殊作业与特殊环境等因素。

简史 古代军队营养学的发展处于萌芽状态，军队营养保障工作缺乏营养学理论指导，往往与军队给养工作密切相关。进入 20 世纪以后，人们逐渐认识到战争期间出现的大量非战斗减员是营养缺乏所致。例如，第一次世界大战期间，俄军出现坏血病（维生素 C 缺乏病）症状的人数高达 50 万，其中 36 万人需要住院治疗；第二次世界大战期间，英国海军曾因坏血病的暴发中断海航数月；中国人民解放军在朝鲜战争早期出现了大批夜盲症

（维生素 A 缺乏病）患者，严重影响了夜战特长的发挥。美军于1917 年成立了专门的军队营养研究机构，开展了相关的军队营养研究，标志着现代军队营养学的诞生；1919 年制定颁布了世界上第一个军人营养素供给量标准。美军还大力开展军用食品研究，并将其视为战术武器。20 世纪 80年代早期，因军人微量营养素缺乏病发病率显著减少，美军曾中断军队营养研究，但很快于 1984年又恢复了军队营养研究，研究任务主要包括军人营养素供给量标准修订、军人营养状况评价新技术与方法、营养与体能和脑功能、肥胖的预防与控制以及功能性军用食品等。

中国人民解放军的军队营养学科是在新中国成立以后逐渐发展成熟起来的。1951 年，军事医学科学院成立了营养系，以后各军兵种、军区军事医学研究所和军医大学也相继建立了军队营养科研和教学机构，开展部队平战时军队营养研究。20 世纪 50 年代开展了第一次全军性营养调查，并以卫生规范的形式颁布了军人营养素供给量标准；以后又进行了 3 次全军性营养调查，多次修订了军人营养素供给量标准，在此基础上又制定了军人食物定量、军队膳食营养调查方法、军人营养状况生化评价等国家军用标准，并研制了用于战创伤营养支持的结晶氨基酸注射液、要素膳以及长效维生素 B_1（硫胺素）、维生素 B_2（核黄素）和维生素 C（抗坏血酸）制剂和系列军用食品等；20 世纪 90 年代以来，开展了营养与脑功能、营养与夜视、营养抗疲劳、营养抗辐射等方面研究。

研究内容 主要包括 7 个方面。①军队营养标准研究与制定。包括军人营养代谢、营养素需要量与供给量、食物定量等。②食物营养价值分析。如食品营养分析、野生资源的综合利用等。③军人营养状况评价。包括膳食调查、体测量、生化评价、功能性评价、新技术应用等。④军人营养性疾病的防治。包括营养缺乏与营养过剩相关疾病的防治。⑤军用食品的研制。如集体食品、单兵食品、特殊食品等。⑥战创伤营养支持的研究。包括肠内与肠外营养。⑦提高军事作业效率的营养措施研究。包括功能性营养制剂或食品。

研究方法 按不同的分类方法可分解成不同的研究领域。如按工作场所分类，大致分为实验室研究和现场研究两个方面。现场研究可获得珍贵的第一手资料，但是，大多数情况下由于伦理道德方面的限制，必须先在实验室以各种细胞、动物作为研究对象进行探索性研究，取得比较肯定的结果后才可进行现场人体研究。所以，实验室研究在军队营养学研究中占有相当重要的位置。过去，军队营养学多注重动物或人体的整体水平研究，随着科学技术的发展，军队营养学研究也逐渐由整体水平深入到细胞和分子水平，使军队营养研究的水平上升到一个更高的层次。

实验室研究 主要以细胞和动物作为研究对象，往往需要模拟许多特殊的军事作业或环境条件。例如，研究军事作业疲劳对营养代谢影响，多用小鼠或大鼠游泳方法模拟疲劳过程，观察疲劳对相关营养代谢的影响，或某些营养功能物质抗疲劳的效果；研究高原环境对营养素需要量影响，需用密闭缺氧或低压缺氧的方法模拟现场条件，探讨对实验细胞或动物营养代谢或营养素需要量的影响。

在研究技术与手段方面，过去军队营养学研究多用传统的生理、生化技术。在营养代谢实验研究中，传统的核素示踪技术应用十分广泛。其中，稳定性核素更具优越性，原因在于它不仅对机体无损伤效应，而且还有样品易收集以及灵敏、准确等优点。自 20 世纪 90 年代以来，生命科学中出现基因组学、转录组学、蛋白质组学、代谢组学等组学技术，为全景式、高通量研究营养代谢提供了新的契机，营养组学应运而生，并迅速成为营养学研究的新前沿，有利于发现营养素作用的新靶点、新生物标志物和研制新一代功能性食品。此外，军队营养学实验室研究还需要采用食品化学分析和食品加工等方面的技术手段，研究改善或提高食物的营养价值，或研发特殊的军用食品。

现场研究 以军人为研究对象，探讨军事作业或特殊环境对营养代谢、营养状况和营养素需要量的影响，在此基础上提出或制订解决具体营养问题的措施与方案。主要包括营养调查、营养代谢和营养干预研究 3 个方面。其中，营养调查多用流行病学调查方法，选择有代表性的基层单位，通过膳食调查、体格检查和生化检查等手段，发现存在的主要营养问题，最终提出针对性的营养改善措施；营养代谢研究则是通过平衡法、耗竭法或饱和法等经典技术手段，观察不同的内因或外因对人体营养代谢的影响以及相关作用机制，并得出营养素需要量的相关数据；营养干预主要是针对存在的具体营养问题，采取适宜的营养措施进行干预，并评价营养干预的效果，以便为制订营养改善措施提供科学依据。

现场研究需用一系列指标对军人的营养状况做出准确评估，传统的指标包括体测量和相关的生化指标。进入 21 世纪以来，一些体成分和功能性评价指标被逐渐用于军人营养状况评价。军人的体成分是决定体能状况的关键因素，包括非脂成分（瘦体成分）、脂肪成分和水分等，测定方法包括双能 X 线能量吸收法、生物阻抗分析法、计算机 X 线断层摄影术、磁共振成像法等；功能性营养的研究进展促进了功能性评价指标在营养状况评价中的应用，主要包括一些免疫功能、体能、认知能力等指标。营养不良往往导致机体多种生理功能下降。因此，营养状况监测过程中将功能性指标列为其中的检测项目，将有助于全面灵敏地评价军人的健康状况。

军队营养学现场研究不仅包括研究方案的制订和现场工作的人力、物力的准备，还涉及现场工作的协调与组织，前提是尽量不影响部队的正常生活和作训工作。现场研究涉及人体研究，必须保证研究工作不对受试军人产生任何生理或心理上不可恢复的伤害。

发展趋势 军队营养学必须顺应军事形势的变化和军队建设的需求，以现代功能营养理论为指导，重点探讨军事作业和特殊环境条件下军人的营养需要，提高官兵健康水平，增强军事作业效能。①在提高军事作业效率研究方面，通过营养措施维持和提高军人体能、脑功能应是未来军队营养学研究领域内的重要课题之一。②军人所面临的特殊任务，作业环境往往处于高原、寒区、

热区、沙漠、海岛等特殊环境地区，促进特殊环境习服的营养措施研究仍将是军队营养学研究的主要领域之一。③军用功能性营养制剂本质上是食品，但又不完全等同于食品，因为它不仅有防治军人营养缺乏病的作用，而且可调节军人特定生理功能状态、增强军人对特殊环境的适应能力、提高军人军事作业能力。军用功能性营养制剂也有别于药品，不以治疗疾病为目的，没有药品的毒副作用，价格也较低廉，在未来的军事领域将具有广泛的应用前景。④20世纪90年代以来，包括基因工程、酶工程、传感器、生物芯片、系统生物学及生物信息学技术等高新技术为人类探索未知世界提供了新的手段，也激发了新一轮军事变革的浪潮，未来战争模式也随之发生了深刻变化。在营养学研究领域，生物高新技术催生了分子营养学的诞生，同时也为军队营养学研究注入了新的活力。生物高新技术在评估军事作业与特殊环境因素对军人营养代谢、营养状况和营养需要量影响方面将具有十分广泛的应用前景，有利于进一步提高军队营养学的研究水平，拓展军队营养学的研究领域。

（郭长江）

lùqín bùduì yíngyǎng

陆勤部队营养（nutrition for ground force） 用营养学理论与方法研究陆勤部队军人的营养需要及其保障措施。

形成过程 美军于 1917 年成立了陆军军医署食品营养处，在第一次世界大战期间对陆勤部队训练营进行了营养调查，并于 1919 年制定颁布了世界上第一个军人营养素供给量标准；1940 年，美国科学院成立了食品与营养委

员会，协助美军开展军队营养和军用食品的研究；1947 年，美军颁布了陆勤部队营养条例 AR40-250，首次规定了军人的"最低营养摄入量"，以后又对该条例进行了多次修订；2001 年修订颁布《军人膳食营养素参考摄入量》（AR40-25）；此外，美军开展了军用食品的研究，由开始品种单一的压缩干粮发展为系列配套的快餐口粮，并研制了一批适合陆勤部队食用的军用功能性食品。中国人民解放军陆勤部队营养的研究始于 20 世纪 50 年代，开展了大规模陆勤部队营养调查和营养需要量等的研究，提出了陆勤部队军人营养素供给量标准；以后又陆续开展了陆勤部队营养缺乏病防治研究和营养评价方法研究，多次对军人营养素供给量标准进行了修订，并制定了军人食物定量标准；20 世纪 80 年代，开展了战创伤营养支持研究，研制成功了多种结晶氨基酸静脉注射液以及要素膳制剂等；20 世纪 90 年代以来，又开展营养抗疲劳、抗辐射、提高特殊环境适应能力等方面的研究。在军用食品研究方面，20 世纪 50 年代以来，先后研制成功了多种以压缩干粮为主的军用口粮，装备了陆勤部队；进入 21 世纪后，中国人民解放军的陆勤部队军用食品已经形成了系列化、餐谱化、热食化，极大地提高了陆勤部队战时饮食保障水平。

基本内容 通过实验室和现场研究，探讨陆勤部队人员的营养代谢、营养评价方法、营养需要量等，制定相关的营养标准，研制针对性的营养制剂或军用食品，包括：①研究各种陆勤部队特殊作业对营养代谢的影响，制定或修订陆勤部队营养素需要量

与供给量、食物定量等。②研究陆勤部队膳食调查和营养状况体测量、生化评价方法等。③研究陆勤部队营养性疾病的发生规律及其防治方法与措施。④研究陆勤部队专用的集体食品、单兵食品、特殊食品等。⑤研究陆勤部队战创伤营养支持方法与措施，包括肠内与肠外营养。⑥研究提高陆勤部队军事作业效率的营养措施，包括功能性营养制剂或食品。

应用 通过陆勤部队的营养研究，制定或修订针对性营养标准和保障措施，在平战时可用于指导陆勤部队伙食供应计划、饮食加工，开展经常性营养调查和营养相关性疾病防治，研究装备军用食品，提高战创伤营养支持水平，以改善陆勤部队人员的营养状况，提高对各种特殊环境与作业的适应能力，达到增强部队战斗力的目的。

（郭长江）

hǎiqín bùduì yíngyǎng

海勤部队营养（nutrition for marine force） 用营养学、航海医学理论和方法研究海勤人员的营养需要及其保障措施。

形成过程 从公元前 2500 年埃及海军诞生之日起，古代各国航海人员一直受到营养缺乏病的困扰。公元 533 年，东罗马远征军二万多人由君士坦丁堡上船出发远征，航行途中由于食物供应不足，营养不良流行，导致 500 多人死亡；16 世纪葡萄牙航海家麦哲伦和达·伽马远航船队由于缺乏新鲜食物，大量船员罹患坏血病、夜盲症、脚气病等营养缺乏病；17 世纪，英国海军舰员每年死于坏血病者可达 5000 人；18 世纪，英国一支远征舰队 4/5 舰员死于坏血病，使英国海军认识

到"要控制海洋，首先取决于征服航海疾病"。英国航海家库克船长后来在横渡太平洋的探险过程中发现吃泡菜可预防坏血病；1754 年，苏格兰林德医生发现用柑橘和柠檬汁治疗坏血病的方法。现代营养学的形成才使航海营养缺乏防治问题得到了真正解决。19 世纪以后，各海军强国先后建立卫生领导机构，兴办了培养海军医学营养专业人员的院校和开展航海营养研究的研究单位，加强了航海条件下的营养保障，使营养缺乏病不再成为威胁航海人员健康状况的主要危险因素。

1950 年，中国人民解放军海军有关部门制定了《海勤人员营养标准》；1951 年中国人民解放军总后勤部制定的营养标准包括了航海人员的标准；1953 年修订的《海勤灶伙食标准》按平时和出航分别提出了（水面）舰艇、潜艇及快艇的食物定量；1954 年，在调查研究的基础上提出了水面舰艇（含快艇人员）的营养标准；1957 年，设立了舰艇基本灶、潜艇出航灶、3 种海勤学员灶等 5 个灶别；1960 年底，中国人民解放军总后勤部颁发《中国人民解放军海军给养供应标准》，伙食灶别减为 4 个，即港湾灶、舰艇基本灶、潜艇基本灶、潜艇出航灶，取消原海勤学员灶，改按陆军有关灶别供应；1970 年起，经不断调查和研究，提出了包括水面舰艇、潜艇等各兵种的舰艇人员营养及食品标准。1981～1984 年期间，制定了《中国人民解放军军人日膳食营养素供给量》，该标准中包括舰艇部队部分的内容；"八五"期间（1991～1995 年）又经修订，该标准更名为《军人营养素供给量》颁布实行，其中新增了核潜艇人员的营养素供给量。

1990 年制定的《中国人民解放军军人食物定量》，以实物形式明确了海勤人员的各类食物供给标准；2000 年该标准更名为《军人食物定量》（GJB 826A-2000）；2010 年开始执行新的食物定量。

基本内容 通过实验室和现场研究，探讨海勤部队军人的营养代谢、营养评价方法、营养需要量等，制定相关的营养标准，研制针对性的营养制剂或军用食品，包括：①研究各种水面舰艇、潜艇或核潜艇作业对海勤人员营养代谢的影响，制定或修订海勤人员营养素需要量与供给量、食物定量等。②研究海勤部队膳食调查和营养状况体测量、生化评价方法等。③研究海勤部队营养性疾病的发生规律及其防治方法与措施。④研究海勤部队专用的特殊食品等。⑤研究海勤部队战创伤营养支持的方法与措施，包括肠内与肠外营养。⑥研究提高海勤部队军事作业效率的营养措施，包括功能性营养制剂或食品。

应用 通过探讨海勤部队人员的特殊营养需要，研究制定各种针对性营养标准和保障措施，应用于指导平战时各种舰艇人员的合理膳食，开展经常性营养调查和营养性疾病的防治，研制适合于海上作训使用的军用食品或功能性营养制剂，以改善海勤部队人员的营养状况，提高对航海作业环境的适应能力，最终达到增强海勤部队战斗力的目的。

（刘民航）

kōngqín bùduì yíngyǎng

空勤部队营养（nutrition for air force） 用营养学、航空医学理论和方法研究空勤人员的营养需要及其保障措施。空勤人员又称飞行人员，包括飞行员、领航员、通信员、空中机械师等机组人员。

形成过程 空勤部队营养研究起源于第一次世界大战期间，各交战国相继认识到营养在保障空勤人员最佳工作状态中的重要意义，限于当时技术，座舱与外界大气相通，驾驶飞机或飞艇的空勤人员在飞行中出现了不同程度的缺氧症状，严重影响飞行和空战操作。为此，对空勤人员如何对抗高空缺氧开展了大量研究，其中摄入高碳水化合物膳食缓解高空缺氧影响的效果获得了肯定。以后许多研究涉及了空勤人员在飞机驾驶期间能量消耗率测定、维生素代谢等。随着机载供氧装备的普及，美国和欧洲各国军方对空勤人员营养研究趋于萎缩，美军没有单独为空勤人员制定营养素供给量标准，全军统一执行军人营养素供给量标准。北大西洋公约组织（简称北约）与美军相同，没有为空勤人员制定专用标准。苏联重视空勤人员营养，对空勤人员能量及热源质分配均有明确规定，还开展了飞行与维生素代谢的研究，开展了一系列补充微量营养素提高飞行耐力、改善作业效能的研究，观察了飞行对维生素 B_6 代谢的影响及补充维生素 B_6 对稳定前庭功能的作用，研究了不同环境下补充微量营养素改善空勤人员适应能力的效果等，研制并配发航空兵部队专用的多种维生素片，用于补充膳食中营养素的不足。美军没有研制配发空勤人员专用膳食补充剂，但目前约有 50% 空勤人员食用膳食补充剂，均为个人从市场购买；美国空军重视对抗飞行疲劳措施的研究，已装备抗疲劳的咖啡因片剂。

中国人民解放军空勤部队营养研究随新中国空军的成立而兴起，当时苏联营养专家来华指导建立了空勤人员营养膳食体制，包括营养和伙食标准，并在航空兵伙食单位建立了专职营养师编制，营养师负责制订空勤人员食谱、定期膳食调查、有关疾病营养矫治以及食品卫生监督等项工作。1954 年空军航空医学研究所成立，航空营养是当时 3 个专业之一；此后成立了第四军医大学空军医学系（后改为航空航天医学系）和空军医学高等专科学校，除了培养空军急需的航空军医外，也开展航空营养相关研究。早期研究工作主要探索空勤人员营养素需要量，如 1958 年开展了蛋白质和几种水溶性维生素需要量的调查研究；20 世纪 60 年代开展了空勤人员体重动态分析及飞行员肥胖矫治等项研究工作；1964 年正式提出了飞行员能量、热源质分配、矿物质和 8 种维生素需要量，并提出了修订空勤给养标准的建议；1966 年，初步提出了空军空勤人员主要营养素供给量标准；1995 年，提出了修订空勤人员营养素供给量标准的建议，形成了新的《军人营养素供给量》（GJB 823A-1998）。从 20 世纪 60 年代开始，空勤人员肥胖、血脂异常检出率出现升高趋势，影响飞行员身体健康和飞行耐力，研究人员在膳食调查的基础上，制订了低脂、低胆固醇食谱，采取控制总能量，降低动物性脂肪比例，补充维生素等措施，向空勤人员宣传、普及营养知识、加强体力锻炼，使肥胖和高脂血症空勤人员体重降低、血胆固醇和三酰甘油降至正常或接近正常范围。经过多次膳食营养调查，发现空勤人员维生素 A、维生素 B_2、维生素 B_1、维生素 C 等几种常见维生素缺乏和不足比例较多，单纯从膳食途径补给难以达到要求，

加之飞行员夜航需要较充足的维生素 A 以维持良好的暗适应，经过对有关资料的分析和研究，空军航空医学研究所提出配方，1966 年起生产装备了空勤人员专用维生素丸，1982 年纳入药品管理并给予批准文号，其成分包括维生素 A、维生素 B_1、维生素 B_2、烟酰胺、维生素 C。空勤人员每日服 1 丸，特殊情况下增加用量由航空军医决定。2006 年在原配方基础上增加了抗氧化成分，优化了配方，每片含 11 种维生素、3 种矿物质，维生素有维生素 A、维生素 B_1、维生素 B_2、维生素 B_6、维生素 B_{12}、维生素 C、维生素 D_3、维生素 E、泛酸钙、叶酸、烟酰胺，矿物质包括硒、锌、钙。此外，为保障空勤人员特殊饮食需求，还研制装备了飞行远航食品和飞行救生食品。

基本内容 通过实验室和现场研究，探讨空勤部队人员的营养代谢、营养评价方法、营养需要量等，制定相关的营养标准，研制针对性的营养制剂或军用食品，包括：①研究各种飞行作业对空勤人员营养代谢的影响，制定或修订空勤人员营养素需要量与供给量、食物定量等。②研究空勤部队膳食调查和营养状况体测量、生化评价方法等。③研究空勤部队营养性疾病的发生规律及其防治方法与措施。④研究空勤部队专用的特殊军用食品等。⑤研究空勤部队战创伤营养支持的方法与措施，包括肠内与肠外营养。⑥研究提高空勤部队军事作业效率的营养措施，包括功能性营养制剂或食品。

应用 通过探讨空勤部队人员的特殊营养需要，研究制定各种针对性营养标准和保障措施，用于指导平战时空勤部队人员的

合理膳食，开展经常性营养调查和营养性疾病的防治，研制适合于各种飞行作训使用的特殊军用食品或功能性营养制剂，以改善空勤部队人员的营养状况，提高对各种飞行作业的适应能力，最终达到增强空勤部队战斗力的目的。进入21世纪以来，空勤部队营养研究不仅服务于空军航空兵部队，也拓展到海军航空兵部队和陆军航空兵部队空勤人员，并开始探讨高性能飞行装备对人体营养需要的影响规律，这将有助于制订更加符合新训练模式需求的营养保障措施。

（杨昌林）

jūnrén yíngyǎngsù gōngjǐliàng

军人营养素供给量（daily dietary allowance for military personnel） 军事作训中维持军人正常生理功能和作业效能所需的能量和各种营养素的数量。

形成过程 早在1919年，美军制定了世界上第一个军人营养素供给量标准。1943年以后，美国陆军卫生部规定军队膳食必须满足美国国家科学院医学会食品与营养委员会推荐的营养素供给量标准。1947年，美军颁布了陆勤部队营养条例AR40-250，首次规定了军人的"最低营养摄入量"。1956年，美军颁布了新的营养条例（AR-4564），规定军人的营养标准应符合美国国家科学院医学会食品与营养委员会推荐的营养素供给量标准。1968年，美军颁布了第一个以美国国家科学院医学会食品与营养委员会推荐的营养素供给量标准为依据制定的军人营养条例（AR40-25）。1985年，美军对军人营养条例进行了修订，首次以"推荐的军人每日膳食营养素供给量（military recommended dietary allowances，

MRDAs）"形式颁布。2001年，美军根据美国国家科学院医学会食品与营养委员会推荐的膳食营养素参考摄入量，对原来的供给量标准进行了修订，并将原来的"推荐的军人每日膳食营养素供给量"更名为"军人膳食营养素参考摄入量（military dietary reference intakes，MDRIs）"。

20世纪50年代，中国人民解放军以卫生规范的形式颁布了军人日膳食营养素供给量，规定了包括能量、蛋白质、钙、维生素A、维生素B_1（硫胺素）、维生素B_2（核黄素）、维生素C的供给量；1989年第一次以国家军用标准的形式制定了营养素供给量标准，即《中国人民解放军军人日膳食营养素供给量》（GJB 823-1989），规定了包括能量、蛋白质、钙、磷、铁、维生素A、维生素B_1（硫胺素）、维生素B_2（核黄素）、烟酸、维生素B_6、维生素C的供给量，按陆、海、空勤划分，陆勤部队的军事劳动强度划分四级，即轻、中、重和极重劳动强度，海勤部队分为水面舰艇、潜艇人员，空勤部队指飞行人员；1998年颁布了新的营养素供给量标准，即《军人营养素供给量》（GJB 823A-1998），按陆、海、空勤划分，陆勤部队的军事劳动强度仍划分四级，即轻、中、重和极重劳动强度，海勤部队分为水面舰艇、常规潜艇和核潜艇人员；空勤部队指飞行人员。

主要内容 包括能量、蛋白质、脂肪、碳水化合物、矿物质、维生素以及不同部队的供应量。

能量供给量 每日维持军人生命活动和军事作业效能所需要的能量。军人能量需要量是通过采用活动时间记录法、能量摄入量法、要因加算法、双标水法等

研究后确定的。美军2001年颁布的《军人膳食营养素参考摄入量》规定：男性轻度劳动、中度劳动、重度劳动和极重度劳动人员每日能量供给量分别应为3000kcal、3250kcal、3950kcal以及4600kcal，女性分别为2200kcal、2300kcal、2700kcal、3150kcal。中国人民解放军《军人营养素供给量》（GJB 823A-1998）规定陆勤部队轻度劳动、中度劳动、重度劳动和极重度劳动人员每日能量供给量分别为10.9~12.5MJ（2600~3000kcal）、12.6~14.5MJ（3000~3500kcal）、14.6~16.6MJ（3500~4000kcal）、16.7~18.8MJ（4000~4500kcal）；海勤部队水面舰艇与潜艇人员、核潜艇人员每日能量供给量分别为13.8~15.1MJ（3300~3600kcal）、14.6~15.5MJ（3500~3700kcal）；空勤飞行人员每日能量供给量为13.0~15.1MJ（3100~3600kcal）。

蛋白质供给量 为满足军人机体维持正常生理功能的需要，每日膳食必须提供一定数量和质量的蛋白质。军人的蛋白质供给量是在其需要量的基础上，乘以一定的变异系数后得出的。蛋白质需要量则是用要因加算、氮平衡、稳定性核素等方法研究后确定的。美军2001年颁布的《军人膳食营养素参考摄入量》规定中度劳动军人每天蛋白质供给量为91g。中国人民解放军《军人营养素供给量》（GJB 823A-1998）规定陆勤部队轻度劳动、中度劳动、重度劳动和极重度劳动人员每日蛋白质供给量分别为90g、100g、120g、130g，摄入的动物性蛋白质和大豆蛋白质的量应占蛋白质总量的30%~50%；海勤部队水面舰艇人员、潜艇和核潜艇人员的每日蛋白质供给量分别为110g、120g；空勤飞行人员的每日蛋白

质供给量为120g，海、空勤人员摄入的动物性蛋白质应占蛋白质总量的30%~50%。

脂类供给量 为满足军人机体维持正常生理功能的需要，每日膳食必须提供一定数量和质量的脂类。军人脂类供给量主要是在考虑预防心血管等慢性疾病以及一些特殊需求的基础上制定的。美军2001年颁布的《军人膳食营养素参考摄入量》规定每日脂肪供给的能量不应超过总能量的30%，饱和脂肪供给的能量不应超过总能量的10%，每日膳食中胆固醇含量不应超过300mg。中国人民解放军《军人营养素供给量》（GJB 823A-1998）规定每日脂肪供给的能量占总能量的20%~30%，寒区部队冬季脂肪供给产生的能量可上升到总能量的35%，其中，植物来源的脂肪不应少于总脂肪的50%。除脂肪外，《军人营养素供给量》还规定海、空勤人员每日膳食中胆固醇含量不应超过800mg。

碳水化合物供给量 为满足军人机体维持正常生理功能的需要，每日膳食必须提供一定数量的碳水化合物。军人碳水化合物供给量是在考虑能量供给量以及脂肪、蛋白质供能比例基础上制定的。美军2001年颁布的《军人膳食营养素参考摄入量》规定每日碳水化合物供给的能量占总能量的50%~55%。中国人民解放军《军人营养素供给量》（GJB 823A-1998）规定每日碳水化合物供给的能量占总能量的55%~65%，海勤人员、空勤人员每日蔗糖的摄入量不得超过总能量的10%。

矿物质供给量 为满足军人机体维持正常生理功能的需要，每日膳食必须提供一定数量的矿物质。美军2001年颁布的《军人膳食营养素参考摄入量》规定了每日钠、钾、磷、镁、钙、铁、锌、硒、碘、氟的供给量；中国人民解放军《军人营养素供给量》（GJB 823A-1998）规定了每日钙、铁、锌、硒、碘的供给量。

钙 军人钙供给量是在其需要量基础上，乘以一定的变异系数后得出的。钙需要量则是用平衡法、要因加算法等研究后确定的。美军2001年颁布的《军人膳食营养素参考摄入量》规定每日钙供给量为1000mg。中国人民解放军《军人营养素供给量》（GJB 823A-1998）规定陆勤、海勤人员每日钙供给量为800mg，空勤飞行人员可增加到1000mg。

铁 军人铁供给量是在其需要量基础上，乘以一定的变异系数，并考虑膳食铁吸收利用率后得出的。铁需要量则是用平衡法、要因加算法等研究后确定的。美军2001年颁布的《军人膳食营养素参考摄入量》规定每日铁供给量男性为10mg，女性15mg。中国人民解放军《军人营养素供给量》（GJB 823A-1998）规定陆勤部队、海勤部队水面舰艇和潜艇人员、空勤飞行人员每日铁供给量为15mg，海勤核潜艇人员20mg。

锌 军人锌供给量是在其需要量基础上，乘以一定的变异系数，并考虑膳食锌吸收利用率后得出的。锌需要量则是用平衡法、要因加算法等研究后确定的。美军2001年颁布的《军人膳食营养素参考摄入量》规定每日锌供给量男性15mg，女性12mg。中国人民解放军《军人营养素供给量》（GJB 823A-1998）规定陆勤部队、海勤部队水面舰艇和潜艇人员、空勤飞行人员每日锌供给量为15mg，海勤核潜艇人员20mg。

硒 军人硒供给量是在其需要量基础上，乘以一定的变异系数后得出的。硒需要量则是通过不同硒营养状况下测定谷胱甘肽过氧化物酶活性、硒蛋白P含量后推算确定的。美军2001年颁布的《军人膳食营养素参考摄入量》规定每日硒供给量男女均55μg。中国人民解放军《军人营养素供给量》（GJB 823A-1998）规定陆勤、海勤、空勤人员每日硒的供给量均为50μg。

碘 军人碘供给量是在其需要量基础上，乘以一定的变异系数后得出的。碘需要量则是用平衡法研究或根据正常甲状腺激素碘含量间接推算确定的。美军2001年颁布的《军人膳食营养素参考摄入量》规定每日碘供给量男女均为150μg。中国人民解放军《军人营养素供给量》（GJB 823A-1998）规定陆勤、海勤、空勤人员每日碘的供给量也均为150μg。

维生素供给量 为满足军人机体维持正常生理功能的需要，每日膳食必须提供一定数量的各种维生素。美军2001年颁布的《军人膳食营养素参考摄入量》规定了每日维生素A、维生素D、维生素E、维生素K、维生素B₁、维生素B₂、维生素B₆、维生素B₁₂、维生素C、叶酸和烟酸的供给量。《军人营养素供给量》（GJB 823A-1998）规定了每日维生素A、维生素D、维生素E、维生素B₁、维生素B₂、维生素B₆、维生素C和烟酸的供给量。

维生素A 军人维生素A供给量是在其需要量基础上，乘以一定的变异系数后得出的。维生素A需要量则是用耗竭补充、核素稀释等方法研究后确定的。美军2001年颁布的《军人膳食营养素参考摄入量》规定每日维生素A供给量男性1000μgRE，女性800μgRE。中国人民解放军《军人营养素供给量》（GJB 823A-1998）规定陆勤部队人员每日维生素A供给量为1000μgRE，海勤部队水面舰艇、潜艇和核潜艇人员每日维生素A供给量分别为1500μgRE、1800μgRE和2250μgRE，空勤飞行人员每日维生素A供给量为1500~3000μgRE。

维生素D　军人维生素D供给量是在其需要量基础上，乘以一定的变异系数后得出的。维生素D需要量则是采用耗竭补充等方法研究后确定的。美军2001年颁布的《军人膳食营养素参考摄入量》规定每日维生素D供给量男女均为5μg。中国人民解放军《军人营养素供给量》（GJB 823A-1998）规定陆勤部队人员每日维生素D供给量为5μg，海勤和空勤人员为10μg。

维生素E　军人维生素E供给量是在其需要量基础上，乘以一定的变异系数后得出的。维生素E需要量则是通过测定不同维生素E营养状况下血浆维生素E水平、溶血敏感性后推算得出的。美军2001年颁布的《军人膳食营养素参考摄入量》规定每日维生素E供给量男女均为15mg。中国人民解放军《军人营养素供给量》（GJB 823A-1998）规定陆勤人员每日维生素E供给量为10mg，海勤和空勤人员为30mg。

维生素B_1　军人维生素B_1供给量是在其需要量基础上，乘以一定的变异系数后得出的。维生素B_1需要量则是采用耗竭补充等方法研究后确定的。美军2001年颁布的《军人膳食营养素参考摄入量》规定每日维生素B_1供给量男性1.2mg，女性1.1mg。中国人民解放军《军人营养素供给量》（GJB 823A-1998）规定陆勤轻、中、重、极重劳动强度人员每日维生素B_1供给量为1.5mg、2.0mg、2.5mg、3.0mg，海勤水面舰艇、潜艇、核潜艇人员供给量分别为2~2.5mg、2~3mg、3~4mg，空勤飞行人员为2~3mg。

维生素B_2　军人维生素B_2供给量是在其需要量基础上，乘以一定的变异系数后得出的。维生素B_2需要量则是采用耗竭补充等方法研究后确定的。美军2001年颁布的《军人膳食营养素参考摄入量》规定每日维生素B_2供给量男性1.3mg，女性1.1mg。中国人民解放军《军人营养素供给量》（GJB 823A-1998）规定陆勤轻、中、重、极重劳动强度人员每日维生素B_2供给量为1.3mg、1.5mg、1.7mg、2.0mg，海勤部队水面舰艇、潜艇、核潜艇人员供给量分别为1.5~2.0mg、2.0~3.0mg、3.0~4.0mg，空勤飞行人员为2.0~3.0mg。

烟酸　军人烟酸供给量是在其需要量基础上，乘以一定的变异系数后得出的。烟酸需要量则是采用耗竭补充等方法研究后确定的。美军2001年颁布的《军人膳食营养素参考摄入量》规定每日烟酸供给量男性16mg，女性14mg。中国人民解放军《军人营养素供给量》（GJB 823A-1998）规定陆勤部队轻、中、重、极重劳动强度人员每日烟酸供给量为15mg、20mg、25mg、30mg，海勤部队水面舰艇、潜艇、核潜艇人员供给量分别为20mg、20mg、30~40mg，空勤飞行人员为20~30mg。

维生素B_6　军人维生素B_6供给量是在其需要量基础上，乘以一定的变异系数后得出的。维生素B_6需要量则是采用耗竭补充等方法研究后确定的。美军2001年颁布的《军人膳食营养素参考摄入量》规定每日维生素B_6供给量男女均为1.3mg；中国人民解放军《军人营养素供给量》（GJB 823A-1998）规定陆勤部队人员维生素B_6每日供给量为2mg，海勤部队水面舰艇、潜艇、核潜艇人员供给量分别为2~3mg、2~3mg、3~4mg，空勤飞行人员为2~3mg。

维生素C　军人维生素C供给量是在其需要量基础上，乘以一定的变异系数后得出的。维生素C需要量则是采用耗竭补充法，并考虑预防坏血病的维生素C摄入量和预防心血管疾病的效果后得出的。美军2001年颁布的《军人膳食营养素参考摄入量》规定每日维生素C供给量男性90mg，女性75mg。中国人民解放军《军人营养素供给量》（GJB 823A-1998）规定陆勤部队轻、中、重、极重劳动强度人员每日维生素C供给量为60mg、75mg、100mg、150mg，海勤部队水面舰艇、潜艇、核潜艇人员供给量分别为100~150mg、100~150mg、150mg，空勤飞行人员为100~150mg。

高原部队营养素供给量　为满足生活或作业于高原环境军人维持正常生理功能的营养需要，每日膳食必须提供一定数量的能量和各种营养素。

由于高原存在低压低氧、寒冷、风沙、强紫外线辐射等环境因素，机体代谢加快，能量消耗增加，对一些维生素、矿物质的需要量也有所增加。另外，高原作业环境下增加碳水化合物摄入量有利于维持动脉含氧量，而机体脂肪代谢能力在严重缺氧时显著下降，蛋白质和氨基酸也以分解代谢为主。因此，建议初入高原环境者应遵循高糖、低脂肪、适量蛋白质的膳食原则，糖、蛋白质、脂肪所占能量的比例分别为70%~75%、6%~10%、10%~15%。还应避免饮水过多，以防止肺水肿的发生。对于适应高原环境者，营养素供给量原则上与平原相似。中国人民解放军《军人营养素供给量》（GJB 823A-1998）规定高原部队各级劳动强度能量供给量应在相应部队人员供给量的基础上增加10%，对各种营养素供给量未做进一步规定，按相应平原部队人员的供给量执行。

热区部队营养素供给量 为满足生活或作业于热区军人维持正常生理功能的营养需要，每日膳食必须提供一定数量的能量和各种营养素。

机体处于高温环境时，体温调节、水盐代谢、消化系统、循环系统等均出现功能性变化，能量消耗有增加趋势，体内蛋白质分解代谢有所增强；由于大量出汗，体内水分、钠、钾和水溶性维生素等随汗液排出丢失；还出现食欲下降，消化吸收功能降低。因此，高温环境应考虑补充水分和无机盐，补充量可根据作业人员的主观感觉和体重变化进行调整，用特制混合盐片、维生素饮料效果更佳。中国人民解放军《军人营养素供给量》（GJB 823A-1998）规定热区部队夏季（7月、8月、9月）水溶性维生素与矿物质应增加10%，对能量、蛋白质供给量未做进一步规定，按相应劳动强度人员的供给量执行。中国人民解放军还制定了《热环境军事劳动人员的水盐补给量》（GJB 1637-1993）。

寒区部队营养素供给量 为满足生活或作业于寒区部队人员维持正常生理功能的营养需要，每日膳食必须提供一定数量的能量和各种营养素。

机体处于寒区环境，甲状腺功能增强，组织中三羧酸循环和与呼吸链有关的酶类如琥珀酸脱氢酶和细胞色素氧化酶活性均明显增高。肾上腺素和去甲肾上腺素分泌增加，氧摄入量也有所增加，由此造成人体产热量增加。一般机体在低温环境条件下基础代谢率升高10%~15%；增加脂肪摄入有助于机体产生冷习服。低温环境也可能增加人体对一些维生素和矿物质的需要量。中国人民解放军《军人营养素供给量》（GJB 823A-1998）规定寒区部队冬季（12月、1月、2月）脂肪摄入量所产生的能量上限可达总能量的35%，对能量、蛋白质、矿物质、维生素供给量未做进一步规定，按相应部队人员的供给量执行。

接触放射线部队营养素供给量 为满足放射线接触军人维持正常生理功能的营养需要，每日膳食必须提供一定数量的能量和各种营养素。

长期接触低剂量放射线照射可影响机体的营养代谢，增加一些抗氧化维生素（如维生素C、维生素E）的消耗，尿中B族维生素排出也有所增加。中国人民解放军《军人营养素供给量》（GJB 823A-1998）规定接触放射线部队人员除按相应维生素供给量供应外，应增加1片多种维生素片。每片含维生素A 600μg、维生素E 1mg、维生素D 2μg、维生素B₁ 1mg、维生素B₂ 1mg、烟酸10mg、维生素B₆ 2mg、维生素C 100mg、泛酸钙2mg。

应用 军人营养素供给量是军队计划膳食供应和评价膳食营养摄取是否科学合理的主要依据，并应用于军人食物定量的制定、指导军用营养制剂或军用食品的研发等。

注意事项 军人营养素供给量是针对军人这一特殊群体制定的，理论上可满足97%~98%个体的营养需求。若摄入量长期低于规定供给量，有可能产生能量或某种营养素不足，乃至于缺乏；反之，则有可能产生能量或某种营养素摄入过多，出现不良反应，最终影响健康，造成作业能力下降，严重时甚至危及生命。随着军队营养学研究的不断深入，对于各种营养素的功能和需要量的认识不断加深，军人营养素供给量随之需要进行不断补充和修订，以更好满足军人特殊的营养需求。

（郭长江）

zhànshí lùqín bùduì rìshànshí zuìdī néngliàng jí yíngyǎngsù gōngjǐliàng

战时陆勤部队日膳食最低能量及营养素供给量（recommended lowest dietary allowance for ground force in wartime）

在战时短时间内机体不产生不可逆变化，维持陆勤部队军人基本作战能力所需提供的最低能量和营养素的量。包括3天和7天作战时间的供给量。针对战争和突发事件情况下部队营养保障需要，中国人民解放军2007年制定了战时陆勤部队最低能量和营养素供给量标准。

基本内容：①能量供给量。通过动物实验与人体试验相结合的研究方法，系统地研究了陆勤部队不同时间内、不同劳动强度的最低能量和营养素供给量，得到的研究结果表明，3天作战时间内、不同劳动强度所需的最低能量为：轻劳动4.2MJ（1000kcal）/d、中劳动 5.0MJ（1200kcal）/d、重劳动 5.9MJ（1400kcal）/d、极重劳动 8.4MJ（2000kcal）/d。7 天作战时间内、不同劳动强度所需的最低能量为：轻劳动 5.5MJ（1300kcal）/d、中劳动 6.0MJ（1450kcal）/d、重劳动 10.0MJ（2000kcal）/d、极重劳动 12.0MJ（2800kcal）/d。②蛋白质供给量。通过系统地研究陆勤部队不同时间内、不同劳动强度的最低蛋白质供给量，得到的研究结果表明，3 天作战时间内、不同劳动强度所需的蛋白质供给量为：轻劳动 60g/d、中劳动 65g/d、重劳动 75g/d、极重劳动 80g/d。7 天作战时间内、不同劳动强度所需的最低蛋白质供给量为：轻劳动 70g/d、中劳动 80g/d、重劳动 90g/d、极重劳动 100g/d。③脂类供给量。根据中国人民解放军《军人营养素供给量》规定，脂肪供给的能量应占总能量的 20%~30%，依据 20%计算战时陆勤部队最低脂肪供给量应为：3 天作战时间内、不同劳动强度所需的最低脂肪供给量为 22~44g/d。7 天作战时间内、不同劳动强度所需的最低脂肪供给量为 28~62g/d。④维生素、矿物质供给量。考虑在人体能量供给不足的情况下，维生素、矿物质作为代谢的活性物质，是人体正常代谢必不可少的，故应提供充足的维生素、矿物质，使代谢处于最佳状态，尽可能减少能量不足对机体的影响。具体见军人营养素供给量。

应用：战时陆勤部队最低能量及营养素供给量是研制陆勤部队应急救生食品和特种部队突击食品的基本依据，适用于战争状态和突发事件条件下，短期内得不到充足食物供应的情况。按战时陆勤部队最低能量及营养素供给量标准供应的食物所提供的能量和营养素不能满足机体的完全需要，只是维持生命，保证机体的生理功能不发生不可逆的代谢紊乱。

（金 宏）

jūnrén shíwù dìngliàng

军人食物定量（dietary ration for soldier） 根据军人营养素供给量标准和国家食物生产及供应情况规定军人每日应摄入的食物种类与数量。

发展历程 中国人民解放军最初的军人食物定量，是 1957 年由军需部颁发的陆军食物定量标准，设 5 个灶别。之后在 1965 年和 1974 年又相继制定了空军和海军的营养需要量标准，并制定了相应的食物定量，主要是借鉴或沿用当时苏联军队的标准，结合中国实际情况，海军和空军各设 3 个灶别，加上陆军的 5 个灶别，共计 11 个灶别。受当时国民经济状况和食物生产能力的影响，陆军部队的食物定量仅规定 7 类食物，食物结构比较单一，动物性食物的供给量也明显偏低；海军和空军规定的食物，依据灶别的不同也只有 10~15 种，动物性食物为 3~6 种，多数灶别的食物结构还是相对单一，同时受苏联军队的影响，某些食物的数量和比例搭配也不够合理，动物性食物的供给量偏低。这样的一种食物定量标准体系，基本上是一个温饱型的膳食结构。1987 年，通过对不同驻地、不同军兵种的现场膳食营养调查和实验室研究，制定了第一个国家军用标准形式的食物定量标准，即《中国人民解放军军人食物定量标准》（GJB 826-1990），1990 年 10 月在军队贯彻实施；该标准全军陆、海、空军共设 7 个膳食灶别，各灶别的食物品种和动物性食物的数量都有明显增加，但由于受军费的限制，某些灶别供应的食物有限或一些食物没有列入，如牛奶、水果、木耳和蘑菇等在低灶别还未列入。从各灶别的食物种类、数量和提供的营养素来看，这还是一个由温饱型向营养型过渡的食物定量标准，低灶别的膳食提供的维生素 A、维生素 B$_2$ 和矿物质钙及动物性蛋白质均未达到军人营养素供给量的要求。2000 年，通过现场和实验室研究，制定了中国人民解放军新的《军人食物定量》（GJB 826A-2000）标准，新的标准将原有标准的 7 个灶别调整为 4 个灶别，动物性食物供给量有较大提高；但这个标准的低灶别所提供的维生素 A、维生素 B$_1$、维生素 B$_2$ 和钙还不能满足各种劳动强度的需要，而且 4 类灶的膳食结构也不够合理。2005 年，又开始对《军人食物定量》进行修订，按照军事作业的不同设定 3 个灶别，形成了新的食物定量标准（GJB 826B-2010）。新的食物定量标准的食物结构有明显的调整，简化了灶别，但仍有不足，主要表现为高灶别的动物性食物数量明显偏高，各灶别的动物性食物的质量都有待提高，低灶别的水果和乳类定量水平有待提高。

主要内容 包括以下几方面。

灶别 指根据军人军事作业的特点、环境条件及执行勤务的特殊需要，为满足正常军事作业的营养需要，划分的供给不同食物种类和数量的等级。中国人民解放军现行的《军人食物定量》（GJB 826B-2010）划分为一类灶、二类灶、三类灶。

粮食定量 主要有大米、全麦粉、标准粉、富强粉、玉米面、玉米糌、小米、高粱米、薏米、燕麦粉、荞麦粉等。粮食类食物是人类能量、蛋白质、维生素和矿物质元素的主要来源。根据军人营养素供给量标准中能量的供给量、军事作业性质和中国粮食生产与供应情况及其营养价值，规定军人每日应摄入 500~700g 粮食，供应质量和比例按《军粮供应管理暂行办法》规定执行，鼓励采购一定比例的粗、杂粮。

肉类定量　肉类含有优质蛋白质、维生素、矿物质元素等营养素，包括动物的肌肉和内脏。常见的有畜肉和禽肉两种。畜肉包括猪肉、牛肉和羊肉及其内脏等；禽肉包括鸡肉、鸭肉和鹅肉等。根据军人营养素供给量标准和中国肉类食物生产与供应情况及其营养价值，规定军人每人每日应摄入畜肉 180~200g、禽肉 60~140g。其中畜肉为猪、牛、羊肉及其内脏（以肝为主），一类灶供应的瘦肉应占 70% 以上，二、三类灶供应的瘦肉应占 90% 以上；猪、牛、羊、禽的肉类可等量替换；猪排骨和羊排骨按 50% 折算为相应的肉类。

禽蛋类定量　禽蛋类包括鸡蛋、鸭蛋、鹅蛋和其他禽蛋，禽蛋类的蛋白质含量较高，为 13%~14%，并且所含的营养成分比较全面、均衡，易被人体消化吸收。根据军人营养素供给量标准和中国禽蛋类食物生产与供应情况及其营养价值，规定军人每人每日应摄入禽蛋类 70~100g，鸡、鸭、鹅等禽蛋可等量相互替换。

鱼虾类定量　鱼虾类食物含有丰富的优质蛋白质、脂肪酸、维生素和矿物质等，味道鲜美、易于消化。根据军人营养素供给量标准和中国鱼虾类食物生产与供应情况及其营养价值，规定军

人每日应摄入鱼虾类 90~240g，其中海鱼的供应量应不少于 20%。

豆类及其制品定量　豆类主要有大豆、绿豆、豌豆、蚕豆、赤豆、芸豆等；豆类制品的种类繁多，主要指大豆制品，即以大豆为原料加工制作的产品，按照生产工艺可分为两类，一类是发酵豆制品，包括腐乳、臭豆腐、豆瓣酱、酱油等；另一类是非发酵豆制品，包括水豆腐、干豆腐（豆腐皮、千张）、香干（卤制豆腐干）、油豆腐（油炸豆腐）、熏豆干等豆制品；豆类及其制品含有人体所需的优质蛋白质和丰富的矿物质等。根据军人营养素供给量标准和中国豆类及其制品生产与供应情况及其营养价值，规定军人每人每日应摄入豆类及其制品 80g，部分豆制品具体折算量见表。

乳类及其制品定量　常见的乳和乳制品主要是牛奶、酸奶、乳酪、奶粉等，其所含的营养成分齐全、组成比例适宜、易消化吸收。根据军人营养素供给量标准和中国乳类及其制品生产与供应情况及其营养价值，规定军人每人每日应摄入乳类及其制品 200~300g，应首选供应牛奶，无法供应牛奶时，可用奶粉替换，与牛奶按 3：20 的比例折算；有条件亦可选择酸奶。

蔬菜定量　蔬菜种类繁多，富含人体所必需的维生素、矿物质和膳食纤维等营养物质，还含

有多种有机酸、芳香物质和色素等植物化学物质。根据军人营养素供给量标准和中国蔬菜生产与供应情况及其营养价值，规定军人每人每日应摄入蔬菜 750g，深色蔬菜应占 60% 以上。

水果定量　水果种类很多，按果实的形状和生理特征分为仁果类、核果类、浆果类、柑橘类、复果类和野果类；新鲜水果的含水量多，蛋白质、脂肪含量大多低于 1%，是人体维生素、矿物质和膳食纤维的重要来源。根据军人营养素供给量标准和中国水果生产与供应情况及其营养价值，规定军人每人每日应摄入水果 200~300g。

植物油定量　植物油主要有豆油、花生油、芝麻油、菜籽油、棉籽油、茶油、米糠油等，食用植物油主要是由甘油与脂肪酸所形成的酯，也称中性脂肪，由 1~3 个分子的脂肪酸与甘油结合，形成单酰甘油、二酰甘油和三酰甘油，此外，食用植物油中还含有磷脂、植物固醇等类脂和色素、维生素等成分。食用植物油的脂肪酸主要是不饱和脂肪酸，包括单不饱和脂肪酸和多不饱和脂肪酸两类，前者主要是油酸，后者主要有亚油酸、亚麻酸、花生四烯酸及其他高级不饱和脂肪酸。根据军人营养素供给量标准和中国植物油生产与供应情况及其营养价值，规定军人每人每日应摄入植物油 50~70g。三类灶供应的

表　部分豆制品折算量（相当于100g大豆的豆制品量）

食物名称	重量（g）	食物名称	重量（g）
北豆腐	290	豆腐丝	160
南豆腐	560	素鸡豆腐	210
内酯豆腐	700	腐竹	70
豆腐干	220	豆浆	1460

注：豆制品按与大豆的蛋白质比折算

食用植物油中 2/3 应为橄榄油或山茶油。

食用菌定量 食用菌又称真菌食物，常见的有蘑菇、香菇、黑木耳、银耳、金针菇、云芝、茯苓、猴头蘑等。食用菌不但营养丰富，有"高蛋白、低脂肪"的特点，而且含有丰富的真菌多糖等天然活性成分，有提高机体免疫功能、降血脂、抗动脉粥样硬化、延缓衰老、抗疲劳等作用。根据军人营养素供给量标准和中国食用菌生产与供应情况及其营养价值，规定军人每人每日应摄入食用菌 5~15g，其与鲜菌菇类的折算比为干：鲜 = 1：10。

干菜类定量 干菜类食物是指干的海藻类、干菜类和野菜类等食物，有一定营养特色，含多种维生素和矿物质及一些保健功能成分。根据军人营养素供给量标准和中国干菜类食物生产与供应情况及其营养价值，规定军人每人每日应摄入干菜类食物 10~25g。

其他 根据一些部队的特殊需要，规定了饮料、调料、巧克力、维生素片的定量。饮料、调料按折款供给，按各种食物折款总和的 5%~10% 供应；二、三类灶规定每人每日摄入巧克力 10g；三类灶规定每人每日摄入复合维生素 1 片。

应用 军人食物定量规定了军人、部队在编职工日膳食中的食物供给量，适用于部队伙食安排和配餐。其中的粮食供应质量和比例，按《军粮供应管理暂行办法》规定执行，鼓励采购一定比例的粗、杂粮，目的就是提高摄入的粮食中维生素、矿物质和膳食纤维的含量，更好地满足人体的需要。

（金　宏）

军队营养调查（military nutritional survey）　对军人个体或群体营养状况的调查评价。旨在了解部队膳食结构和营养状况，发现与膳食有关的营养问题和营养相关疾病，为制定军人营养素供给量和食物定量标准提供科学依据。内容包括膳食调查、营养体格检查及实验室生化检查。通过膳食调查可了解每人每日能量及各种营养素的摄入量；通过营养体格检查可了解军人在一定的膳食条件下、一段时间内的健康状况，以及是否存在营养缺乏或营养过剩；通过实验室生化检查则可了解军人体内营养素含量或其代谢功能变化，评价军人营养状况。3 个方面内容相互联系、相互验证，膳食调查侧重于计算每人每日膳食能量和营养素摄入量；而营养体格检查和实验室生化检查是判定调查对象营养状况的另外 2 个方面，具有互补性。膳食调查、营养体格检查、实验室生化检查是营养调查的"三驾马车"，缺一不可。只有全面地进行 3 个方面的调查，才能客观、准确地了解军人的营养状况，及时发现营养相关问题，并提出针对性改进措施。

军队营养调查大致可分为全军性调查和针对指定部队的调查。不同种类的营养调查，其调查目的、程序、要求等也有所区别。按照调查目的，一般全军性调查的主要目的是为制定或修订军人营养素供给量标准或食物定量标准提供科学数据，调查对象涵盖步兵、通信兵、炮兵、装甲兵、防化兵、导弹部队、特种作战部队、海军陆战队、水面舰艇、常规舰艇、核舰艇、飞行部队、雷达部队等多个兵种；而针对指定部队的调查是了解相关部队目前的食物结构与营养状况，评估执行的灶别能否达到军人营养素供给量和食物定量标准的要求，了解部队执行现行标准能否满足军事训练和军事作业的营养需要，为修订标准提供依据。按照工作程序，无论是全军性调查还是针对指定部队的调查，均包括制订调查计划、联系部队、进行前期工作准备和人员培训、开展现场调查与生化样品的实验室检测、分析调查结果和撰写调查总结报告几个部分。按照工作要求，全军性调查因涉及面广，要求高，前期准备工作较多；而针对指定部队的调查要求相对简单。

工作程序 包括：①制订调查计划。②联系部队。③进行前期工作准备和人员培训。④开展现场调查与生化样品的实验室检测。⑤分析调查结果。⑥撰写调查总结报告。

现场调查要求：①注意与调研部队多沟通，充分阐述营养调查的重要性，协调、处理好营养调查与军事训练的关系，取得调研部队的理解、支持和配合。②统一质控方法，从调查方法、实验室检测方法、使用试剂、测量器具、质控样品到数据的处理等都要确定统一的质量控制方法。③建立监督机制，调查工作和数据处理要由多人完成，相互提醒、相互监督，防止出现差错，做到当天调查、当天整理数据。

调查结果的分析重点：①根据军人能量消耗量，判定其劳动强度的级别。一般根据生活观察法的结果，将部队分为轻度劳动、中度劳动、重度体力劳动和极重度体力劳动四级。②每人每日能量和营养素的摄入量是否达到相应军兵种营养素供给标准的要求；

还可以分析膳食中蛋白质、脂肪、碳水化合物等三大产能营养素供热比是否合适。③根据身高、体重、皮褶厚度、上臂肌围、身体脂肪含量等体格检查结果，分析是否有瘦弱或肥胖者；依据营养缺乏病体征检查结果，统计受检人群中有营养缺乏体征的人数、百分数。④根据实验室检查结果，评价战士蛋白质、脂肪、矿物元素和维生素营养状况。

注意事项 ①调查单位要具有代表性。②准备工作要充分。③调查员要提前培训，方法和器具要统一。④调查者的仪态要标准。⑤现场调研要结合部队实际，事前沟通和调研时的动员很重要。

（蒋与刚）

jūnduì shànshí diàochá

军队膳食调查（military dietary survey）

根据规定时间内平均每人每日摄入的食物品种及数量计算出军人能量及各种营养素摄入量的调查方法。是军队营养调查的重要组成部分，旨在了解一定时期内军人每日摄取的能量、各种营养素的数量和质量。按《军队营养调查与评价方法》进行，包括称重法、记账法和询问法。

原理 ①称重法。调查者使用规定感量要求的衡器，称量被调查单位在规定时间内进食各种食物的重量，计算能量和各种营养素摄入量。一般认为称重法比较准确。调查期以 7 天为宜。由于部队有规定的伙食供应标准，每人每日摄入食物、能量和各种营养素的量出入不大，调查期也可缩短为 3～4 天。其中应包含一个双休日，但不应包括重大节假日。为使调查结果具有良好的代表性和真实性，最好在不同季节分次调查，即每年的四季各进行 1 次，至少应在春夏和秋冬各进行 1

次。②记账法。由被调查对象按规定要求记录在规定时间内的食物摄入量。适用于较长时间的调查或同时对多个单位的调查。调查时间为连续 1 个月或每季度 1 个月或全年逐月，根据调查要求而定。③询问法。向被调查者或了解情况者询问某一段时间内食物摄入量。适用于病人及营养咨询时个人膳食情况的调查。优点是询问过程中还可了解到其有无挑食、偏食，是否定时进餐和有无其他不良饮食习惯等；缺点是得出的营养素摄入量依据被调查者的口述和记忆，不够准确。

基本技术 包括以下几方面。

称重法 ①称量各种食物毛重、可食部分生重、熟重及剩余食物重，记录在设计好的表格内，计算各种食物生熟比。观察并记录烹调方法。②查清并记录每餐就餐人数。如有来队人员，也应记录，如其中有老人、妇女及儿童，需折算为成年男子数。③整理及计算结果。按称量的食物摄入量，查阅食物成分表或输入食物营养成分计算机程序，依次计算出各种营养素的摄入量，再将各种食物的同种营养素相加，得出平均每人每日各种营养素的摄入量。同时，还应计算出三大营养素供能情况、蛋白质和脂类来源的分配情况。④结果评价。依据军人营养素供给量及食物定量标准，评价膳食营养的优劣及膳食食物构成是否合理。

记账法 登记各种食物的毛重及各种食物可食部分生重。计算时扣除废弃量，登记每餐就餐人数及来队人数，来队人数中应将老人、妇女、儿童的人数折算为成年男子人数。按每人每日食物品种及数量，计算出能量及各种营养素的摄入量。

询问法 向被试者询问，被询问者回顾答复，了解其在前一天摄入的食物品种和数量。询问法也可要求回顾近 3 天所食食物品种及数量，还须询问有无特殊饮食习惯，有无偏食、忌食和膳食史等。询问者在病房及咨询处询问时，用启发式，避免暗示，以求客观真实。被询问者不能回答或不在场时，可向了解被询问者膳食情况的家属及同行者询问，一次或多次直到了解清楚为止。

注意事项 ①除指定单位或个人外，应选择有代表性的伙食单位或个人。②印制好记录表格。③了解部队作训情况，调查期间不得改变平时伙食供应，如实反映平时膳食情况。④向被调查单位或个人讲明调查目的、意义，取得配合。⑤熟悉炊事班作息时间及驻地，对厨房使用的各种容器如盆、桶、锅、炊具、笼屉等先称量并做重量标记。⑥调查期间调查者应与炊事班同时作息。

（蒋与刚）

jūnrén yíngyǎng tǐgé jiǎnchá

军人营养体格检查（military anthropometry）

用人体测量、一般性体检及营养性疾病体征检查评价军人的健康状况，发现其是否存在营养缺乏或过剩的方法。

原理 其数据是评价个体和群体营养状况的重要指标。一般包括人体测量、一般性体检及营养性疾病体征检查 3 个部分。人体测量主要测量身高、体重、皮褶厚度、上臂围等指标；一般性体检重点检查有无影响营养状况的疾病存在；营养性疾病体征检查旨在针对性地发现一些营养缺乏病的体征。

基本技术 包括以下几方面。

人体测量 测量项目包括身

高、体重、皮褶厚度、上臂围和上臂肌围等。①身高。应在固定时间测量，上午 10 时左右为宜。②体重。上午 10 时左右或清晨测定较为适宜。可用弹簧式体重计或杠杆式体重计测定。评价应结合理想体重（又称标准体重）进行。军人理想体重按下列公式计算：理想体重（kg）=［身高（cm）-150］×0.6+50。中国营养学会修订的成年人标准体重（2012）为：18~49 岁年龄段男性 66 kg，女性 56kg；50~59 岁年龄段男性 65kg，女性 58kg。若测量值在理想体重 ±10% 以内属正常，±10%~20% 为瘦弱或超重，>±20% 为极瘦或肥胖。在脱水、水肿、胸腹腔积液、快速生长肿瘤等存在的情况下不宜采用上述评价标准。③体质指数（body mass index，BMI）。BMI 为结合体重和身高的评价方法，其计算公式为：BMI = 体重（kg）/［身高（m）］^{2}。中国肥胖问题工作组提出的中国健康成年人评价标准为：BMI < 18.5 为体重过低，18.5~

23.9 为体重正常，24.0~27.9 为超重，≥ 28 为肥胖。④皮褶厚度。可反映体内脂肪组织储存情况，常用测量部位有肱三头肌部、肩胛下部和髂部，可用皮褶计测量。评价标准：如果肱三头肌部、肩胛下部测量值之和 > 40mm（男）、> 50mm（女）为肥胖；10~40mm（男）、20~50mm（女）为正常；< 10mm（男）、< 20mm（女）为瘦弱。⑤上臂围、上臂肌围。上臂围反映体内脂肪与肌肉的储存情况，为上臂中点周长；上臂肌围则反映体内肌肉的储存情况。上臂肌围由上臂围与皮褶厚度推算而来。推算公式：上臂肌围（cm）= 上臂围（cm）-［3.14× 肱三头肌皮褶厚度（cm）］。成年人上臂肌围正常参考值为 24.8cm。评价标准：在正常参考值 80%~90% 范围内为轻度肌肉消瘦，60%~80% 范围内为中度肌肉消瘦，小于 60% 为重度肌肉消瘦。

一般性体检 包括血压、脉搏、B 超、心电图等一系列常规

体检项目。

营养性疾病体征检查 主要通过观察被检者眼、皮肤、黏膜、头发、口腔、牙齿、舌、甲状腺、下肢等部位，检查营养缺乏病有关体征（表）。此外，根据特殊情况选择一些指标，如暗适应检查可反映维生素 A 营养状况，采用暗适应计进行。

注意事项 营养缺乏病可按营养素排列次序逐项检查，即针对与某一营养素缺乏有关的症状逐项检查；也可按身体部位，从头部到脚依次系统检查，避免遗漏。检查的重点是原发性营养缺乏病，并寻找发病原因，给予明确诊断。对继发性营养缺乏病也不应忽视，继发性营养缺乏病的原因很多，如胃肠疾患、寄生虫感染、某些原因引起的呕吐或腹泻、手术后或曾患严重的传染病等。凡引起营养素吸收障碍、利用不良、需要量或排泄量增加等各种因素均可造成继发性营养不良。轻度营养缺乏病很不典型，有些症状或体征并非特异性，也可由其他原

表　常见营养缺乏病的体征

部　位	体　征	意　义
全身	消瘦、贫血	能量、蛋白质、锌、铁、叶酸 维生素 B_6、维生素 B_{12} 或维生素 C 缺乏
皮肤	干燥、毛囊角化	维生素 A 缺乏
	出血	维生素 C 或维生素 K 缺乏
	癞皮病皮炎	烟酸缺乏
	阴囊皮炎	维生素 B_2 缺乏
皮下组织	水肿，皮下脂肪减少	蛋白质、能量缺乏
头发	无光泽、稀少	蛋白质、维生素 A 缺乏
眼	比托（Bitot）斑、结膜干燥、软化	维生素 A 缺乏
唇	唇炎、口角炎	维生素 B_2 缺乏
舌	舌炎、舌猩红	维生素 B_2、烟酸缺乏
牙龈	牙龈炎、红肿出血	维生素 C 缺乏
甲状腺	肿大	碘缺乏
骨骼	鸡胸、串珠胸、"O" 或 "X" 形腿	钙或维生素 D 缺乏
心脏	肥大、心动过速、心力衰竭	维生素 B_1 缺乏
神经系统	多发性神经炎	维生素 B_1 缺乏

因引起，应注意鉴别诊断。

(蒋与刚)

jūnrén yíngyǎng zhuàngkuàng shēnghuà píngjià

军人营养状况生化评价（military biochemical assessments）

对军人血、尿、粪及毛发、指甲等样品中某些指标进行生化检查，评价相关营养素营养状况的方法。《军人营养状况生化评价》规定了蛋白质、脂肪、铁、维生素 A、维生素 B_1、维生素 B_2（核黄素）和维生素 C 营养状况生化评价的方法和相应的评价标准。与膳食调查、营养体格检查相比，生化评价更客观、准确和灵敏，能较早地发现存在的营养问题。

原理 ①维生素 4 小时负荷试验。一次口服定量维生素后，收集 4 小时内排出的尿，测定尿中排出的维生素总量或计算其排出百分率，以评价其营养状况。②红细胞转酮醇酶焦磷酸硫胺素效应（ETK-TPP）。是维生素 B_1 营养状况的功能性评价方法。其原理是红细胞中存在丰富的转酮醇酶（TK），它需要硫胺素焦磷酸（TPP）作为辅基，体内 TPP 由摄入的硫胺素（维生素 B_1）经硫酸化后形成。缺乏硫胺素时，TPP 减少，转酮醇酶活性降低。如在体外加入足量 TPP 到红细胞溶血液中，原来的转酮醇酶活性提高，即为 TPP 效应。比较加与不加 TPP 后红细胞溶血液中 TK 活性，计算其百分比（%），可评估维生素 B_1 的缺乏程度。③全血谷胱甘肽还原酶活性系数（BGR-AC）。是维生素 B_2 营养状况的功能性评价方法。维生素 B_2 缺乏时，谷胱甘肽还原酶（GR）因缺乏辅基黄素腺嘌呤二核苷酸（FAD）而活性降低，在体外将足量 FAD 加入到全血溶血液中，使

原来的 GR 活性提高，其提高的程度与原来活性之比即为 BGR-AC。

基本技术 按规定项目及标准评价。

军人蛋白质营养状况 一般情况下用血清白蛋白评价，有条件时应用血清前白蛋白进行评价，评价标准见表 1。

军人脂肪营养状况 一般情况下应用血清总胆固醇和血清总甘油三酯进行评价，有条件时应用血清低密度脂蛋白胆固醇、高密度脂蛋白胆固醇进行评价，评价标准见表 2。

军人铁营养状况 根据铁缺乏的 3 个阶段，评价指标可分为三类。①反映铁储存的指标，如血清铁蛋白。②反映铁转运的指标，如血清铁、运铁蛋白饱和度、总铁结合力。③反映红细胞生成的指标，如红细胞原卟啉。一般情况下应用血红蛋白进行评价，有条件时应用血清铁蛋白或红细胞游离原卟啉进行评价，评价标准见表 3。

军人维生素 A 营养状况 以血浆维生素 A 含量进行评价，评价标准见表 4。

表 1 军人蛋白质营养状况评价标准

评价指标	正常	轻度缺乏	中度缺乏	重度缺乏
血清白蛋白（g/L）	>35	≤35	≤30	≤25
血清前白蛋白（mg/L）	>250	≤250	≤150	≤100

表 2 军人脂肪营养状况评价标准

评价项目 ［mmol/L（mg/dl）］	正常	临界	高血脂
血清总胆固醇	≤5.20 （≤200）	5.20<X<5.70 （200<X<220）	≥5.70 （≥220）
血清总甘油三酯	≤1.70 （≤150）	—	>1.70 （>150）
血清低密度脂蛋白胆固醇	≤3.12 （≤120）	3.12<X<3.64 （120<X<140）	≥3.64 （≥140）
血清高密度脂蛋白胆固醇	≥1.04 （≥40）	0.9<X<1.04 （35<X<40）	≤0.9 （≤35）

表 3 军人铁营养状况评价标准

评价指标	正常	IDS	IDE	IDA
血清铁蛋白（μg/L）	≥14	<14	<14	<14
红细胞游离原卟啉 ［μmol/L（μg/L）］	≤0.9 （≤500）	<0.9 （<500）	>0.9 （>500）	>0.9 （>500）
血红蛋白（g/L）	≥120	≥120	≥120	<120

注：IDS：储铁减少期；IDE：红细胞生成缺铁期；IDA：缺铁性贫血期

表 4 军人维生素 A 营养状况评价标准

评价指标	正常	不足	缺乏
血浆维生素 A ［μmol/L（μg/dl）］	≥0.70 （≥20）	0.35<X<0.70 （10<X<20）	≤0.35 （≤10）

表 5　军人维生素 B_1 营养状况评价标准

评价指标	正常	不足	缺乏
4 小时负荷尿中硫胺素 [nmol（μg）]	≥665（≥200）	332<X<665（100<X<200）	≤332（≤100）
ETK-TPP 效应（%）	≤15	15<X<20	≥20

军人维生素 B_1 营养状况应用 4 小时负荷尿中硫胺素和 ETK-TPP 效应进行评价，评价标准见表 5。

军人维生素 B_2 营养状况　应用 4 小时负荷尿中核黄素和 BGR-AC 进行评价，评价标准见表 6。

军人维生素 C 营养状况　用血浆总维生素 C 和 4 小时负荷尿中总维生素 C 含量进行评价，评价标准见表 7。

注意事项　①采样前应准备好相应的器具。②受检人员应具有代表性。③空腹采血。④进行 4 小时负荷尿试验时，受检人员早晨空腹服用维生素 B_1、维生素 B_2、维生素 C，剂量分别为 5mg、5mg 和 500mg。

（蒋与刚）

jūnrén yíngyǎngxìng jíbìng

军人营养性疾病（nutritional disease in soldiers）

特殊环境或特殊作业条件影响所致军人相关营养缺乏或营养过剩疾病。其中，以营养缺乏病较多见。保障军人的营养状况可有效增强部队官兵的体质，提高平战时的军事作业效率，增强在特殊环境下的生存能力和战斗能力，保证军事任务和抢险救灾工作的顺利完成。中国人民解放军针对部队平战时的营养需求并考虑不同军兵种特点和地域特点，修订了相关的军人营养供给标准和部队伙食标准，基本满足了部队军人的膳食营养要求。但在某些情况下，军人仍会产生营养缺乏病或营养过剩性疾病。

基本内容　营养缺乏病（nutritional deficiency）是指由于营养素不足而在临床上出现各种不良表现的疾病。有原发性和继发性两类。前者是指单纯营养素摄入不足，源于多种或单一营养素摄入不足，一般以多种营养素摄入不足多见；后者是指其他疾病或病理过程引起的营养素不足，除摄入不足外，还包括消化、吸收、利用以及需要量变化等因素的影响。典型的营养缺乏病在军队中已很少见。但是，军人所肩负的特殊任务以及所处的特殊环境使得发生营养缺乏病可能性依然存在。而且，受中国膳食模式结构和食物生产等因素的影响，一些营养素的摄入量还是偏低，如 B 族维生素、钙、铁等，常达不到营养素供给量标准的要求而出现相应的营养素缺乏。

军人营养素缺乏往往发生在驻守或急进特殊环境部队官兵、特殊军兵种或特殊军事作业部队官兵、后勤补给困难的边海防驻守部队官兵等。在高原、寒区、热区、荒漠、远程海岛和岛礁，由于极端环境因素的影响，军人的能量代谢和物质代谢发生显著改变，影响和干扰了营养素的正常摄取、消化、吸收及代谢，易致营养素缺乏，引起相关的营养缺乏病。例如，高原部队因维生素 A、维生素 B_2、维生素 C 及钙摄入严重不足会发生缺乏；热区部队易因高温环境出现矿物质和水溶性维生素的大量丢失，若补充不及时易发生相应的营养素缺乏，如铁、钙、钾、维生素 C、维生素 B_1、维生素 B_2 以及维生素 A 等的缺乏；一些特殊军事作业部队，如导弹部队、航空航天部队、海军舰艇部队、通信和电子对抗部队等，因其特有的军事作

表 6　军人维生素 B_2 营养状况评价标准

评价指标	正常	不足	缺乏
4 小时负荷尿中核黄素 [nmol（μg）]	≥3450（≥1300）	1330<X<3450（500<X<1300）	≤1330（≤500）
BGR-AC	≤1.20	1.20<X<1.50	≥1.50

表 7　军人维生素 C 营养状况评价标准

评价指标	正常	不足	缺乏
血浆总维生素 C [μmol/L（mg/dl）]	≥22.70（≥0.40）	11.40<X<22.70（0.20<X<0.40）	≤11.40（≤0.20）
4 小时负荷尿中总维生素 C [μmol（mg）]	≥28.5（≥5）	<28.5（<5）	——

业因素（电磁辐射、失重、精神紧张、强噪声、振动等）易出现营养素的摄入不足及需要量增加而发生代谢紊乱，引起相关的营养素缺乏，如维生素 B_1、维生素 B_2、维生素 B_6 及维生素 C 等的缺乏。

综合上述因素，常见的军人营养素缺乏病有能量供应不足、缺铁性贫血、维生素缺乏病（主要为维生素 B_1、维生素 B_2、烟酸和维生素 C 等的缺乏）等。另外，在某些情况下军人还会发生超重及血脂异常等营养过剩性疾病。

应用　针对军人易发生的营养性疾病，采取科学合理的营养保障措施，以维持部队官兵的身心健康和军事作业能力。首先，要做好积极预防，保证充足的营养供应。根据部队所处环境因素或军事作业因素的特点，对易出现缺乏的营养素进行重点补充，并合理选择食物，调整膳食制度以改善食欲。其次，要做好营养科普宣传，提高部队官兵的膳食营养知识，如普及合理进餐制度、养成良好饮食习惯、加强科学平衡膳食等。营养宣教对维持军人健康十分必要，尤其是对预防营养过剩性疾病非常有效，可显著减少超重、肥胖及血脂异常的发生率。最后，要做好营养性疾病的对症治疗。如果发生了营养缺乏病或营养过剩，要根据发病原因和发病症状进行积极治疗，以尽快使军人恢复健康。

(陈伟强)

jūnrén dànbáizhì néngliàng yíngyǎngbùliáng

军人蛋白质能量营养不良（protein and energy malnutrition in soldiers）　军人蛋白质和（或）能量摄入不足或缺乏所致的营养缺乏病。

病因与发病机制　可分为原发性和继发性。原发性主要是食物供给、摄入不足或膳食蛋白质缺乏所致，多见于特殊环境部队食品供给困难、食欲下降、消耗增加等情况。一些特殊军事作业如重体力劳动、高温作业，如不及时相应增加能量与蛋白质的供给量，也可导致蛋白质能量营养不良的发生。继发性比较少见，主要发生于消化系统疾病、创伤和手术不能进食及不合理用药等情况下。军人能量和（或）蛋白质摄入不足使机体动用体内的脂肪储备，出现体重降低；严重情况下还引起皮下脂肪显著减少，肌肉蛋白质分解代谢加强，蛋白质合成减少，血液白蛋白浓度降低，血管渗透压下降，水分流向血管外间隙，形成水肿。

临床表现　包括 4 种类型：水肿型营养不良、消瘦型营养不良、混合型营养不良和低体重。水肿型营养不良（kwashiorkor）者的体重在其标准体重的 $60\% \sim 80\%$，主要表现为水肿、腹泻，经常伴发免疫力低下、虚弱无力等，重者水肿可发展至躯干、面部，出现"满月脸"。消瘦型营养不良（marasmus）者的体重低于其标准体重的 60%，体温较低，主要表现为消瘦、贫血、免疫力降低、易发感染而死亡。混合型营养不良（marasmic-kwashiorkor）者的临床表现介于前两型之间，体重低于标准体重的 60%，有水肿。低体重（underweight）是轻中度亚临床蛋白质-能量营养不良，体重在其标准体重的 $60\% \sim 80\%$ 之间，血浆白蛋白含量减少。

诊断　主要包括人体测量和实验室检查。

人体测量　身高和体重是评价营养状况时常用的人体测量指标。对军人多通过计算体质指数（BMI）进行评价。皮褶厚度可反映体脂的贮存情况，世界卫生组织推荐选用肱三头肌、肩胛骨下和脐旁 3 个测量点，三者之和低于 10mm（男性）或 20mm（女性），则可判断为消瘦。上臂肌围是反映体内肌肉消耗情况的一个简易指标，男性和女性正常参考值分别为 24.8cm 和 21.0cm，实测值为参考值的 90% 以上为正常，$80\% \sim 90\%$、$60\% \sim 80\%$ 和低于 60% 则分别为轻、中、重度营养不良。

实验室检查　①血浆蛋白。如血清总蛋白、白蛋白、血红蛋白、血清运铁蛋白、视黄醇结合蛋白等。②血清氨基酸比值（SAAR）。SAAR =（甘氨酸+丝氨酸+谷氨酸+牛磺酸）/（异亮氨酸+亮氨酸 + 缬氨酸 + 蛋氨酸），SAAR<2 为正常，>3 为蛋白质营养不良。③尿素/肌酐比值（U/C）。蛋白质缺乏时，U/C 比值会降低。④免疫功能指标。通常用总淋巴细胞计数和迟发性超敏皮试作为诊断营养缺乏的免疫学指标。

尚无统一诊断方法，轻、中度蛋白质能量营养不良可根据蛋白质能量摄入不足的膳食史，疲乏无力、体重减轻（降低 20% 以下）、皮下脂肪减少等临床表现做出初步判断，必要的实验室检查可提供进一步依据。重度蛋白质能量营养不良一般不难诊断，主要根据膳食史、体重下降程度及水肿症状的有无进行分型诊断。

治疗　蛋白质能量营养不良患者一般病情较重，为减少死亡、加速恢复，应根据病情分为 3 个阶段治疗。①急救期。主要包括抗感染治疗、调节水盐平衡等。

②营养恢复期。尽快恢复体内营养素的损耗，先口服或鼻饲液体膳，少量多次，以后每 2 天或 3 天再逐渐增加进食量。③营养补充期。经 2~3 周治疗后体重开始增加，此时应继续加强营养补充。④并发症治疗。如低血糖，常见于消瘦型患者，应静脉注射葡萄糖予以治疗。对贫血者可口服铁剂和维生素 C，严重贫血可进行输血，但对水肿型患者除因贫血出现虚脱或心力衰竭外不宜输血。

预防与控制 采取综合预防措施。①加强营养宣教。缺乏营养知识是发生蛋白质能量营养不良的重要原因，对军人要进行平衡膳食、特定人群膳食指南以及卫生防病等知识的宣传教育。②供应合理的营养。根据驻地自然条件和军事作业特点，保证充足的营养供给。早期发现、早期治疗是消灭蛋白质能量营养不良的重要措施，可对部队定期开展营养调查以及早发现问题，及时采取预防措施。

（陈伟强）

jūnrén quētiěxìng pínxuè

军人缺铁性贫血（iron deficiency anemia in soldiers）

军人饮食不当、偏食等原因导致体内贮存铁消耗殆尽，不能满足正常红细胞生成需要而发生的贫血。

病因与发病机制 正常情况下，人体铁的吸收和排泄保持动态平衡，一般不会发生缺铁。只有在铁摄入不足、需要量增加或慢性失血时才会发生缺铁。①铁摄入不足。从食物中摄取的铁不能满足机体的需要，如边远部队食物供给困难、食物选择不当以及药物或胃肠疾病影响了铁的吸收。②铁丢失增多。某些疾病，如炎症、溃疡、慢性上消化道出血、钩虫感染等，可引起体内铁的大量丢失。③铁需要量增加。当特殊环境或特殊作业因素导致军人对铁的需要量增加而摄入量未相应增加时，容易出现机体铁缺乏。④膳食铁利用障碍。食物中铁的吸收率较低是铁缺乏的最主要原因。一些植物性食物成分会抑制铁的吸收，如植酸盐、草酸盐、膳食纤维、酚类化合物等。

铁缺乏可影响机体的造血系统、免疫系统、含铁酶系功能以及认知功能等。①铁缺乏使血红蛋白合成减少，严重缺乏可影响 DNA 的合成，对幼红细胞的分裂增殖产生影响。②多种酶类需要铁的参与，如琥珀酸脱氢酶、黄嘌呤氧化酶等。铁缺乏可导致这些酶类的活性降低。③铁缺乏使核糖核酸酶活性降低，肝、脾和胸腺蛋白质合成减少，使机体免疫功能紊乱。④铁缺乏可引起脑中单胺氧化酶活性降低，出现注意力不集中、情绪不稳等行为异常。

分期 铁缺乏是一个连续过程，从机体开始缺铁至临床上出现缺铁性贫血症状，一般分为 3 期。①贮存铁缺乏期（IDS）。此时贮存的铁含量降低，甚至耗竭，只表现为血清铁蛋白含量下降。②红细胞生成缺铁期（IDE）。此时血清铁降低，总铁结合力升高，红细胞游离原卟啉浓度升高。③缺铁性贫血期（IDA）。出现临床症状。

前两期虽然出现缺铁，但血红蛋白水平仍在正常范围，称隐性贫血或亚临床贫血。军人在隐性贫血期就会出现军事作业能力与脑功能降低，容易发生疲劳。隐性贫血患病率要比 IDA 患病率高 1 倍以上。

临床表现 与机体的贫血程度有关，一般发病较缓慢。①常见症状。疲乏无力、倦怠、头晕头痛、心悸、活动后气短、视物模糊、耳鸣等，严重者出现面色苍白、口唇和睑结膜苍白。②特殊症状。包括口角炎、舌溃疡、萎缩性胃炎、食欲减退、恶心、便秘及反甲。缺铁还可引起异食癖，铁剂治疗后可消失。③其他表现。缺铁可引起神经精神症状，如烦躁、易激惹、注意力不集中、学习记忆能力下降等。另外，IDA 患者还表现为免疫功能和抗感染能力降低、抗寒能力下降等。

诊断 IDA 的诊断可根据病史，以及小细胞低色素性贫血，血清铁蛋白、血清铁及饱和铁减少，血清总铁结合力增加，红细胞游离原卟啉增多等实验室检查，包括：①血象。血液红细胞呈现典型的小细胞低色素性贫血，有少量异形红细胞。网织红细胞计数大多正常或轻度升高。②骨髓象。骨髓涂片显示增生活跃，幼红细胞增生，早幼红和中幼红细胞比例增高。粒系和巨核细胞系的数量和形态正常。③生化检查。主要包括血清铁蛋白（SF）、血清铁（SI）、红细胞游离原卟啉和血清转铁蛋白受体等指标。

治疗 ①补铁。给予充足的铁以补充血液和组织需要，同时要补足贮存铁直至恢复正常。②病因治疗。去除缺铁性贫血的诱因。

预防与控制 ①重视营养知识教育。这是最有效又最经济的预防措施，对部队官兵进行科普宣教，使其认识到防治铁缺乏的重要性。②补充铁。对易发生铁缺乏的部队官兵应适当补充铁剂。③给予铁强化食品。如铁强化酱油、铁强化面粉等，应用于特殊环境驻守部队和特殊军事作业部队，可起到较好的预防铁缺乏效果。

（陈伟强）

jūnrén wéishēngsù B₁ quēfábìng

军人维生素 B₁ 缺乏病 （vitamin B₁ deficiency in soldiers）

军人体内缺乏维生素 B₁ 所致疾病。又称脚气病（beriberi）。以多发性神经炎、组织水肿、肌肉萎缩、心脏扩大、循环系统失调以及胃肠道症状为主要特征。

病因与发病机制 ①摄入不足。主要是因为供给的米、面过于精细，加工烹调方式不当。②吸收不良或利用障碍。军人驻守特殊环境地区或从事特殊军事作业而出现消化功能紊乱，引起维生素 B₁ 吸收不良和（或）利用障碍而导致缺乏。③消耗过多和需要量增加。军人从事重体力劳动、高温作业时由于代谢增强，维生素 B₁ 的消耗量显著增加。

病理变化可见多发性周围神经炎，有节段性变性和髓鞘脱失。下肢最长的神经如坐骨神经最先受累。心脏则因心功能不全扩张肥大，尤以右室更甚。肺动脉、全身周围毛细血管和小动脉亦见扩张。维生素 B₁ 缺乏时，增多的丙酮酸可抑制胆碱乙酰转移酶活性，使乙酰胆碱合成减少；又由于硫胺素焦磷酸生成减少，胆碱酯酶活性加强，乙酰胆碱的水解也加速，神经传导受影响，胃肠蠕动变慢，消化液分泌减少。糖代谢障碍又使细胞功能下降，出现各种消化道症状。病理检查可见肠道充气扩张、黏膜出血，滤泡肿胀，肠系膜淋巴结肿大。

临床表现 ①前驱症状。下肢软弱无力，常有沉重感。肌肉酸痛，尤以腓肠肌明显。常有食欲缺乏、体重下降、消化不良和便秘。可有头痛、失眠、易激惹、健忘等精神神经症状。②神经系统。早期腿酸无力、踝及足麻木和有灼痛感。其后，下肢症状加重，跟腱和膝反射异常。向上发展至腿伸、屈肌受累。③循环系统。多有心悸、心动过速和水肿。④水肿及浆膜腔积液。水肿为湿性脚气病最显著的症状。水肿多起于下肢，可遍及全身。浆膜腔积液可发生在心包腔、胸腔和腹腔。

临床上以神经系统症状为主的称为干性脚气病；以水肿和心脏症状为主的称为湿性脚气病；以急性心脏病变为主者称脚气性心脏病；若以中枢神经病变为主，且病程较急，常伴神经脑病综合征，称为韦尼克脑病（Wernicke encephalopathy）。

诊断 症状和体征都很明显者，诊断比较容易。维生素 B₁ 缺乏早期及边缘缺乏、亚临床缺乏者，明确诊断必须通过实验室生化检测和生理功能检查。①维生素 4 小时负荷试验。经口给予维生素 B₁ 5mg，收集 4 小时尿，分析其中维生素 B₁ 的排出量，若 $\leq 100\mu g$ 为缺乏。②尿中维生素 B₁ 排出量。全日尿维生素 B₁ 排出量是评价机体营养状况和诊断维生素 B₁ 缺乏的较好指标，$40 \sim 100\mu g$ 为正常。③血液生化检查。进行血液中维生素 B₁ 含量测定，正常范围在 $3.1 \sim 9.2\mu g/100ml$ 全血，$<3\mu g/100ml$ 全血者为缺乏。

治疗 ①继发于其他疾病者首先治疗原发病。如对消化道疾病、糖尿病、甲状腺功能亢进等进行治疗。②补充维生素 B₁。病情轻的或干性脚气病，口服维生素 B₁。重者肌内注射或静脉注射维生素 B₁。③辅助药物治疗。用酵母或复合维生素 B。④饮食。宜用含维生素 B₁ 丰富的高蛋白低盐饮食。

预防与控制 ①注意食物的调配，部队供应的米、面应粗细搭配，最好掺杂食用粗粮和杂粮。②在部队营区开展营养宣教，提高军人的自我保健水平。③定期对部队官兵进行营养调查和相关检查，及时发现亚临床缺乏者，争取早期治疗。④适当选用维生素 B₁ 强化食品。

（陈伟强）

jūnrén wéishēngsù B₂ quēfábìng

军人维生素 B₂ 缺乏病 （vitamin B₂ deficiency in soldiers）

军人体内缺乏维生素 B₂ 所致疾病。以黏膜、皮肤组织病变为主，主要出现外生殖器、舌、唇、口角等部位上皮组织病变。

病因与发病机制 ①膳食中维生素 B₂ 供给不足。维生素 B₂ 富含于动物性食品（如乳类、肉类、肝、蛋等）和新鲜蔬菜中，如食物供给困难，容易发生缺乏。②继发性原因。军人在特殊环境条件下或从事特殊军事作业，因环境应激和生理负荷增大，体内对维生素 B₂ 需要量增加，而吸收、利用障碍或补充不足，也容易发病。

体内以维生素 B₂ 作为辅酶的黄素酶有 40 多种，维生素 B₂ 缺乏可以显著影响组织细胞内糖和脂肪的代谢，导致氧化不全、能量利用率降低，以及细胞线粒体超微结构改变。维生素 B₂ 缺乏可导致赖氨酰氧化酶活性下降，影响胶原蛋白交联形成，以致细胞间胶原支持减弱，是皮肤受损的重要原因。

临床表现 ①阴囊症状。阴囊瘙痒为初发的自觉症状，夜间尤剧，重者影响睡眠。阴囊皮损大致分为 3 种类型。红斑型：表现为阴囊两侧对称分布的片状红斑，大小不等，直径在 2～3cm，病程较长者红斑呈暗红色，同样病变可见于包皮末端，即在龟头处包皮上有棕黑色而富黏着性厚痂，边缘明显而整齐，红斑型改变约占阴囊皮炎患者的2/3。湿疹型：其症状与一般湿疹无法区别，皮损的特点为干燥、脱屑、结痂，重的有渗液、糜烂、裂隙或化脓，皮损范围有的仅占阴囊的1/3，有的累及阴囊及会阴。丘疹型：皮损特点为散在或密集成群的绿豆至黄豆大的红色扁平丘疹，不对称分布于阴囊两侧。②口腔症状。包括唇干裂、口角炎、舌炎等，舌自觉疼痛，尤以进食酸、辣、热的食物为甚。③眼部症状。球结膜充血，角膜周围血管形成并侵入角膜，角、结膜相连处可发生水疱。严重缺乏时，角膜下部有溃疡，眼睑边缘糜烂及角膜混浊等，自觉畏光、流泪、烧灼感，视物模糊并容易疲劳。④脂溢性皮炎。多见于皮脂分泌旺盛处，如鼻唇沟、下颌、眉间、眼外眦及耳后。

诊断 根据膳食缺乏病史、临床表现和实验室检验结果，诊断并不困难。集体发生口腔-生殖器综合征时要特别考虑发生此病的可能性。①诊断性治疗。临床症状缺乏特异性，很难脱离实验而确诊，但在一些缺乏实验条件的部队基层单位，对疑有维生素 B_2 缺乏的军人，可试用维生素 B_2 进行诊断性治疗，有效者可确诊。②实验室检查。红细胞中维生素 B_2 含量与膳食维生素 B_2 摄入量密切相关，故测定红细胞中维生素 B_2 含量是评定维生素 B_2 营养状况的最佳指标，但方法繁琐，因此应用较少。一般认为红细胞中维生素 $B_2 > 400\mu mol/L$ 为正

常，$< 270\mu mol/L$ 为缺乏。检查尿中的维生素 B_2 排出量也是一项有用的诊断依据。24 小时尿维生素 B_2 排出量 $> 320\mu mol/L$ 为正常。还可以进行维生素 B_2 4 小时负荷试验：清晨排出第一次尿后，口服 5mg 维生素 B_2 后，收集 4 小时尿测定维生素 B_2 排出量。一般认为尿中维生素 B_2 排出量>3450nmol 为正常，1330～3450nmol 为不足，<1330nmol 为缺乏。

治疗 维生素 B_2 制剂是治疗该病的有效药物，一般坚持服用至症状完全消失。治疗后，阴囊瘙痒等自觉症状 3 天内可减轻或消失，阴囊炎在 1～2 周可痊愈。口腔症状所需时间较长，一般需 2～4 周，如与烟酸或复合维生素 B 合用则效果更好。个别不能口服用药的病例，可改肌内注射。阴囊炎局部治疗亦很重要。局部干燥者，可涂抹保护性软膏；有渗液、流黄水者，可用 1% 硼酸液湿敷。对久治不愈的阴囊炎应考虑是否合并真菌感染。

预防与控制 ①对易缺乏的部队官兵进行食物配给时要注意选择含维生素 B_2 丰富的食物，使膳食的摄入量达到推荐摄入量标准。②对部队官兵进行营养科普知识教育，纠正偏食习惯是有效的预防措施。对易缺乏的部队官兵应给予强化食品进行预防。

(陈伟强)

jūnrén yānsuān quēfábìng

军人烟酸缺乏病（nicotinic acid deficiency in soldiers） 军人体内缺乏烟酸所致疾病。又称癞皮病。以"三 D"症状（皮炎、腹泻和痴呆）为主要表现。

病因与发病机制 ①摄入不足。体内烟酸的来源主要靠食物供应，当部队膳食中缺乏蛋白质及其他副食品时易发生烟酸缺乏。

在以玉米为主食的地区，也易发生烟酸缺乏，因玉米中所含的烟酸大部分呈结合型，除非先用碱处理，通常不为消化道所吸收，同时其亮氨酸含量多，可抑制烟酰胺单核苷生成，导致烟酸缺乏。②吸收障碍。若军人发生慢性肠炎等肠道功能紊乱性疾病，可因长期食欲不振、需要量增加、胃肠道吸收不良等多种因素发生继发性烟酸缺乏。③药物影响。军人长期使用异烟肼或广谱抗生素可能引起烟酸缺乏。

口、舌、食管、胃、肠及阴道的黏膜都呈现与皮肤类似的改变，可见萎缩、炎症及小溃疡，最典型的改变见于肠道，可有无数小溃疡；门静脉周围的脂肪变性；中枢神经系统有斑状非特异性变性；烟酸缺乏病患者胃酸缺乏；脑中 5-羟色胺减少，可出现精神改变，最明显的为抑郁。

临床表现 ①皮炎。皮损好发于日光照射和摩擦受压部位，对称分布，如颜面、手背、手腕、颈胸部、足背等处。皮损初起呈鲜红色，境界边缘清楚，类似晒斑，自觉灼热瘙痒。数周、数月后，皮损变为暗红色、褐红色至褐黑色，表面粗糙脱屑，病期久者可出现萎缩。皮损常夏日加重，冬日消退，每年春季复发。黏膜损害可见舌黏膜红肿、疼痛，早期蕈状乳头红肿，以后萎缩变平。可出现口疮溃疡、咽炎、口角皲裂。②胃肠症状。主要累及食管、胃及结肠，常有腹泻，间有黏液便或血便，其他如食欲不振、恶心呕吐、腹胀和腹痛等。③神经症状。出现神经衰弱症状如头晕、视物模糊、乏力、失眠、记忆力减退、精神萎靡等。精神症状如抑郁、幻觉妄想、躁狂、痴呆等。周围神经病变可有肢体麻木、肌

力减退、腱反射减退或消失等，偶见脊髓炎。

诊断 烟酸在体内的两种主要代谢产物为 N′-甲基烟酰胺（N-MN）和 N′-甲基-2-吡啶酮-5-羟酰胺（简称 2-吡啶酮）。在正常情况下，成人排出的烟酸代谢物中，前者占 20%～30%，后者占 40%～60%。一般采用测定尿中 N-MN 排出量作为评定人体烟酸营养状况的指标，能真实反映烟酸是否缺乏。以荧光法测定尿中 N-MN 含量，评定标准如下：尿 N-MN/肌酐（mg/g）<0.5 为缺乏，0.5～1.59 为不足，1.6～4.2 为正常，≥4.3 为充裕；负荷（负荷剂量为口服 50mg 烟酰胺）4 小时尿排出量 <2.0mg 为缺乏，2.0～2.9mg 为不足，3.0～3.9mg 为正常。

治疗 ①进食含烟酸丰富的食物。增加部队膳食中烟酸的含量，是防治此病的主要措施。在以玉米为主食的地区，可在玉米面中加 0.6% 的碳酸氢钠烹煮，结合型的烟酸可转化为游离型而易为人体利用。②烟酸治疗。可用烟酸或烟酰胺，每日口服。若不能口服或有呕吐、腹泻，可给予皮下或肌内注射，重症可加入葡萄糖溶液中静脉输入。③对症治疗。有口炎者应注意口腔卫生，经常漱口，避免继发感染，并给予软而易消化的饮食。腹泻剧烈时，可用止泻剂。如有感染，应同时应用抗生素治疗。有皮炎者应避免日光照射，并做局部处理。有精神症状者，应及时予以对症治疗。④此症常同其他营养缺乏症并发，因此应同时给予治疗，特别是 B 族维生素缺乏症。

预防与控制 ①合理调配膳食。在供给部队的膳食中，主食可以豆类、大米和小麦为主，减少玉米的摄入量。②释放玉米中结合型烟酸。如在特殊时期部队的膳食主食以玉米为主，可将玉米加碱处理，使其中结合型烟酸得到释放，能为人体所利用。在玉米面中加碳酸氢钠（俗称小苏打），以 0.6%～0.8% 为宜。③加强营养宣教。对部队官兵进行相关的营养知识宣传教育，提高军人的自我保健意识。对易缺乏的部队官兵可采用强化食品进行预防。

（陈伟强）

jūnrén wéishēngsù C quēfábìng

军人维生素 C 缺乏病（vitamin C deficiency in soldiers） 军人体内缺乏维生素 C 所致疾病。又称坏血病。主要表现为牙龈肿胀、出血，皮肤淤点、淤斑，以及全身广泛出血。还与炎症、动脉硬化、肿瘤等多种疾病的发生有关。

病因与发病机制 ①摄入不足。在特殊环境地区，部队的食物供给困难、物资补充周期长，膳食中缺乏新鲜的蔬菜水果，可致维生素 C 摄入不足。另外，食物烹调、加工不当也导致维生素 C 大量破坏，引起缺乏。②需要量增加。军人代谢增强时，如热区部队、高温作业等情况下，维生素 C 的需要量增加。一些急慢性感染性疾病如腹泻、痢疾、肺炎等，对维生素 C 的需要量增加，如患病时间较长，且未增加维生素 C 摄入，易并发轻重不等的维生素 C 缺乏病。

维生素 C 是胶原生物合成必需的脯氨酸羟化酶和赖氨酸羟化酶的重要辅助因子，并可加强多种羟化酶及氧化酶的活性。维生素 C 缺乏可导致胶原纤维形成障碍，细胞间结合质减少，牙质及骨样组织形成停滞，毛细血管出血，导致创口、溃疡不易愈合，骨、牙等易折断、脱落；毛细血管脆性增加，引起皮肤、黏膜、肌肉出血等。

临床表现 ①前驱症状。发病前，多有体重减轻、四肢无力、衰弱、肌肉及关节疼痛等症状。②出血。发病可有全身点状出血，起初局限于毛囊周围及牙龈等，进一步发展可有肌肉、关节、腱鞘等外出血，甚至血肿或淤斑。毛囊周围出血是最特殊和最早的物理体征之一，通常出现在高度角化的毛囊，特别是臀部和股部的伸侧及腹部。淤点是重症患者的特征性临床表现，常见于前臂伸侧毛发生长区域。随病情发展，在受压或外伤区域可出现淤斑，此后，在皮下、肌肉、关节内可有大量出血。③牙龈炎。牙龈可见出血、肿胀，尤以牙龈尖端最显著，稍加按压即可出血，并有溃疡及继发感染。军人患者常伴慢性牙龈损害，即牙龈炎。牙龈炎与细菌感染有关，但只有当维生素 C 缺乏，牙龈组织抵抗力降低时才会发生。④骨质疏松。胶原蛋白合成障碍，以致骨有机质形成不良而导致骨质疏松。

诊断 主要依据膳食供给情况调查、典型症状和体征以及生理、生化检验，还可进行试验性治疗。①血中维生素 C 含量。血浆维生素 C 只能反映近期维生素 C 摄入情况，不能反映体内维生素 C 的储存情况。②尿中维生素 C 含量。可因膳食摄取量及体内储存情况而改变，亦可作为维生素 C 营养状况评价指标。③毛细血管脆性试验。如压迫法，是一种最简单的方法。用两手拇指与示指在受试者的皮肤上用力夹紧 1 分钟，然后仔细观察受试者的皮下有无出血点，并计算出血点的数目。④滴舌试验。将 0.06% 的

2,6-二氯酚靛酚染料 1 滴（约 0.045g）滴在舌上，观察褪色时间，正常人 1~3 分钟内褪色，颜色消褪超过 3 分钟者为维生素 C 不足。

治疗 患者应每日口服维生素 C，感染时剂量应增加，分 3 次在餐前或进餐时服用。如患者不能口服或吸收不良，可肌内或静脉注射，症状明显好转后，可改为口服。对症处理，如保持口腔清洁，预防或治疗继发感染，镇痛。有严重贫血者，可给予输血，服铁剂。重症患者，如有骨膜下巨大血肿或骨折，不需手术治疗，用维生素 C 治疗后血肿可渐消，骨折自能愈合。

预防与控制 ①选择维生素 C 含量丰富的食物。维生素 C 的主要来源是新鲜蔬菜和水果；动物性食物中仅肝、肾等含有少量。②改善烹调方法，减少维生素 C 损失。蔬菜烹调要先洗后切；切好就炒，尽量缩短在空气中的暴露时间；炒菜不用铜器。③利用野菜、野果及维生素制剂。特殊环境和边海防部队，新鲜蔬菜、水果供给困难时，可考虑利用野菜、野果，野菜如苜蓿、马齿苋、马兰头、枸杞、野苋菜、芥菜等，野果如刺梨、番石榴、酸柳、酸枣、猕猴桃等，其维生素 C 含量可高于普通蔬菜、水果的数倍至十倍。另外，维生素 C 制剂亦可适当利用。

（陈伟强）

jūnrén chāozhòng hé féipàng

军人超重和肥胖（overweight and obesity in soldiers） 军人体重异常增加，体内脂肪过量累积。超重往往是肥胖的早期表现，如不及时采取措施，可进一步发展为肥胖。

病因与发病机制： 发生超重和肥胖的根本原因是能量摄入与消耗之间的平衡失调，摄入过多的能量，同时身体活动减少，使体内脂肪增加。遗传因素也有显著的影响。

临床表现： 主要为体重增加、体型异常，以及超重和肥胖引起的相关疾病。

军人超重和肥胖易引发各种疾病，包括心脑血管疾病、糖尿病等。肥胖症可危害心身健康。①心理问题。包括缺乏自信、精神压抑、孤独。②呼吸系统问题。包括肺通气功能下降，容易打鼾；严重者出现睡眠呼吸暂停综合征。③心血管问题。包括心脏肥大、心功能下降，容易出现高血压、高脂血症及静脉血栓，以及动脉粥样硬化。④其他问题。包括肝脂肪变性，甚至发展为脂肪肝；易发生 2 型糖尿病、不孕症、腰椎间盘突出、痛风、胆石症、乳腺癌等疾患。

诊断： 按中国标准，体质指数（BMI）24.0~27.9 为超重，≥28 为肥胖。

治疗： 比较困难，可采取运动与饮食相结合的综合疗法，病情较重时应在医师监督下采用药物治疗。饮食治疗就是坚持减肥膳食，基本原则是低能量、低脂肪、适量优质蛋白质，还要有谷类等复合碳水化合物以及多吃蔬菜、水果。合理的减肥膳食应是在营养素平衡的基础上减少每日摄入的总能量，既要满足军人对各种营养素的需要，又要使摄入的能量低于机体消耗的能量。每日摄入的能量减少 500~600kcal 则每周可减轻体重 0.5kg 左右。

预防与控制： ①科学合理膳食，达到能量平衡。对部队的食物供应要依据军人食物定量标准，合理搭配膳食，并限制来自于脂肪的能量摄入，增加蔬菜、水果以及豆类、全谷类及坚果的食用量，特别要注意限制糖类的摄入。②加强部队官兵的营养科普知识教育。定期进行营养宣教，提高知识水平，充分认识到预防对控制超重和肥胖的重要性，使其自觉按能量平衡原则选择食物，减少能量失衡的发生。③维持正常体重。为部队官兵制订科学合理的膳食制度，每日三餐定时定量，加强体育活动。增加体力活动，减少能量摄入，是减轻体重最有效的措施之一。

（陈伟强）

jūnrén xuèzhī yìcháng

军人血脂异常（hyperlipidemia in soldiers） 军人体内脂质代谢异常，血浆中胆固醇和（或）三酰甘油含量升高引起的机体相关代谢紊乱。血脂异常易诱发动脉粥样硬化和冠心病等慢性疾病，损害军人的身体健康。

病因与发病机制 ①遗传因素。有血脂代谢异常家族史的军人出现血脂异常的机会较多，该人群应经常检查血脂，平日注意环境因素对血脂代谢的影响。②肥胖。单纯性肥胖尤其是向心性肥胖的军人随着体质指数的增加，血清胆固醇（TC）、低密度脂蛋白（LDL）、三酰甘油（TG）、载脂蛋白 B（apo B）升高，而高密度脂蛋白（HDL）和载脂蛋白 A（apo A）降低，TC/HDL-C 比值升高。③膳食结构。以饱和脂肪酸为主的食物可升高血清 TC、LDL，此类食物摄入占总能量百分率每增加 1%，可使血清 TC 增加 20mg/L，而单不饱和脂肪酸和多不饱和脂肪酸有良好的调节血脂代谢的作用。④生活方式。经常饮酒、吸烟，可使血脂代谢发生改变，有饮茶习惯者则能使血清 TC 水平下降。⑤运动和体力活动。重体力劳动者血清 TC、低密度脂蛋白胆固醇（LDL-C）水平比轻体力劳动者低，而高密度脂蛋白胆固醇（HDL-C）及 TG 无明显差异。

血脂代谢异常是动脉粥样硬化的重要危险因素。血清 TC 与心血管疾病呈正相关；HDL 则抑制动脉粥样硬化。血脂代谢异常对血凝、纤溶、血小板、前列环素和血管内皮细胞功能的影响日渐受到重视。血液中一些凝血因子活性的增加亦与血清 TC、TG 水平呈正相关，血清 TG、TC 水平与纤维蛋白原含量呈正相关，TG 升高者纤溶酶活性明显降低，高脂血症患者的血小板聚集增加。血脂代谢异常者的血管内皮细胞功能受到影响，血清 TC 升高使内皮细胞中前列环素合成减少，也会对机体产生一系列的不良作用。严重高三酰甘油血症可引发腹痛和胰腺炎反复发作、肥胖、肝脾肿大和皮肤黄色瘤。

临床表现 血脂代谢异常早期不一定出现临床症状和体征，但随着病情的发展，临床可出现一些表现。①各种皮肤黄色瘤。血清 TC 升高者可有皮肤扁平或肌腱处黄色瘤。②跟腱增粗。常见于家族性高胆固醇血症患者，由于长期血清 TC 升高沉积于跟腱上，足部侧位 X 线片可见跟腱影增粗至 9mm 以上（正常范围 6.3±1.2mm）。③老年环（又称角膜环）。40 岁以前出现者提示有长期血清 LDL 升高。④血清乳糜微粒或 TG 升高可有腹痛及胰腺炎的反复发作，肝脾肿大。⑤长期血清 TG 升高患者往往伴肥胖尤其是向心性肥胖。⑥严重乳糜微粒血症患者的血清 TG 可高达 1000～2000mg/100ml，甚至更高，

可出现脂性视网膜病变，眼底检查可见视网膜动脉与静脉呈鲑鱼网样粉红色，或称"番茄酱"样改变。

诊断 《中国成人血脂异常防治指南》根据中国的实际情况设定了血脂异常的标准。①TC<5.18mmol/L 为合适范围，5.18～6.19mmol/L 为边缘升高，≥6.22mmol/L 为升高。②LDL-C<3.37mmol/L 为合适范围，3.37～4.12mmol/L 为边缘升高，≥4.14mmol/L 为升高。③TG<1.70 mmol/L 为合适范围，1.70～2.25mmol/L 为边缘升高，≥2.26mmol/L 为升高。④HDL-C，男性不应<1.04mmol/L，女性不应<1.3mmol/L。

治疗 可采用饮食治疗和体力活动相结合的方法，在饮食治疗和体力活动坚持 3～6 个月后，异常的血脂仍达不到理想水平时，或已患心血管疾病或其他动脉粥样硬化性疾病者，应考虑采用调节血脂的药物治疗。临床上使用的血脂调节剂主要有五大类：胆汁酸螯合剂、烟酸类、苯氧芳酸类、普罗布考（probucol）和羟甲基戊二酰辅酶 A 还原酶抑制剂。

预防与控制 ①调整部队膳食结构。对高能量食物供给过高的部队，要根据平衡膳食原则对部队的膳食结构进行调整，以低能量、低胆固醇、低脂、低糖和高纤维素的"四低一高"的饮食为主。控制摄入的总能量，尤其超重或肥胖者应减轻体重，达到标准体重的范围。每日膳食中避免过多的甜食、甜饮料、糖果等，对肥胖军人更为重要。每日食物中的纤维素含量>35g，豆制品、燕麦麸、蔬菜、水果、粗粮等均含有较多的纤维素。②加强部队官兵营养宣教，改变不良生活方

式。在营区定期开展营养科普宣传，建立良好的饮食习惯，做到平衡合理膳食。改变不良习惯，如戒烟、避免过度饮酒，消除过度紧张情绪等。③增强体力活动。加强体力劳动和体育锻炼不仅可减轻体重，调节体内异常血脂，降低血清 TG、TC 和升高 HDL-C，同时还可降低血压和减少患糖尿病的危险性。

（陈伟强）

jūnyòng shípǐn
军用食品（military foods） 按军队规定的技术标准生产、供应的各类制式食品。按使用对象，军用食品可分为单兵食品和集体食品；按使用环境，可分为一般环境作战食品和特殊环境作战食品。军用食品一般有体积小、重量轻、携带食用方便、耐贮存等特点，战时可提高饮食保障的可靠性和灵活性，有效维持部队的战斗力；在平时训练、演习、抢险救灾部队饮食保障以及高原、高寒、边防、海岛、舰艇、航空等部队日常膳食中也发挥着重要作用。

形成过程 在冷兵器战争时代，士兵行军打仗的饮食保障有鲜明的军事和地方特色，由于缺乏现代营养学理论指导，保障能力受当时和当地的饮食文化和自然条件制约，军队一般通过自筹自备、后方补给或就地取材等途径解决给养问题。在中国春秋战国时期，士兵行军打仗时常携带一种由米、麦、小米、高粱等谷物炒制的"糗粮"；三国时期诸葛亮南征时出现了"馒头"；隋唐五代时期除了面饼以外，出现了肉类干制品"肉脯"；宋代发明了脱水压缩食品；元代出现了乳制品和腊肉制品。古埃及军队除了携带粮食外，在有条件情况下还供应鸡蛋和熏制的鹅肉、鱼肉和水

果、洋葱、豆类等食物；古希腊军队除供应一般可获得的食物外，还装备了一种以猪肉、血液和醋调制的"黑汤"；古罗马军队后勤保障体系比较完善，士兵可享用腌制猪肉、香肠、火腿、面包、橄榄油和酒类饮料等食物；近代法国拿破仑执政时期，十分重视军队饮食保障工作，曾悬赏招标解决军队急需的新鲜食物保存方法，酿酒商尼古拉·阿培尔通过实践发明了蔬菜、水果罐头，并很快装备了部队。1896 年，美军首次装备了应急口粮；在第一次世界大战期间，美军研制装备了一系列野战食品，包括单兵和集体食品，如肉罐头、干面包、咖啡、盐、糖和汤料，出现了组合式的 D 口粮、K 口粮；在第二次世界大战期间至 20 世纪 80 年代，美军装备了 C 口粮；以后 C 口粮逐渐为快餐食品（MRE）口粮代替。此外，美军还先后研制装备了寒区、热区、长途巡逻、救生口粮及一系列功能性军用食品。

中国人民解放军军用食品的发展可分为 4 个阶段。①第一阶段（1949～1976 年）。1949 年以前，中国人民解放军没有制式军用食品。在抗日战争和解放战争时期，部队作战供应的主要是便于携带的炒面、炒米等食物。在朝鲜战争时期，有关单位虽然开展了军粮的研究，但开发的军粮品种少，口味单纯，不耐贮藏，易变质。1953 年研制过速煮米和速煮面，但保质期仅为 1 年。1958 年试制了 4 种干粮，即压缩咸饼干、杂粮饼干、压缩蚕豆糕、玉米糕。此后，军用食品的研究主要集中在压缩干粮上，如 701、702 压缩干粮，而罐头食品主要由地方工厂研制。②第二阶段（1977～1982 年）。研制的主要内容是"三主""三副"。"三主"指 761 压缩干粮、脱水米饭、脱水面条；"三副"指午餐肉丁罐头、荤炒什锦罐头、酱爆肉丁罐头。此阶段军用食品的主要特点一是同时考虑了主食、副食，二是压缩干粮和罐头均为马口铁包装，三是主、副食分开包装，未形成餐份，四是未形成系列餐谱。③第三阶段（1983～1994 年）。在 1983～1986 年期间，开始研制普通单兵食品、普通集体食品、边防巡逻食品、坦克兵食品 4 种军用食品，其特点是主、副食组合配套，均采用软包装，重量减轻，体积缩小，营养构成合理，口味大众化，初步形成陆勤军用食品系列。1986 年以后，开展了 861 单兵口粮、侦察兵食品、陆勤系列军用食品、90 压缩干粮、94 脱水米饭、脱水面条、军用蔬菜罐头的研究，在组成形式上构成了餐份食品、日份食品、单兵食品和集体食品，在营养上提出了能量指标和营养素比例指标，在技术上罐头使用了软包装材料，填补了中国人民解放军软罐头食品的空白。④第四阶段（1995 年～）。开展了高能量密度、模块化和具有自加热、功能性军用食品的研究，进行了组合配套的系列化、餐谱化、热食化的军用食品研究，提高了军用食品的综合保障能力，品种主要有高能野战口粮、直型速食面条、冻干脱水蔬菜、自加热食品等。

基本内容 包括单兵食品和集体食品和军用功能食品。

单兵食品 军队执行任务或作战时，单兵使用的餐份包装或日份包装食品，有主、副食组合配套，营养搭配合理，耐储存，不加调理或稍加调理即可食用的特点。美军 20 世纪 80 年代以前先后装备了 D 口粮、K 口粮、C 口粮。D 口粮即巧克力糖。K 口粮的午餐组合包括 1 罐烩牛肉炖菜、8 块压缩饼干、8 小块巧克力、1 盒香烟、1 盒火柴；K 口粮的晚餐包括有肉类罐头、饼干、肉羹、糖果、口香糖、速溶咖啡粉、砂糖、香烟、开罐头刀、卫生纸和木勺。C 口粮包装在 6 个小铁皮罐头内，外加一个附件包（包括香烟、净水片、火柴、口香糖、卫生纸、开罐器），其中 3 个铁皮罐头是肉类，称为 M 成分，另外 3 个铁皮罐头是面包类，称为 B 成分。自 20 世纪 80 年代以来美军装备了单兵快餐食品（见单兵快餐食品），美军还研制了参战口粮、初始打击口粮等。俄军装备了 24 小时单兵口粮，包括主食饼干、副食硬罐头、调味品、固体燃料、餐具及开口器等。法军和德军装备了类似的可加热单兵战斗口粮。英军装备了含有 7 个餐谱的 24 小时通用单兵口粮包，包括饼干、硬罐头、软罐头、饮料、调味料、附件包、餐具等。日军单兵食品分为 I 型和 II 型，I 型有 8 个餐谱，包括即食米饭、副食罐头等；II 型有 14 个餐谱，包括饼干、即食米饭、副食和无火焰加热器等。中国人民解放军单兵食品包括压缩干粮（见压缩干粮）、脱水米饭、脱水面条、自热食品以及一些副食等。其中，普野单兵食品共有 18 个餐份，作战时由单兵自身携带，含有即食餐份、复水餐份和自热餐份 3 种形式，其中，即食餐份 5 个，净质量 380g 左右，可在行军、穿插和进攻作战下使用；复水餐份 5 个，净质量 420g，它能与单兵炊具配套使用，具有很好的口感，烹饪简单，不需训练即可掌握，在阵地、猫耳洞或隐蔽地均可使用；自热餐份 8 个，净质量 600g 左右，可对食品实现自加热，用于单兵作战的各个环节。中国人民解放军还装备有 911 单兵普通食品、01 单兵自然食品、06 单兵即食食品等。

压缩干粮　以优质粮食为主要原料，经加工压缩而成的块状熟食品，具有体积小、能量高、口味好、耐储存、便于携带、食用方便等特点，广泛应用于野战应急饮食保障、应急战略储备、野外勘探、抢险救灾和救生等领域。压缩干粮要求营养成分比较齐全，开袋可直接食用，也可掰成小块后用 2~3 倍热水浸泡，几分钟后可形成均匀的粥状物，方便食用。中国人民解放军先后研制了 761 型、90 型和 09 型压缩干粮。

单兵快餐食品　美军装备的一种骨干单兵口粮，应用于野战条件下后勤无法组织炊事设备加工饮食的场合，以餐份形式供单兵食用。每餐份含主菜和淀粉食品、饼干、涂布食品（如干酪、花生酱或果冻）、甜食和点心、饮料、附件包、塑料匙和无火焰加热器。餐谱从最初的 12 种扩大到 24 种，考虑到不同宗教信仰人员的生活习惯，专门提供了 3 个素食餐谱。在餐份中虽然没有分早餐和正餐，但是从其组成和能量密度上可进行区分。每餐有 8~9 种食品，主菜类食品在 24 个餐谱中没有重复。根据军人营养素供给量标准，该食品还对个别品种进行了营养强化，使其营养全面、均衡。在每种食品的营养标签上不仅标明三大营养素供给量，而且还标明各种维生素和矿物质的含量，每餐份平均提供 1300 kcal 能量，蛋白质、脂肪和碳水化合物分别占 13%、36%、51%。全

套食品采用软包装，打开即食，主菜用无火焰加热器加热 10~15 分钟，便可吃上热食，需要 23 盎司（1 盎司 = 28.35g）水配制饮料。该食品贮存性能稳定，27℃最短贮存期 3 年，38℃时可贮存 6 个月。

集体食品　军队执行任务或作战时，在具备一定的炊事条件下使用的制式产品、半成品，按多人日份或餐份包装，有主、副食组合配套，营养搭配合理，耐储存，不加调理或稍加调理即可食用的特点。美军先后研制装备了 A 口粮、B 口粮、T 口粮和组合式集体口粮等。A 口粮包括牛奶、新鲜水果、蔬菜、大米、面粉等，需要炊事装备、炊具和炊事人员加工制作。B 口粮含有 100 多个品种，大多数为罐头食品和脱水食品，分 10 日餐谱，需要专门的炊事人员加工制作后食用。T 口粮又名浅盘口粮，外形为一种方形扁罐头，分早餐和中晚餐，用沸水加热后即可食用。组合式集体口粮分为 5 种早餐和 10 种中晚餐，含有已经预加工的半成品食品，只需加热即可食用，配备有浅盘、杯子、餐具和垃圾袋等。中国人民解放军普野集体食品分为班用野战食品和连用野战食品。班用野战食品 12 个餐份，按每餐份 12 人设计，质量小于 10kg，1 个包装件，可集中携带，也可分散携带，作为野战集团军中用于执行通信、电子对抗、侦察、炮兵观察、导弹、爆破、特种作战等任务分队无后勤支持时的饮食保障；班用食品与班用炊事器材或战备盆配套，烹饪过程简单，不需专门训练，烹饪时间不超过 25 分钟，即可开始用餐，有省水、省燃料的特点。连用野战食品 3 个餐份，按每餐份 100 人设

计，总质量 45kg，4 个包装件，主要用于陆勤部队连建制单位执行各种军事任务时；连用野战食品可车载、空投，或装入器材在水上漂浮，对作战部队形成立体保障，能与连用炊事拖车和简易器材配套，烹饪过程简单，烹饪时间 35 分钟左右，具有省时、省水、省能、省人力等特点。中国人民解放军还研制了 2000 A 和 B 集体食品、高原集体食品、订购集体食品等。

军需罐头　按照军队需要的品种、规格和要求生产，主要供应军队食用的罐头。按生产原料分为肉类罐头、禽类罐头、水产类罐头、水果类罐头、蔬菜类罐头和其他类罐头；按包装材料分为马口铁罐头和软罐头。军需罐头与民用罐头相比，具有固形物含量多、真空度高、存储期长和包装牢固等特点，主要用于生鲜食品供应困难的部队。

远航食品　供海、空勤人员远航时使用的食品，分为舰艇远航食品和飞行远航食品。①舰艇远航食品。分为供核潜艇、常规潜艇、水面舰艇远航使用的远航食品。中国人民解放军的舰艇远航食品主要由罐头食品、脱水食品等组成，分为主食类、荤菜类罐头、素菜类、干菜类、水果类罐头和其他类等 6 类食品，有贮藏期长、体积小、贮藏条件要求低、加工烹调简单等特点，适合于远航时舰艇人员食用。②飞行远航食品。是为飞行人员执行长途飞行任务必须在飞机上用餐而研制的食品。为了保证机组人员能维持血糖稳定，增强军事作业效能，执行远航飞行任务超过 3 小时，需要补充必需的能量和营养素。中国人民解放军的飞行远航食品由主、副食类食品组成，

包括食物棒、巧克力、即食菜肴、汤包、饮料、营养补充剂、随航饮用水等。由于一些高性能战斗机座舱狭小，飞行中需要佩戴氧气面罩，对空中进食有特殊要求，为此专门研制了"一口一块"型巧克力球、牙膏管状膏体食品等。

救生食品 军人遇险待救时用于维持生存的专用食品，要求体积小、重量轻、携带方便、储存期长，能够提供适当的能量和各种营养素，可连续食用 3 天左右，最长不超过 5 天。美军的救生食品重 0.454kg，由 6 种单独包装的压缩食品条（1 包鹿饼干、1 包巧克力条、1 包燕麦花卷条、1 包"冬绿"条和 2 包玉米谷物条）和柠檬茶、食糖以及鸡味汤料等组成，这些高碳水化合物口粮含有各种营养素，味道可口，每天可提供 1500kcal 能量，并能保持人体内的水分，防止脱水。中国人民解放军的救生食品分为通用救生食品、舰艇救生食品、飞行救生食品，一般由压缩干粮和小零食组成。通用救生食品适合于所有军兵种使用；舰艇救生食品适合于舰艇失事或装备于救生艇（筏）使用；飞行救生食品适合于空勤人员在飞机迫降、失事离机待救时使用。

军用功能性食品 按军队规定的技术标准筹措供应的一类既有一般食品的特性、又具有调节人体生理功能作用的食品，用于满足训练和作战需要，减轻或消除军事作业和作业环境对军人产生的不良影响。军用功能食品的特点：一是具备食品的特性，包括感官、营养和安全特性，经过必要的动物实验或人群功能试验，另外，功效成分和含量及适用的对象要明确，具备严格的界定程序等；二是满足军用食品的特征，

如体积小、质量轻、便于携带和食用，构成合理、营养全面、可食性和连食性强，包装良好，利于运输、储存和分发等；三是具备特定功能，如抗疲劳、抗缺氧、提高脑功能、预防辐射损伤、改善免疫功能等，或能够提高单兵适应各种特殊环境的作战能力。军用功能性食品是功能性食品中的一个特殊领域，其使用对象是执行不同作训任务的军人，其目的就是消除各种不良因子对军人的负面影响。军用功能性食品不是药品，但它的作用药品无法替代，其本质仍然是食品，虽有调节人体某种功能的作用，但它不是人体赖以治疗疾病的物质。

应用 随着食品科学技术的飞速发展和未来高技术战争的需求变化，未来军用食品将向系列化、餐谱化、快餐化、热食化、营养化、功能化、市场化方向发展，主要将应用于保障未来战争条件下作战人员在高度紧张、高度对抗的状态下能吃得下、吃得好，使官兵在尽可能长的时间里保持较好的营养状况，从而维持良好的战斗力；军用食品不仅是提供能量和营养素的普通食品，还应该是能够提高人体生理功能的载体，如增强消化功能、抗饥耐饿、抗寒热，或具有改善免疫功能，预防辐射损伤，提高脑体功效等作用。

（郭长江）

jūnduì shípǐn ānquánxué

军队食品安全学（food safety for army） 研究军用食品可能存在的有害因素及其对机体的作用规律和机制，提出防控措施，确保军队食品卫生质量安全，保障军人身体健康的学科。

简史 食品安全问题由来已久，美国作家辛克莱于 1906 年发

表的纪实小说《丛林》描述了芝加哥屠宰场的工人如何进行野蛮操作，以及操作间令人作呕的污秽场面。这本小说引起了美国社会的震惊与愤怒。在公众的重压之下，1906 年，国会通过了《纯净食品和药品法》（《Pure Food and Drug Act》）和《肉类制品监督法》（《Meat Inspection Act》），这标志着美国食品安全监管走上了法制化的道路，极大地遏制了食品生产经营领域的违法行为。在 20 世纪早期，由于食品行业的强烈反对，《纯净食品和药品法》和《肉类制品监督法》没有对食品标准问题做出规定。《纯净食品和药品法》中还有一个所谓的"特殊名称附带条款"。根据这一条款，制造传统食品时，可随意加入其他原料，再起一个特别的名称即可。由于这些食品符合《纯净食品和药品法》，美国食品药品监督管理局（FDA）无法对其采取措施。为了增强权威性与管理力度，刚诞生不久的 FDA（1933 年）开始考虑鼓动国会通过一部新的法律来取代《纯净食品和药品法》。为此，FDA 收集了大量事例，包括市售质量低劣的所谓"特殊名称"食品，以此证明《纯净食品和药品法》无法解决 FDA 所面临的执法问题。一些消费者权益保护组织纷纷行动起来要求国会制定新的食品法律以保护消费者的生命和健康权益。1938 年美国国会制定了《食品、药品和化妆品法》。该法案对食品安全监管体制做了较大调整，扩大了 FDA 在食品安全监管方面的权力，奠定了美国现代食品安全监管体制的基础。FDA 根据法律授权制定了大量的部门规章，进一步加强了食品安全监管工作。《食品、药品和化妆品法》颁布以

后，有关部门加强了对食品安全的监管。此后出台的与食品安全有关的法律都以该法所确立的基本框架为前提，或对该法部分条款进行修改，或对某种食品的管理专门做出规定，以应对食品安全领域不断出现的新问题。经过几代人的努力，美国终于成为食品最安全的国家之一，极大地提高了美国人民的健康水平，另外，美国食品行业在美国经济中占据了极其重要的地位。它雇用了1400万名员工，并在相关行业提供了400万个附加的工作机会，所创造的产值占到了美国国民生产总值的20%。

中国的食品安全政策在建国初期的发展非常缓慢，主要侧重于工业卫生和疾病预防。但总体来看，新中国初期的食品安全政策还是取得了一定成就。1958年1月中央人民政府政务院第167次会议批准的《卫生部关于全国卫生行政会议与第二届全国卫生会议的报告》一文正式提出了"卫生监管制度"，文中明确提出了"重点推行卫生监督调度"。1958年中国又实施了放射卫生监督等，基本形成了各级政府卫生机关领导下的，分别由各级卫生防疫站承担环境卫生、劳动卫生、食品卫生、学校卫生和传染病防治的监督管理体系。此阶段的食品安全政策对违法行为所应承担的相关法律责任大都规定明确，但缺乏国家强制力的保障。1966~1976年，中国食品卫生立法、卫生监督体系建设和卫生检疫防疫工作几乎全面停顿。改革开放以后，卫生监督工作的法律地位得到确认，卫生监督的内容和范围得到充实和扩展，卫生监督的手段和方式在原有的基础上增添了依法监督、行政监督检查、行政处罚

等法律手段，总体来说，卫生监督工作进入了一个法制化和系统化的发展时期。1981年9月，中华医学会第一届全国食品卫生学术会议对《食品卫生法》的制定进行了专题讨论。1982年11月全国人民代表大会常委会公布了《食品卫生法》。这是新中国第一部食品安全方面的专门法，也是中国食品安全方面的基本法。1985年12月颁布了《食品安全性毒理学评价程序（试行）》。1994《食品安全性毒理学评价程序》正式作为国家标准颁布，结束了中国食品安全评价工作长久以来没有标准的局面，使中国的食品安全管理工作又向前迈进了一大步。1995年10月，卫生部组织召开国际卫生政策规划会议。1995年10月，第八届人民代表大会常委会十六次会议通过了经过修订的《食品卫生法》，《食品卫生法》的执法主体从卫生防疫站转变为卫生行政部门，这标志着国家开始强化卫生行政执法职能。1996年3月，卫生部为适应《食品卫生法》执法主体的转变，发布了《关于进一步改革完善公共卫生监督执法体制的通知》。这一文件旨在建立以食品卫生监督执法体制改革为龙头的公共卫生监督执法体系。2009年2月28日，第十一届全国人民代表大会常委会第七次会议通过了《中华人民共和国食品安全法》，确立了以食品安全风险监测和评估为基础的科学管理制度，同时明确指出要将食品安全的风险评估结果作为制定、修订食品安全标准的科学依据。

1987年，在军事医学科学院卫生学环境医学研究所组建了中国人民解放军专门的军队食品卫生学研究机构——营养与食品卫

生研究室，主要职能是开展相关的军队食品安全科学研究、全军食品卫生的业务技术培训、监督监测、重大活动的保障、突发食源性疾病的处理等工作。

研究内容　①军队食品安全风险评估研究。针对军队食品风险评估基础数据缺乏、风险评估技术还未能全面应用等问题，重点开展军用食品毒理学安全性评估技术、食品污染物暴露评估技术研究，建立和完善军队食品病原微生物、农兽药残留、化学污染物（含生物毒素）等风险评估技术体系。②军队食品安全检测技术与前沿技术研究。针对军队食品检测技术的现状，重点开发食品危害物多残留前处理技术和检测技术与仪器设备，研究建立食源性微生物基因分型识别、细菌耐药性监测技术，研制相关检测试剂及重要标准物质。同时，瞄准生命科学和生物技术前沿，研发食品中致病微生物高通量检测技术、产品，探索代谢组学技术在食品安全检测中的应用。③军队食品溯源与预警技术研究。针对军队食品安全溯源与预警体系还需完善的情况，重点开展平战时食品安全保障、食物中毒诊断与处理技术、食源性病原微生物分子分型技术、食品危害物溯源与食品溯源技术以及食品安全突发事件的预警技术研究，建立军队食品安全溯源及预警监控网络体系。④军队食品安全控制技术与标准研究。研究食品加工和运输等过程中的控制技术，提出实用、符合规范的军队食品安全标准控制体系。

研究方法　主要用军队营养与食品卫生学、军队流行病学、军队卫生毒理学、分析化学及微生物学技术，以及新技术，如代

谢组学、生物传感器和信息学和生物医学工程等学科的技术和方法，结合军队食品安全的实际，研究军队食品安全的风险监控技术和防控措施。

与其他学科关系　军队食品安全学是一门应用性很强的交叉学科，其与军队预防医学、军队营养与食品卫生学、军队流行病学、军队卫生毒理学、分析化学和微生物学等学科有密切的关系。

应用　针对军队集约化食堂的建立，将共性技术与相关政策法规和投入相结合，开展食品安全综合科技示范，建立军队全程控制体系和食品安全保障体系，最终形成一套符合军队实际的食品安全保障模式。通过这些研究，探索食品中有害因素对机体的影响，对其进行评价，提出保证食品质量对策和控制措施，实现军队食品安全保障从"被动应付型"向"主动保障型"的战略转变。

（高志贤）

jūnyòng shípǐn fǔbài biànzhì

军用食品腐败变质（spoilage on military food）

军用食品在微生物为主的各种因素作用下，原有理化性质发生变化，降低或失去营养价值的过程。如军用罐头的化学性"胖听"、军用食用油酸败、军用粮食霉变等。

基本内容：军用食品腐败变质鉴定一般用 4 个指标。①感官鉴定。通过视觉、嗅觉、触觉、味觉、组织形态对食品卫生质量进行鉴定，称为食品的感官鉴定。②化学鉴定。微生物的代谢可引起食品化学组成变化，并产生多种腐败产物，直接测定腐败产物可作为判断食品质量的依据。一般氨基酸、蛋白质等含氮高的食品，如鱼、虾、贝类及肉类，在

需氧性腐败时，常以测定挥发性盐基氮含量作为评定的化学指标；对含氮量少而含碳水化合物丰富的食品，在缺氧条件下腐败则经常测定有机酸的含量或 pH 的变化作为指标。③物理指标。主要是根据蛋白质分解时低分子物质增多这一现象，测定食品浸出物量、浸出液电导度、折光率、冰点、黏度等指标。其中肉浸液的黏度测定尤为敏感，能反映腐败变质的程度。④微生物检验。对食品进行微生物菌数测定，可反映食品被微生物污染的程度及是否发生变质，同时它是判定食品生产的一般卫生状况以及食品卫生质量的一项重要依据。一般食品中的活菌数达 10^8 CFU/g，则可认为处于初期腐败阶段。

应用：军队大都是集体用餐，尤其是野外驻训或在外执行任务时，部队自带一些食物，一次购买的量较大，但是食品贮存条件简陋，容易腐败变质。腐败变质的食品首先是带有使人难以接受的感官性状，如刺激性气味、异常颜色、酸臭味和组织溃烂、黏液污秽感等；其次是营养成分分解，营养价值严重降低。腐败变质食品一般由于微生物污染严重，菌相复杂和菌量增多，增加了致病菌和产毒霉菌等存在的机会。因此，对食品的腐败变质要及时准确鉴定，并严加控制，保障军人的饮食安全。

（高志贤　刘楠）

jūnyòng shípǐn bǎocáng wèishēng

军用食品保藏卫生（storage hygiene on military food）

研究和掌握军用食品保藏的卫生学问题、保藏措施和卫生管理的技术和方法。不同的食品有其特殊的保藏方法和要求，其基本原理是改变食品的温度、水分、氢离子浓

度、渗透压及采用其他抑菌杀菌的措施，将食品中的微生物杀灭或减弱其生长繁殖的能力。军队自制（自供）食品的保存期限、包装、保存条件和地方食品保藏存在差别。

方法步骤　①食品的化学保藏。包括盐腌、糖渍、酸渍和防腐剂保藏等。盐腌法和糖渍法：微生物处于高渗状态的介质中，菌体原生质脱水收缩，与细胞膜脱离，原生质凝固、死亡。一般盐腌浓度达 10%，大多数细菌受到抑制；糖渍时必须达到60% ~ 65% 浓度，才比较可靠。酸渍法：微生物在 pH 4.5 以下不能很好生长，因此可提高氢离子浓度来防腐，如泡菜和渍酸菜。防腐剂保藏：利用食品防腐添加剂抑制或杀灭食品中引起腐败变质微生物，抗氧化剂可用于防止油脂酸败。②食品的低温保藏。可防止或减缓食品变质，在一定的期限内，可较好地保持食品的品质。低温保藏一般分为冷藏和冷冻。冷藏：一般的冷藏是指在不冻结状态下的低温贮藏。冷藏的温度一般设定在−1 ~ 10℃范围。病原菌和腐败菌大多为中温菌，在 10℃以下大多数微生物难于生长繁殖；温度维持在 10℃以下，食品内原有的酶的活性大大降低，因此冷藏可延缓食品的变质。冷冻保藏：是指在−18℃以下保藏，可较长期保藏食品。当食品中的微生物处于冰冻时，细胞内游离水形成冰晶体，失去了可利用的水分，水分活度（Aw）值降低，渗透压升高，细胞内细胞质因浓缩而增大黏性，引起 pH 和胶体状态的改变，使微生物的活动受到抑制，甚至死亡；微生物细胞内的水结为冰晶，冰晶体对细胞有机械性损伤作用，也直接导致部

分微生物的裂解死亡。快速冻结有利于保持食品（尤其是生鲜食品）的品质。③食品的加热杀菌保藏。食品通过加热杀菌和使酶失活达到保藏的目的。食品加热杀菌的方法很多，主要有常压杀菌（巴氏灭菌法）、加压杀菌、超高温瞬时杀菌和微波杀菌等。常压杀菌：即 100℃ 以下的杀菌操作，如巴氏灭菌，是指通过加热以达到杀灭所有致病菌和破坏及降低一些食品中腐败微生物数量目的的一种杀菌方式。常压杀菌更多采用水浴、蒸汽或热水喷淋式连续杀菌。加压杀菌：常用于肉类制品、中酸性、低酸性罐头食品的杀菌。加压杀菌通常的温度为 100 ~ 121℃（绝对压力为 0.2MPa），杀菌温度和时间随罐内物料、形态、罐形大小、灭菌要求和贮藏时间而异。超高温瞬时杀菌：根据温度对细菌及食品营养成分的影响规律，热处理敏感的食品可考虑用超高温瞬时杀菌法。该法既可达到一定的杀菌要求，又能最大限度地保持食品品质。超高温瞬时杀菌既能方便工艺条件，满足灭菌要求，又能减少对食品品质的损害。微波杀菌：微波（超高频）一般是指频率在 300MHz ~ 300GHz 的电磁波，有快速、节能、对食品的品质影响小的特点，因此，能保留更多的活性物质和营养成分。④食品的干燥脱水保藏。食品干燥保藏的机制是降低食品水分至某一含量以下，抑制可引起食品腐败微生物的生长。通常将含水量在 15% 以下或 Aw 值在 0~0.60 之间的食品称为干燥、脱水或低水分含量食品，这些食品是传统的干燥食品，冷冻干燥食品也属此类。另一类食品水分含量在 25% ~ 50% 之间，Aw 值在 0.60~0.85，

且同样具有一定的货架稳定期，这类食品称半干燥食品。食品干燥、脱水的方法主要有日晒、阴干、喷雾干燥、减压蒸发和冷冻干燥等。生鲜食品干燥和脱水保藏前，一般需破坏其酶的活性，最常用的方法是热烫（亦称杀青、漂烫）或硫黄熏蒸（主要用于水果）或添加维生素 C（0.05% ~ 0.1%）及食盐（0.1% ~ 1.0%）。肉类、鱼类及蛋类中因含 0.5% ~ 2.0% 肝糖原，干燥时常发生褐变，可添加酵母或葡萄糖氧化酶处理或除去肝糖原再干燥。⑤食品的辐照保藏。是指用射线辐照食品，借以延长食品保藏期的技术。主要包括紫外线、X 线和 γ 线等，其中紫外线穿透力弱，只有表面杀菌作用；而 X 线和 γ 线（比紫外线波长更短）是高能电磁波，能激发被辐照物质的分子，使之发生电离作用，进而影响生物的各种生命活动。用于加工和实验的辐照源有 ^{60}Co 和 ^{137}Cs 产生的 γ 线，以及电子加速器产生的低于 10 兆电子伏特（MeV）的电子束。

注意事项 ①对动物性、果蔬等不易储存食品定期检查，发现腐烂变质食品及时清除或销毁。②入库食品要严格验收，定期对库存食品进行卫生质量检验，并遵循先进先出库原则。③储存食品分类存放，设明显标志。④战备食品专库集中存放，有很好的安保措施，必要时设岗哨。⑤冷库每 3 个月，冰箱（柜）每月除霜、清洁 1 次，储存仓库无关人员不得进入，严禁存个人物品；野外驻训或在外执行任务，在用电紧张或缺少冷链设备的情况下，可以就地挖地窖储存容易腐败的食品。

（高志贤　刘　楠）

jūnyòng shípǐn huàxuéxìng wūrǎn

军用食品化学性污染（chemical contamination on military food）军用食品存在可致机体伤害化学物质的状态。军用食品从生产、加工、贮存、运输到餐桌的整个过程的各个环节，都有可能受到化学有毒有害物质的污染。

基本内容 食品化学性污染已成为部队食品污染的重要方面。危害较为严重的是化学农药、有害金属、多环芳烃类如苯并（a）芘、N-亚硝基化合物等化学污染物，滥用食品加工工具、食品容器、食品添加剂、植物生长促进剂以及化学战剂等是引起食品化学污染的重要因素。主要途径：①环境污染。一是大气污染：主要来源于营区内和周边燃料燃烧和工业生产，大气以氟化物污染最为严重，受氟污染的农作物不仅食用安全性受到影响，还会通过禽畜食用进入食物链，使受污染的产品通过市场流入部队。二是水源污染：污染物有无机有毒物、有机有毒物和病原体，主要是通过污水中的有害物质在动植物中累积而造成的。②农药污染。农药污染食品的主要途径有：一是通过喷洒直接污染农作物；二是农作物从环境中吸收农药；三是通过食物链进入食品；除此之外，在军用食品的运输、包装容器、储存和销售过程中，由于工作疏忽或过错，也可造成农药对食品污染。③食品加工造成的污染。一是食品在加工过程中使用的机械管道、锅、白铁管、塑料管、铝制容器及各种包装材料等，可能将有毒物质带入食品，造成食品化学性污染；二是加工过程产生的化学性有毒物。④食品容器、包装材料的污染。随着化学工业的发展，新的包装材料越来

越多，与食品接触时，某些材料的成分有可能迁移于食品中，造成食品的化学性污染，如单体苯乙烯可以从聚苯乙烯塑料包装进入食品。⑤食品添加剂和假冒伪劣产品。食品添加剂的违规和超量使用、食品造假掺杂等成为军用食品污染重要的人为因素。

特点　①污染途径多，不易控制。食品化学性污染的途径较多，不易做到全面控制，化学性污染事件屡有发生。②污染特征不明显，容易误食。受化学性污染的食品外观特征一般不明显，甚至加入大量添加剂后，食品在感官方面更加诱人，如肉制品加入亚硝酸盐后，肉制品呈现出良好的色泽。③污染具有地域性，影响面广。由于生物的富集和放大作用，受污染地域中的有毒化学物进入食物链，污染食品，在该区域中可出现此种化学污染物集中暴发性中毒事件。④污染有蓄积性，"三致"作用明显。受污染食品中的有毒化学物经消化道吸收，通过血液分布于体内组织和脏器，多数有毒元素在体内有强蓄积性，诱发致癌、致畸、致突变作用。

应用　部队作为担负维护社会稳定、保障人民安居乐业特殊任务的消费群体，面临着严峻的食品安全形势，预防部队食品化学性污染是一个庞大的系统工程，需要地方政府、部队机关和基层部队多部门的共同努力。部队应努力加强食品安全教育和食品质量检测，落实饮食安全管理制度，加强库存食品保管和检验人才队伍及军民合作建设。进一步提高部队官兵对食品安全的认识和预防食品化学性污染的能力，是确保广大官兵身体健康，维护正常执勤、训练和其他工作

的基础。

（高志贤　刘　楠）

jūnyòng shípǐn ānquán fēngxiǎn pínggū

军用食品安全风险评估（risk assessment on military food safety）

评价军用食品生物、化学和物理性危害因素对军人健康可能造成不良影响的过程。包括危害识别、危害特征描述、暴露评估、风险特征描述等。根据军队人群、平战时环境、食品保藏等特点，通过系统组织相关技术信息及其不确定度的分析，对军人接触食源性危害而产生的已知或潜在的不良健康作用做出科学评价，是军队食品安全控制措施的技术手段之一。

基本内容　军队人群居住密集，平战时环境复杂，受当地的温度、湿度影响较大，军用食品安全风险评估通过全面的检查、分析，识别和评估风险因子，并对各类风险因子的危害程度做出评价。对风险较高的影响因子和重点环节要特别关注，通过设立和抓住风险关键点，加强军用食品安全风险的控制。包括：军用食品中化学物的危险性评估和生物性因素的危险性评估。化学物的危险性评估主要针对有意加入的化学物、无意污染物和天然存在的毒素，包括食品添加剂、农药残留及其他农业用化学品、兽药残留、不同来源的化学污染物以及天然毒素等；生物性因素的危险性评估主要针对致病性细菌、真菌、病毒、寄生虫、藻类及其毒素。

按制订好的风险评估实施方案，根据风险的来源和性质，相关检验数据和结论，风险涉及范围及其他有关信息和资料，遵循危害识别、危害特征描述、暴露

评估和风险特征描述的结构化程序开展风险评估。受委托的有关技术机构应当在要求的时限内提交风险评估相关科学数据，技术信息，检验结果的收集、处理和分析的结果。评估的结果包括定量的危险性（以数量表示的危险性）、定性的危险性和存在的不确定性。除掌握一般性风险评估方法外，还要了解军队和地方食品安全信息，跟踪调查、观察和检查，经验判断和研究分析等。评估是一个动态和持续过程，需要根据最新获得的各种信息，一般定期进行。

应用　有下列情形之一的，中央军委后勤保障部卫生局根据法律法规的规定认为需要进行风险评估，由中央军委后勤保障部卫生局审核同意后向军队疾病预防控制机构下达食品安全风险评估任务：军队大型活动保障、重大自然灾害救援、国内外维稳，以及处理军队重大食品安全事故需要的；为制定或修订食品安全国家军队标准提供科学依据需要进行风险评估的；通过军队食品安全风险监测或者接到举报发现食品可能存在安全隐患的，在组织进行检验后认为需要进行食品安全风险评估的；地方公众高度关注的食品安全问题影响到军人健康的；军队卫生监督管理部门工作需要并提出应急评估建议的。通过食品安全风险评估，消除影响军人饮食的不安全因素，保障军人的身心健康。

（高志贤　刘　楠）

jūnyòng shípǐn ānquán fēngxiǎn guǎnlǐ

军用食品安全风险管理（risk management on military food safety）

平时和战时对军用食品安全存在的各种风险因素进行防控的活动。是依据风险评估的结

果，权衡管理决策方案，并在必要时选择实施适当控制措施的过程。其产生的结果就是制定军用食品安全标准、准则和其他建议性措施。

基本内容 军用食品风险分析是制定食品安全标准的基础理论。具体措施包括：制定最高限量，制定食品标签标准，实施公众教育计划，通过替代或者改善农业或生产规范以减少某些化学物质的使用等。分为4个部分：风险评价、风险管理选择评估、执行管理决定及监控和审查。保护军人身体健康应是首先考虑的因素，同时适当考虑其他因素（如经济费用、效益、技术可行性、对风险的认知程度等），可进行费用-效益分析。执行管理决定之后，应对控制措施的有效性以及对暴露消费者人群的风险的影响进行监控，以确保食品安全目标的实现。

活动内容 ①军用食品风险管理的目标。通过选择和实施适当的措施和监督手段，检查是否定期进行了饮食安全的风险评估，风险评估所依赖的信息是否充分，评估方法是否科学；检查为进行风险控制设计的各项关键控制点是否得到落实，关键的控制点设计是否科学合理，直接实施控制的人员思想上是否足够重视，是否熟悉风险控制的方法。尽可能有效地控制部队食品安全风险，从而保证广大指战员和官兵的身体健康，保证在平战时部队的有生战斗力。②军用食品风险管理的措施。制定军用食品中有毒有害物质最高限量，实施部队的食品安全教育计划，通过使用替代品或改善农业或生产规范以减少有毒有害物质的使用等。

管理程序 包括以下主要内容。①风险评价。基本内容包括确认军用食品安全问题、描述风险概况、就风险评估和风险管理的优先性对危害进行排序、为进行风险评估制定风险评估政策、决定进行风险评估以及风险评估结果的审议。②风险管理选择评估。包括确定可行的管理选项、选择最佳的管理选项（包括考虑一个合适的安全标准）以及最终的管理决定。③执行管理决定。保护军人身体健康应是首先考虑的因素，同时可适当考虑其他因素（如经济费用、效益、技术可行性、对风险的认知程度等），可进行费用-效益分析。④监控和审查。指对实施措施的有效性进行评估以及在必要时对风险管理和（或）评估进行审查。为做出风险管理决定，风险评价过程的结果应当与现有风险管理选项的评价相结合，并及时启动军用食品的风险预警机制。

技术要求 管理原则：①军用食品风险管理应遵循一个具有结构化的方法，即包括风险评价、风险管理选择评估、执行管理决定及监控和审查。在某些情况下并非所有这些情况都必须包括在风险管理中。②风险管理决策应首先考虑保护军人的身体健康。对风险的可接受水平应主要根据对军人健康的考虑决定，同时应避免风险水平上随意性的和不合理的差别。在某些风险管理情况下，尤其是决定将采取的措施时，应适当考虑其他因素（如经济费用、效益、技术可行性和社会习俗）。这些考虑不应是随意性的，而应保持清楚和明确；因此在对饮食保障"供应链"进行风险评估和设计、实施风险控制后，还必须关注重点时机和重要环节的监督检查，进行适时有效的风险管理和监督。风险管理的决策和执行应透明。风险管理应包含风险管理过程（包括决策）所有方面的鉴定和系统文件，保证决策和执行的理由对所有军人官兵是透明的。③风险评估政策的决定应作为风险管理的一个特殊的组成部分。决定风险评估政策往往成为进行风险分析实际工作的第一步；风险管理应通过保持风险管理与风险评估功能的分离，确保风险评估过程的科学完整性，减少风险评估和风险管理之间的利益冲突。但是应意识到，风险分析是一个循环反复过程，风险管理人员（军队疾病预防控制工作者）和风险评估人员（所有官兵）之间的相互作用在实际应用中至关重要；风险管理过程的所有方面，都应包括与所有官兵进行清楚的相互交流。风险情况交流不仅是信息的传播，更重要的功能是将有效进行风险管理至关重要的信息和意见并入决策过程。④风险管理应是一个考虑在风险管理决策的评价和审查过程中所有新产生资料的持续过程。应用风险管理决策后，为确定其在实现食品安全目标方面的有效性，应对决定进行定期评价。为进行有效的审查，监控和其他活动是必需的。

(高志贤 刘 楠)

jūnduì shíwù zhòngdú

军队食物中毒（food poisoning of military） 军人摄入含有毒有害物质食品或误食有毒有害物质所致非传染性疾病。食物中毒是食源性疾病中最常见的一种。不包括暴饮暴食引起的急性胃肠炎、食源性肠道传染病、寄生虫病，或一次大量或长期少量多次摄入某些有毒有害物质引起的以慢性毒害为主要特征的疾病。

主要内容：①细菌性食物中毒。摄入细菌污染食品引起的急性或亚急性疾病，是食物中毒中较常见的一类。发病率通常较高，多数细菌性食物中毒病死率较低。发病有明显的季节性，5~10月最多。②真菌及其毒素食物中毒。指食用被真菌及其毒素污染的食物而引起的食物中毒。发病率和病死率均较高。发病的季节性及地区性均较明显，如霉甘蔗中毒，常见于初春的北方。③动物性食物中毒。食入动物性中毒食品引起的食物中毒。发病率较高，病死率因动物种类而异。④有毒植物中毒。食入植物性中毒食品引起的食物中毒。⑤化学性食物中毒。食入化学性中毒食品引起的食物中毒。发病的季节性、地区性均不明显，发病率和病死率均较高，如有机磷农药、某些金属或类金属中毒等。⑥物理性食物中毒。食入放射性食品或食入的食品中掺杂有放射性物质引起的食物中毒。

预防：军队饮食保障多采取统一采购、统一加工、集中制作、集体就餐的方法，一旦发生食物中毒事件，不仅影响面广，而且直接影响官兵身体健康和部队战斗力。因此，其一要选择安全食品，选择新鲜、干净、保质期内的食品，并安全储存食品；其二食品烹调要烧熟煮熟，立即食用，需贮存时，要冷藏并生熟分开，储存过的食品食用前需再彻底加热，要饮用符合卫生要求的水；其三是保持厨房、食品容器等的清洁卫生，避免昆虫、鼠类及其他动物接触食物，处理及食用食品时需反复清洁双手；其四加强对化学品和放射性污染源的卫生防护和经常性卫生监督。

（刘 楠 高志贤）

jūnduì xìjūnxìng shíwù zhòngdú

军队细菌性食物中毒（bacterial food poisoning of military） 军人摄入被病原菌或其毒素污染的食品所致食源性疾病。表现为群发性、突发性。细菌性食物中毒是最常见的食物中毒。以沙门菌、变形杆菌和金黄色葡萄球菌为主，其次为副溶血性弧菌、蜡样芽胞杆菌。

病因与发病机制 包括以下几方面。

病因 ①致病菌的污染。牲畜在屠宰时及畜肉在运输、贮藏、销售等过程中受到致病菌的污染。②贮藏方式不当。被致病菌污染的食物在不当温度下存放，食品中适宜的水分活度、pH及营养条件使其中的致病菌大量生长繁殖或产生毒素。③烹调加工不当。被污染的食物未经烧熟煮透或煮熟后被食品加工工具或食品从业人员中的带菌者再次污染。

发病机制 分为感染型、毒素型和混合型3类。①感染型。病原菌随食物进入，在肠道内生长繁殖，靠其侵袭力附着于肠黏膜或侵入黏膜及黏膜下层，引起肠黏膜充血、白细胞浸润、水肿、渗出等炎性病理变化。典型的如各种血清型沙门菌感染等。除引起腹泻等胃肠道综合征之外，病原菌还进入黏膜固有层，被吞噬细胞吞噬或杀灭，菌体裂解，释放出内毒素，作为致热原刺激体温调节中枢，引起体温升高。因而感染型食物中毒的临床表现多有发热症状。②毒素型。大多数细菌能产生肠毒素或类似毒素，其发病机制酷似。肠毒素的刺激激活了肠壁上皮细胞的腺苷酸环化酶或鸟苷酸环化酶，使细胞质内的环磷酸腺苷或环磷酸鸟苷的浓度增高，通过细胞质内蛋白质

的磷酸化过程，进一步激活细胞内的相关酶系统，使细胞的分泌功能发生变化。由于肠壁上皮细胞Cl^-分泌亢进，Na^+和水的吸收受到抑制，导致腹泻。常见的毒素型细菌性食物中毒有金黄色葡萄球菌食物中毒等。③混合型。副溶血性弧菌等病原菌进入肠道后，除侵入黏膜引起肠黏膜的炎性反应外，还产生肠毒素，引起急性胃肠道症状。这类病原菌引起的食物中毒是致病菌对肠道的侵入与其产生的肠毒素的协同作用引起，因此其发病机制为混合型。

临床表现 以急性胃肠炎为主，主要表现为恶心、呕吐、腹痛、腹泻等。葡萄球菌食物中毒呕吐较明显，呕吐物含胆汁，有时带血和黏液，腹痛以上腹部及脐周多见，且腹泻频繁，多为黄色稀便和水样便。侵袭性细菌引起的食物中毒，可有发热、腹部阵发性绞痛和黏液脓血便。

诊断与鉴别诊断 包括以下几方面。

诊断 主要根据流行病学调查资料、患者的临床表现和实验室检查资料。①流行病学调查资料。根据发病急，短时间内同时发病，发病范围局限在食用同一种有毒食物的人群等特点，找到引起中毒的食品，并查明引起中毒的具体病原体。②实验室诊断资料。即对中毒食品或与中毒食品有关的物品或病人的样品进行检验的资料，包括对可疑食物、患者的呕吐物及粪便等进行细菌学及血清学检查（菌型的分离鉴定、血清凝集试验）的资料。可疑时，尤其是怀疑细菌毒素中毒者，可通过动物实验检测细菌毒素的存在。

鉴别诊断 ①非细菌性食物

中毒。食用有毒动植物（发芽马铃薯、河豚或毒蕈等）引起的食物中毒的临床特征是潜伏期很短，一般不发热，以呕吐为主，腹痛、腹泻较少，但神经症状较明显，病死率较高。汞、砷引起食物中毒时，主要表现为咽痛、充血、吐泻物中含血，经化学分析可确定病因。②霍乱。潜伏期为 6~8 小时至 2~3 天不等，主要表现为剧烈的上吐下泻，大便呈水样，常伴有血液和黏液，有时会发生肌肉痉挛。过度的排出水分常导致患者严重脱水，当液体得不到补充时，病人便会死亡。通过粪便培养或涂片后经荧光抗体染色镜检找到霍乱弧菌即可确诊。③急性菌痢。一般呕吐较少，常有发热、里急后重，粪便多混有脓血，下腹部及左下腹部压痛明显，镜检发现粪便中有红细胞、脓细胞及巨噬细胞，粪便培养约半数有痢疾杆菌生长。④病毒性胃肠炎。临床上以急性小肠炎为特征，潜伏期 24~72 小时，主要表现为发热、恶心、呕吐、腹胀、腹痛及腹泻，水样便或稀便，吐泻严重者可发生水、电解质及酸碱平衡紊乱。

处理原则 ①现场处理。将患者进行分类，轻者在原单位集中治疗，重症者送往医院或卫生队治疗；及时收集资料，进行流行病学调查及细菌学的检验工作，以明确病因。②对症治疗。常用催吐、洗胃、导泻的方法迅速排出毒物。同时治疗腹痛、腹泻，纠正酸中毒和电解质紊乱，抢救呼吸衰竭。③特殊治疗。对细菌性食物中毒通常无需应用抗菌药物，可以经对症疗法治愈。对症状较重、考虑为感染性食物中毒或侵袭性腹泻者，应及时选用抗菌药物，但对金黄色葡萄球菌肠毒素引起的中毒，一般不用抗生素，以补液、调节饮食为主。对肉毒毒素中毒，应及早使用多价抗毒素血清。

预防 ①加强部队卫生知识宣传和健康教育。利用部队各种宣传媒体经常性地开展卫生知识宣传和健康教育，养成良好的个人卫生习惯。②加强部队食品安全卫生监督。部队餐饮单位按照《军队卫生监督规定》认真执行炊事员上岗前的培训和体检以及录用后定期体检的制度。部队食品安全卫生监督员应加强对军队食堂、食品餐饮点、食品加工厂、屠宰点等相关部门的卫生检验检疫工作，要严格食品加工、储存和销售过程监督管理，要求炊管人严格遵守军队食品安全的卫生制度，做好食具、容器和工具的消毒，避免生熟交叉污染；食品在食用前加热充分，以杀灭病原体和破坏毒素；在低温或通风阴凉处存放食品，以控制细菌的繁殖和毒素的形成，防止细菌性食物中毒。③加强部队食品安全监测和评估。根据部队实际情况，定期对部队的餐饮单位进行现场抽样检测和评估，根据致病菌的生物遗传学特征和分子遗传学特征，结合现代分子生物学等检测手段和流行病学方法，分析病原菌的变化、扩散范围和趋势等，为大范围食物中毒暴发的快速诊断和处理提供相关资料，防止更大范围的传播和流行。

（高志贤　刘　楠）

jūnduì huàxuéxìng shíwù zhòngdú

军队化学性食物中毒（chemical food poisoning of military）军人平时和战时食入化学性中毒食品所致食源性疾病。

病因与发病机制 包括以下几方面。

病因 化学性中毒食品，主要有以下四种。①被有毒有害的化学物质污染的食品。②指误为食品、食品添加剂、营养强化剂的有毒有害的化学物质。③添加非食品级或伪造的或禁止使用的食品添加剂、营养强化剂的食品，以及超量使用食品添加剂的食品。④营养素发生化学变化的食品，如油脂酸败。

发病机制 经口摄入含有较大量化学性有害物的食物后，引起身体出现急慢性中毒。大多数引起食物中毒的化学物质在体内溶解度高，易被胃肠道或口腔黏膜吸收。

临床表现 同一般化学性食物中毒。

诊断与鉴别诊断 包括以下几方面。

食入可疑中毒食品后引起的食物中毒，由于取不到样品或取到的样品已经无法查出致病物质，或者在学术上中毒物质尚不明，其诊断标准总则主要依据包括：①流行病学调查资料。②病人的潜伏期和特有的中毒表现（注：必要时由疾病预防控制机构三名副主任医师以上的食品安全专家评定）。

食物中毒患者的诊断　由食品安全医师以上（含食品安全医师）诊断确定。

食物中毒事件的确定　由军队疾病预防控制机构根据食物中毒诊断标准及技术处理总则确定。

治疗 采取救治措施，及时进行疫情报告。中毒初期，一般采用催吐、洗胃、导泻和灌肠等方法清除未被吸收的毒物；选用不同的拮抗剂和黏膜保护剂、解毒剂；大量饮用温开水或者盐糖水；静脉滴注生理盐水或者 5%~10% 葡萄糖注射液，促进毒物排泄。

对病人采取紧急处理，并及时报告军队卫生行政部门。①停止食用中毒食品。②采取病人标本，以备送检。③对病人的急救治疗主要包括：a. 急救：催吐、洗胃、清肠；b. 对症治疗；c. 特殊治疗。

对中毒食品控制处理：①保护现场，封存中毒食品或疑似中毒食品。②追回已售出的中毒食品或疑似中毒食品。③对中毒食品进行无害化处理或销毁。

对中毒场所采取的消毒处理：根据不同的中毒食品，对中毒场所采取相应的消毒处理。

预防 对容易发生变质的食品，必须进行卫生质量检查，特别是在炎热季节和聚餐时应落实食品留验制度；当发生食物中毒或者食源性疾病时，应对可能受到污染的食品、野战食品、缴获食品和野生动、植物食品进行检查。

（刘 楠 高志贤）

jūnduì shíwù zhòngdú diàochá chǔlǐ

军队食物中毒调查处理（investigation and treatment of military food poisoning） 对军人食物中毒所采取的调查、检测及防控。主要是及时掌握食物中毒发生情况，确定是否为食物中毒，查找中毒食品，查清致病因子及其中毒途径，采取控制措施防止蔓延，并为患者的急救治疗提供依据，对已采取的急救治疗措施给予补充和纠正。同时也积累食物中毒资料，分析中毒发生的特点、规律，制订有效的防治措施，以减少和控制类似事件发生。

程序 ①调查前准备。接到食物中毒报告后，应立即做好食物中毒调查、处理的各项准备工作。②现场调查。包括患者调查、可疑中毒食物调查、食品从业人员健康状况调查。③现场采样取证。主要包括食物采集；可疑中毒食物制售环节所用的工（用）具、容器表面污染物采集，如刀、砧板、筐、盆、桶、冰箱、水池等用无菌棉拭子浸生理盐水，反复涂擦后置于盐水管中；患者吐污物、粪便的采集：采集患者吐泻物应在患者服药前进行，若无吐泻物，可取洗胃液或涂抹被吐泻物污染的物品，采集患者粪便应用采便管；血、尿样采集：对疑似细菌性食物中毒，应采集患者急性期（3天内）和恢复期（2周左右）静脉血各3ml，同时采集一份正常人血样做对照，对疑似化学性食物中毒，尚需收集患者尿液样品；从业人员带菌检查的样品采集：采集从业人员粪便，用采便管直接采样，不宜留便；对患有呼吸道感染或皮肤病的从业人员，应对其咽部或皮肤病灶处进行涂抹采样；对疑似化学性食物中毒，调查时应将所采集的样品尽可能地用快速检验方法在现场进行定性检验。取证食物中毒调查过程实质是取证过程，调查人员必须注意证据的客观性、科学性、法律性，要充分利用录音、照相等手段，客观记录与当事人的谈话和现场卫生状况，询问有关人员必须做好个案调查笔录并经被调查者复阅签字认可。④现场和实验室检测。对采集的食物中毒样品或患者的生物样品，如果现场可快速检测和确定致病因子，可现场检测，并将采集的样品送往实验室确证，按检测结果进行现场处理；对于无法或较难用快速方法进行检测的，应将采集的样品迅速送往实验室进行进一步的检测。

要求 主要是做好现场处置。①控制措施。在经过初步检查，确认为疑似食物中毒后，调查人员要依法采取行政控制措施，防止中毒扩大。包括封存可疑食物及其原料和被污染的食品工（用）具、加工设备、容器，并责令清洗、消毒。行政控制实施方式是使用加盖军队卫生行政部门印章的封条，并制作行政控制决定书；在紧急情况或特殊情况下，调查人员可于现场封存并制作笔录，然后报军队卫生行政部门批准，补送行政控制决定书。行政控制时间为5天。军队卫生行政部门应在封存之日起15天内完成对封存物的检验或做出评价，并做出销毁或解封决定，因特殊事由需延长封存期的，应做出延长控制限期的决定。②追回、销毁导致中毒的食物。经过现场调查与检验结果，对确认的中毒食物，军队卫生部门可直接予以销毁，也可在卫生行政部门监督之下，由肇事单位自行销毁，对已售出的中毒食物要责令肇事者追回销毁。③中毒场所处理。根据不同性质的食物中毒，调查人员应指导发生中毒的单位和个人，对中毒场所采取相应措施。对接触细菌性食物中毒、真菌中毒的餐具、工（用）具、容器设备等物品，用1%~2%碱水煮沸消毒或用有效酚含量为150~200mg/L的酚制剂溶液浸泡，擦拭消毒。对接触化学性食物中毒的各类物品，要用碱液进行彻底清洗，消除污染。④对急救治疗方案进行必要的纠正与补充，尤其对有毒动、植物食物中毒和化学性食物中毒是否采取针对性的特效治疗方案提出建议。

食物中毒的现场调查、采样和实验室检验工作完成以后，对得到的资料进行综合分析，主要有下列几方面的内容：临床症状和体征频率分析，确定潜伏期，描述病例三间分布（包括人群分布、地点分布、时间分布），中毒餐次的确定，中毒食物的确定，致病因子的确定，发生原因的确定以及军队食物中毒的善后处理。

（高志贤 刘 楠）

jūnduì shípǐn ānquán jiāndū

军队食品安全监督（food safety supervision of military） 在平时和战时按照军队食品安全相关规定进行风险因素防控的过程。是军队各级后勤保障机关卫生部门及其授权的疾病预防控制机构，对军队单位和人员及军队社会化保障单位和人员，贯彻执行食品安全法规规章情况进行监督监测，以及对违规行为进行纠正处理的管理活动。

内容 军队食品安全监督的主要任务是根据需要确定食品中是否存在有害因素，阐明有害因素的性质、来源、作用和危害，并根据检验结果得出"可食""条件可食""不可食"的结论。军队食品安全监督主要涉及供餐点及食堂中有关食品安全的各个环节，包括对膳食的合理营养和食品卫生状况进行监督。主要内容包括：①卫生许可情况。②食品生产加工供应单位和场所的新建、扩建、改建工程项目的设计、施工和竣工的卫生学审查。③食品生产加工供应人员的健康状况、个人卫生和卫生知识培训。④管理制度落实情况和专（兼）职卫生管理人员配备情况。⑤食品生产加工场所功能布局、环境卫生、卫生设施设备和食品加工流程情况。⑥食品采购、运输、贮存、加工与供应的卫生状况。⑦食品生产加工用水、食品添加剂、食品生产加工工具和用具的卫生管理情况，以及食品卫生检测情况。⑧公用餐（饮）具卫生状况。⑨有害媒介生物的防治情况。

总要求 无毒、无害，符合应有的营养要求，具有相应的色、香、味、形等感官性状。食品生产供应单位必须按照国家、军队卫生标准和营养要求提供食品，食品安全各个环节必须建立并严格执行卫生管理制度。对供应过程的要求：①食堂及供餐点，室内外环境整洁，防蝇、防鼠、防蟑螂和防其他有害昆虫及其滋生条件的措施健全，与有毒有害场所保持安全距离。餐厅实行分餐，配备公勺、公筷。②伙房及生产场所符合生进熟出的要求，配置专用熟食间，生产供应生熟食不得交叉作业。熟食间配备专用工具、专用消毒设备和专用冷藏设备，并实行专人管理。炊具、餐具、饮具和盛放直接入口食品的容器，使用前必须消毒，用后必须清洁。使用的洗涤剂、消毒剂应当符合国家标准，并按照规定配置使用。③炊管人员和食品生产供应人员具备个人健康证，作业时必须穿戴清洁的工作衣、帽，供应直接入口食品应当使用专用供货工具。卫生监督要求：军队各级卫生防疫机构应当对食品和食品添加剂、容器、包装材料、用具、设备、洗涤剂、消毒剂、防腐剂以及食品生产供应场所、设施、有关环境、生产加工过程实施卫生监督和检测。卫生监督人员有权对食品和食品生产供应场所进行现场检查，获取有关资料，按照规定进行采样，食品生产供应单位不得拒绝检验者或隐瞒有关情况。

平时要求 包括军队食品采购卫生要求，食品卫生质量要求，食品容器、包装品卫生要求，食品采购人员的健康管理和卫生要求，食品运输卫生要求和食品储存卫生要求。

军队食品采购卫生要求 食品卫生合格证的要求：①下列食品及食品加工用品每次采筹时必须具有合格证。乳及其制品，肉及其制品，罐头类，糖果、糕点类，冷饮、冷食类，食品容器、包装（品）材料，食品添加剂等。②下列食品应当根据采筹渠道、食品卫生质量、采购数量，定期索取合格证。粮食及其制品，食用植物油，蛋及其制品，水产品类，淀粉类，酱腌菜，调味品、调料，豆制品，酒类，茶叶等。③食品合格证。包括食品标签、卫生检验合格证及其他与食品卫生质量有关的文件。卫生检验合格证项目包括：生产单位、产品名称、生产日期、批号、有效期、检查项目、检验日期、检验者和检验结果评价等。④出具合格证的有效单位为食品生产企业的化验室；部队团以上单位卫生防疫部门检验室。⑤食品合格证应当与采筹的食品同时验收入库。

食品卫生质量要求 ①采筹食品时应当现场进行色泽、气味、滋味、弹性、黏度、透明度以及杂质或异物等感官项目的检查，必须符合国家食品安全标准。②采筹的食品必须无毒、无害，符合应有的营养要求。不得采筹腐败、霉变、生虫、掺杂及超过保质期的食品。③平时采筹易腐食品时，应当有计划选择采购，无冷藏设备条件时，所购食品一般应当日用完。④采筹的直接食用食品必须是新鲜、感观良好、清洁卫生的产品，首选有密封包装的食品。不得采购霉变、酸败食品。

食品容器、包装品卫生要求 ①应当选用国家定点厂生产、具有卫生许可证的产品。自制产品必须选用无毒,不易被酸、碱、油脂浸出有害物质的材料。②容器内面应光滑,不得有裂隙和残损,并符合食品容器的各项卫生标准。容器必须有防蝇、防鼠、防尘的专用盖、罩。③包装直接食用食品的纸张应当符合食品包装用纸卫生标准的规定,塑料袋的卫生要求必须符合复合食品包装袋卫生标准的规定,不得使用非食品包装品和已污染的容器盛装。④盛装鲜蛋、蔬菜、水果等易破碎、怕压、易腐烂变质食品的容器必须消毒,便于搬动和叠放。最好采用制式周转容器。⑤盛装直接食用食品的容器必须专用,每次用前必须消毒,用后应当及时清洗,不得与盛放生食品原料的容器混用。⑥消毒应选用含氯消毒制剂、过氧乙酸擦拭、浸泡,沸水蒸煮消毒或压力蒸汽灭菌等安全可靠的方法;使用的消毒剂和消毒效果评价必须符合国家的有关食具消毒标准的规定。⑦清洗消毒用水必须符合《生活饮用水卫生标准》的要求。

食品采购人员的健康管理和卫生要求 食品采购人员的健康管理和卫生守则应当符合军队食堂卫生管理的相关规定。每年应当定期进行卫生知识培训或复训。战时口粮和缴获食品的卫生要求:①战时、野营用携行口粮应当选择不易腐败变质及食用方便的品种。②野菜、野果的采摘应当依据图谱,并向当地居民了解有无毒害和食用方法,必要时做毒物检验,确定无毒后方可食用。③缴获的食品必须抽样送交卫生检验机构检验。

食品运输卫生要求 运输工具:①专用食品运输工具一般不得兼作非食品运输工具。②无专用食品运输工具、需使用运载非食品运输工具运输食品时,应当彻底清洗,必要时应当进行消毒,确认不会造成食品污染后才能装运。③装运直接食用食品的运输工具每次用前必须消毒,用后应当及时清洗。④清洗消毒要求符合相关规定。运输过程:①食品运输过程中应当轻装轻卸。包装不得破损、撒漏。运输途中必须对食品采取保护措施,如有垫、有篷、有盖、有明显标志,不得敞露运输。②鲜肉、鲜水产品等易腐食品应当有冷藏设施或在-16~-10℃环境条件下运输。无冷藏运输条件时,运输过程不得超过4小时。③活鲜水产品装运时应当保持一定温度、湿度和透气性。运输活禽、活畜要避免拥挤,并供给足量的饮水和饲料。④蛋品、蔬菜、水果、瓶装调味品运输时不得挤压。⑤生熟食品、水产品、蔬菜、肉类及动物内脏等应当分容器、分区域盛放,不得混合装(堆)运。寒区蔬菜、水果运输应当有草帘、棉被等防冻条件;热区应当具备通风遮阳等降温运输条件。⑥有挥发性气味食品及原料不得与茶叶、奶粉、豆制品等易吸味食品同容器装运。⑦蒸馏酒、食品添加剂等应当隔离热源。⑧食品装运管理人员应当符合军队食堂卫生要求的相关规定。⑨长途运输,必须具有防蝇、防鼠、防蟑螂和防尘的措施,并应当定期检查卫生质量。使用杀虫、灭鼠药物时,不得污染食品。⑩战时食品与军人、武器装备同时运输时,应当划分区域并设警戒线,无关人员不得接近食品,严防食品污染。

食品储存卫生要求 储存场所:①平时储存场所的选择、构筑质量及储存设备应当符合军队食堂卫生要求的相关规定。②战时储存场所应当选在隐蔽的地方,最好设在具有防原、防化、防生物战剂条件的地域和建筑内。③食品仓库应当尽量利用自然采光,人工照明度一般不小于50lx。④储存场所应当保持清洁、定期清洗和消毒。储存原则:①主食和副食、生食和熟食、串味和吸味食品不得混储。②药物、杂物及其他有毒有害等非食用物质不得与食品混储。③脱水食品应当与水分含量高的食品分开储存。④蒸馏酒、食品添加剂等必须专库储存。⑤水产品与其他食品同架、同箱冷藏时,应当将水产品放在下层。储存条件:①动物性食品、蔬菜、水果、糖果及酒类等储存见军队食堂卫生管理。②粮食储存也应当根据要求,并根据实际情况对储存场所的温度进行相应调整。③直接食用食品应当专库或专橱(格)存放,一般应当在0~10℃冷藏储存。储存注意事项:①各种产品必须经选择、整理或切割、分装等处理后储存。②腐败变质食品必须及时销毁。③仓储食品应当离地、离墙存放,设有底垫。④对动物性食品、果蔬等不易储存产品应当定期检查,发现腐败现象等应即时清除。⑤对储存场所的温、湿度应当经常监测并做好记录。⑥应当利用排风机械、窗帘、通风孔等设施或设备对储存场所进行通风换气。储存食品必须分种类存放,设明显标志。战备食品应当集中存放。冷库每3个月、冰箱(柜)每月应当除霜或清洁1次,经常检查冷冻效果,发现异常或出现故障应当及时修复。储存场所和设备必须专人管理,应每日清扫,每1~4周清洁、消毒1次。消毒方法和用水见食品容器、包装品卫生要求。食品出入库必须检验登记。储存场所无关人员不得随意进入，并严禁存放个人物品。⑦入库食品应严格验收，定期对库存食品进行卫生质量检验，发现问题及时处理。⑧食品出库应当执行先进先出的原则。食品检验：①伙食单位、生活服务中心、食品供应站每天必须对出入库食品进行感官检查，食品企业应当对产品按照规定卫生检验项目检验。②食品感官检查和理化、细菌检验方法平时应当按照有关规定执行，战时或特殊情况下应当按照中国人民解放军列装食品检验的标准方法进行。③怀疑敌人投毒时，必须进行毒物检验。

战时要求　见战时军队食品安全监督。

（高志贤　刘　楠）

ppíngshí jūnduì shípǐn ānquán jiāndū

平时军队食品安全监督（military food safety supervision in peacetime）

对平时军队食品进行监督检查和规范要求的活动。主要涉及平时军队食品生产经营卫生许可制度、食品生产经营人员健康检查制度、食品生产经营查证制度、预防性食品卫生监督制度、经常性食品卫生监督和检测检验制度和食品卫生监督员制度等。

基本内容：①平时军队采购、采集、加工制作的粮、油、菜、肉、蛋等原料，半成品及添加剂，应符合国家食品卫生标准和《军队食品采购、运输、储存卫生要求》（WSB 3-1997）的规定。②罐头食品应符合《军用罐头食品总规范》（GJB 652-1991）的规定。③超过保质期及变质、劣质的军用食品及市售成品、半成品，不得食用。④食品洗涤、加工用水，应符合《生活饮用水卫

生标准》（GB 5749-2006）的规定。⑤食品加工制作的场所、人员、用具、加工流程和卫生管理，应符合《军队食堂卫生管理规范》（GJB 1101-1991）的规定，做到生熟分开，避免交叉感染，并尽量避免营养素的损失。⑥食品包装应符合《军队食品采购、运输、储存卫生要求》（WSB 3-1997）的规定，使用无毒、无害的材料，做到标志清楚，包装严密。储存与运输时不得与有毒、有害物质接触。⑦军队食品采购、加工制作、食用、储存与运输，均应进行卫生监督。

有下列情况之一时，立即收集可疑样品进行现场检验或送检：①污染及可疑污染时。②发生食物中毒或可疑食物中毒。③食源性疾病发生或流行。④发生投毒或出现可疑迹象。食品卫生检测包括感观性状、理化和微生物指标。检验方法按照国家食品卫生标准检验方法及军队食品卫生监测技术规范（WSB 3-1997）和《食品卫生理化检验箱规范》（GJB 3498-1998）的规定进行。食品食用前应检查食品包装是否密封变形、变色，食品是否过期、变质。

（高志贤　刘　楠）

zhànshí jūnduì shípǐn ānquán jiāndū

战时军队食品安全监督（military food safety supervision in wartime）

对战时军用食品安全所采取的一系列监督检查措施和要求。

基本内容：①采购、采集的原料、成品、半成品的卫生要求应符合平时要求的规定。②食用前食品检验应符合平时要求的规定。③食品的加工制作要求：食品洗涤、加工用水必须经消毒处理、卫生检验，并符合《军队战时饮用水卫生标准》（GJB

651-1989）的要求后方可使用；食品加工的场所、人员、用具、加工流程和卫生管理，应符合平时要求的规定。④需采集野生动、植物做食物来源时应做到：参考《中国野菜图谱》采集野生植物，并应学习当地居民的食用及加工方法；患病、濒死或已死的动物不得加工食用；捕杀的动物必须经过卫生检疫；经过卫生检疫的野生动物，应摘除腺体、淋巴结与内脏，加工至熟透方可食用，发现可疑脓肿、脏器病变、淋巴结增大者，不得食用。⑤缴获的食品食用前，应经过卫生检验确认无毒、无害。⑥已经污染的食品，不得食用；经消毒处理后，进行卫生检验，达到要求后，方可食用。⑦可疑受到污染的食品，经必要的消毒处理、卫生检验，证实达到《野战食品通用规范》（CJB 2806-1997）的规定要求时，方可考虑食用。⑧禁止在污染区内加工食品与进食。⑨战时食品卫生监督除执行平时要求的规定外，对缴获的食品，应经过卫生检验确认无毒、无害。其中，平时要求中的感官性状指标为必查项目，理化和微生物指标可根据具体情况选用。⑩受到核武器、化学武器及生物武器袭击时，首先应当封存食品，污染区内的所有食品原料及成品均需检验；根据污染性质选择检验项目，采取消毒、除污染等处理措施，复检确认合格后方可食用。

（刘　楠　高志贤）

jūnduì shítáng wèishēng guǎnlǐ

军队食堂卫生管理（canteen health management of military）

对军队食堂和餐饮操作人员进行卫生监督及对违规行为进行纠正处理的活动。

程序 军队食堂实行分段监管，营房部门负责食堂建设和水源保障；军需部门负责食品供应；卫生部门负责食品加工制作卫生安全监控。军队食堂建设完成后，军需部门负责组织实施食堂各项制度的落实，卫生部门负责军队食堂卫生监督，在机关统一领导下，由上述部门协同完成。

要求 部队新建、改建的集约化办伙食堂必须按《军队卫生监督规定》《军队食堂卫生管理规范》进行，确保建筑面积符合标准，设置各种功能间，操作流程科学，食品加工生进熟出无交叉污染。新建和改建的食堂必须落实预防性监督，充分发挥各级卫生监督部门的作用，强化监督，科学指导，防止卫生设施建设不到位。强化卫生设施建设"三同时"，即同时设计、同时施工、同时验收，使新建和改建的食堂卫生设施全部到位。①选址。应建在暂住区域相应中心，集体食堂应保持内外环境整洁，远离粪坑、污水池、垃圾场（站）、旱厕、倒塌的建筑物等污染源区域，并与周围环境相对隔离。加工场所内应有清洁的饮用水源或经过消毒处理的饮用水。有密闭的简易房或帐篷。②布局和建筑设计装置。按生进熟出的原则合理布局，防止生熟食品交叉污染。应使用外扒式炉灶或燃气设施，外扒式炉灶与烹饪间应设有隔断防止灰尘。可按原料初加工、烹饪加工、备餐（分装、出售）、餐具工（用）具清洗消毒等流程布置相对独立的专用场地，其中分餐或备餐间宜单独设立。③厨房和备餐间面积。应与就餐人数相适应。④场所、设施、设备卫生。食品原料储存区域（间）应保持干燥、通风，食品储存应当分类分架、隔墙离地（至少15cm）存放；设置专用粗加工间（区），原料初加工场地地面应平整，设有食品清洗池或专用洗盆，荤素分开使用，并有明显标志，加工时注意生熟分开，防止交叉污染引起的食物中毒；烹调场所使用军队配置的移动式炊事车，另设有烹饪时放置生食品（包括配料）、熟制品的操作台或者货架。食堂内要设有必要的防鼠设施，如防鼠板等，不得将灭鼠毒饵放在厨房和食品仓库；可在门口设置60cm高的挡鼠板；同时要设置供就餐人员洗手和清洗餐具的流动水源。废弃物暂存处理设施应有盖，并单独放在厨房外专门区域，安排专人定期及时清理。⑤烹饪加工。食物要生熟分开使用和保存，避免混用容器，提倡尽量使用煮、炖等充分加热的烹调方式，做到烧熟煮透。生熟食品避免接触产生交叉污染。食品加工后应当餐食用，不得存放。不能使用剩饭剩菜。不得加工供应生、凉拌菜，改刀熟食等食品。要防止误食一些类似盐、糖等的化学药品如亚硝酸盐等，以免造成食物中毒。防止发生误食毒蘑菇等有毒动植物而造成的食物中毒。⑥餐具消毒。为就餐人员提供餐饮具的食堂，还应根据需要配备足够的餐饮具清洗消毒保洁设施。对食品加工容器和餐具进行彻底清洗和消毒。集体食堂的公用餐饮具、食品容器必须逐次用后洗净消毒，消毒方法用物理方法，蒸煮法最好，也可用药物消毒法。若无足够洗刷用水，须使用一次性符合卫生标准的餐饮具。提倡每人使用自己专用的餐饮具。⑦炊管人员卫生。应建立炊管人员的晨检制度，发现有咳嗽、发热、腹泻或者化脓性、渗出性皮肤病等症状的人员，不得安排参加接触直接入口食品的工作。加工人员工作服帽应整洁干净，身体健康，保持手部清洁，便后洗手。加工中避免有碍食品安全的行为。

注意事项 ①加强食堂建设标准和职责落实。明确部门职责、人员职责和卫生职责。从食品采购、运输、贮存到加工整体流程以及每个功能间、每个区域都要制订人员的卫生职责，明确范围，落实到人，建立各种岗位卫生责任制，抓好各环节的食品卫生关键控制点。②加强卫生知识培训。制订合理培训计划、安排培训内容，培训与指导要结合，对各个工种和每个岗位的相关人员，结合工作特点，进行现场培训，具体指导，落实卫生责任。③加强人员的卫生行为管理。制订轮休制，建立岗位流动制，强化行为监督，规范行为和操作规程。

应用 适用于部队、机关、院校、医院食堂。随着军队后勤管理的改革，军队餐饮单位出现了集约化食堂，按军队标准化、集约化、流程化的综合保障模式，是集生活服务中心与食堂为一体的综合保障的现代化食堂。对军队集约化食堂的卫生管理涉及微小气候、空气质量、照度卫生标准，食堂设计、卫生设施和卫生管理。引进社会力量在军队营院内开设或合作开办的食堂，称为军队社会化食堂，它与军队饮食保障有不同实施模式：经济较发达、地方饮食保障系统较健全的地区，采取直接委托营区周围社会力量的模式进行，或直接引进社会力量的方式，招聘地方炊事人员到部队办伙；经济欠发达、地方饮食保障系统不太健全的地区，采取直接引进社会力量的方式。

（高志贤　刘　楠）

jūnduì jíxùn shípǐn ānquán

军队集训食品安全 (food safety security for military training)

军队集训期间为确保集训部队食品安全所进行的应对活动和保障措施。军队集训包括联合军演。军队集训涉及多兵种，参演部队人员多、分布散、体力消耗大、协同保障难，并且野外驻训环境条件差，食品安全保障难度大，疾病预防控制人员需要加强食品卫生监督检查。注重把好采购关，师军需科成立流动服务中心，每天清晨由军需助理带部分司务长到后方采购全天所需食品，然后分发到各个连队，确保采购物品新鲜、无污染且营养搭配合理；炊事员把好制作关，确保饭菜质量符合卫生学要求；卫生人员把好检疫关，充分发挥监督指导作用。坚持饮水消毒，炊具、餐具消毒，食堂定期消毒制度。定期检查炊管人员的个人卫生和健康状况。严把病从口入关，严防食物中毒以及肠道传染病的发生和流行。

确保卫生监督工作万无一失 军队集训是军事活动的一项重要内容，军队集训食品卫生监督是一项业务工作，一旦出现失误，发生食物中毒，后果将很严重。必须选派政治素质过硬、业务素质较高的专业技术骨干做食品安全卫生监督员，这是做好监督工作的首要条件；根据不同等级的地方餐饮服务机构，在调查了解掌握情况的基础上，认真制订保障方案，提高其"快速反应，应急保障"的能力；加强与当地卫生监督机构的合作，协助开展工作，加大执法力度。

挑选优秀从业人员到重要岗位 对参加保障的食品从业人员重新进行健康体检和卫生知识培训，合格者方能上岗；与地方餐饮机构负责人筛选从业人员，对其进行政治审查和业务能力把关，把优秀骨干放到关键岗位；每天工作前，由地方部门经理和卫生监督员，共同检查从业人员有无上呼吸道感染、皮肤感染、腹泻，严禁带病上岗；规定炊事员进操作间前，必须按规定穿戴工作衣帽，严格洗手，凉菜制作人员戴口罩和一次性手套；禁止用炒勺直接品尝食物。

卫生设施要达到基本完善和配套 不同集训地域，由于地区差异，卫生设施的配套建设存在差距，短期内改造有困难。主要对重点环节进行监控：要有消毒间，消毒设施和药品必须齐全，有专人管理，有保洁柜，经过消毒后的餐具要达到光、洁、涩、干要求，微生物检验必须合格，凉菜间必须与其他操作间分开，紫外线灯的高度、强度符合标准，有流水洗手设施，熟食冰柜和空调设备运转正常，室内温度不能高于25℃，厨房、餐厅有防蝇、防鼠设施，功能房间通风、防潮，泔水桶带盖。

严把食品采购关 所有食品和食料的进货渠道，必须是军供站或大型正规超市；查看供应方食品生产经营许可证和卫生许可证，索取该批食品检验合格证或报告单；严禁购买、食用散装熟肉制品、贝类海产品和扁豆、野菜、鲜黄花菜等高危食品；对采购的食品原料，如蔬菜、水产品等进行抽检，开展农药残留、甲醛和亚硝酸盐等有毒有害物质的快速检测，若有问题及时封存，并取消其供应渠道；建立采购人、厨师长、军需部门负责人（或食堂负责人）、卫生监督员四方对食品卫生质量把关签字制度。

严把食品制作关 加工前，必须认真检查食品原料的感官性状；配菜必须设专区或专案，配菜用的刀、墩、盘等工具专用并有明显标记，用后洗刷干净、归位存放；食品必须充分加热，防止外熟内生；动物性食品切块不宜过大过厚，避免加热不透；盛装生、熟食品的容器不得混用；烹饪好的熟食及时离开操作间，生熟食品要严格分开；厨房内冰箱冷柜必须做到生食与熟食分开，半成品与原料分开，主食与副食分开，食品不得直接与冰箱、冷柜接触，要用无菌的食品保鲜膜包好存放；凉菜制成后必须在4小时内食用；洗净后直接食用的水果、蔬菜需用含氯消毒液浸泡，再用流水冲洗；食品制作完毕至食用以前，须冷藏至10℃以下或热存于60℃以上，当餐剩余熟食品不得重复加工食用；制作好的主、副食，由专人负责，各取100~200g盛于专用留样器皿内，置于专用冰箱内保存48小时；卫生监督员每天要对食谱进行审查，对高危食品或未吃过的食品坚决不允许制作，严禁在外购买成品食品直接上桌食用。

（高志贤 刘楠）

jūnduì zìránzāihài jiùyuán shípǐn ānquán bǎozhàng

军队自然灾害救援食品安全保障 (food safety and security for military rescue during natural disasters)

用武装力量控制、减轻和消除各种自然灾害过程中的食品安全隐患和有害因素的应对活动。自然灾害种类甚多，食品安全处置措施各有不同。

抗击泥石流、洪涝灾害抢险的食品安全 暴雨或长期大雨常产生大量积水，或河流泛滥淹没低洼地区，严重时可淹没大量田地和多个城乡，造成洪涝灾害，山区可诱发泥石流灾害，导致大量人畜伤亡、农田被淹没、房屋冲毁倒塌，生活环境恶劣，水源和环境污染严重。在救灾一线，环境潮湿、炎热，食品易发生变质，微生物生长繁殖快，易引起霍乱、细菌性痢疾、病毒性肠炎等肠道传染病的暴发流行及细菌性食物中毒。驻守部队应有专职的疾病预防控制工作人员做好食品安全的监督和管理工作，注意指导部队采取改善饮食、及时休整、个人防护等措施。主要措施包括：①尽可能供应开水或符合卫生标准的瓶装水。②对当地可饮用水源进行水质检验，根据不同水质状况进行净化和消毒，确保部队饮用水安全卫生。③尽可能供应加热食物，紧急情况下，可供应各种方便食品。④卫生防疫人员要对饮水和食品质量进行严格把关，禁止食用污染变质食物。卫生人员必须随时对一线抢险部队进行疾病巡察，发现有肠道传染病病人立即报告，并及时进行隔离治疗，对疫情进行及时分析，及早采取有效的防护措施，避免肠道传染病的大流行。

抗震救灾食品安全　震后建筑倒塌，废墟垃圾遍地，遇难人员及动物尸体处理难度大，生活及饮用水源存在被污染的可能，临时安置点人员爆满等现状极易造成各种传染病的暴发和流行。供水的短缺及污染，环境条件破坏，蝇类大量滋生使得经消化道传播的传染病传播并流行的可能性增加，包括痢疾、霍乱、急性细菌性肠炎、伤寒、副伤寒、病毒性肠炎。而甲型和戊型病毒性肝炎由于潜伏期相对长，一般在后期出现；由于食物的污染，灾后容易出现食物中毒。部队卫生防疫工作人员应加强饮水、食品

卫生监测与监督，把好饮食卫生关，确保饮水和食品安全；快速恢复重建灾区疾病监测报告系统，加强重点疾病监测，严防疫病传播。医务人员和卫生防疫人员要坚持深入厨房或供餐点检查卫生制度落实情况，严格检查食物验收、储存、发放、食用4个环节；凡是过期、变质的食品一律不准食用，并禁止食用凉拌菜；把好食品加工关，落实分餐制，加强整治环境污染，杜绝老鼠、苍蝇、臭虫等滋生，对官兵食宿场所进行消毒。严格控制群体性聚餐；加强农药、鼠药等化学毒品的管理，防止食物中毒发生。

抗雨雪冰冻食品安全　低温雨雪冰冻灾害天气，容易引起道路大面积结冰，导致公路、铁路、民航等交通延误、中断，给当地正常生产生活带来极大影响；同时，滞留地天气寒冷、生活条件简陋，加上人群密集，极易诱发传染病疫情、食物中毒等突发公共卫生事件。在寒冷环境中作业时，饮食、饮水不当会严重影响工作人员健康和作业能力，卫生防疫人员要对饮水和食品质量进行严格把关。搞好饮食供应、保证充足的热量和营养，是预防寒冷损伤的先决条件之一。在寒冷环境中旅行或作业时散热增多，保持身体温暖需要更多的热量。而且穿着笨重的冬服在雪地或湿滑的地上行走或在寒冷环境中作业，耗能增加。环境气温每降低10℃，人体摄食量增加5%，在寒冷环境中作业时机体的热量需求比温暖环境增加25%～50%，重体力劳动时需提供更多热量。寒冷环境对各种营养成分的需要量无明显变化，高脂饮食有利于机体耐寒并促进冷习服建立。供应热饮、热食是提高抗寒能力的有

效方法。在寒冷环境中人们易于接受热饮、热食。食用热饮、热食可补充过多的能量消耗，有利于保暖，提高士气。每日至少供应一餐热饮和热食。保证充足的饮水，每日至少饮水3～4L，即使不渴也必须饮水，防止失水。

抗旱救灾食品安全　旱灾指因气候严酷或不正常的干旱而形成的气象灾害。一般指因土壤水分不足，农作物水分平衡遭到破坏而减产或歉收从而带来粮食问题，甚至引发饥荒。同时，旱灾亦可令人类及动物因缺乏足够的饮用水而致死。此外，旱灾后容易发生蝗灾，进而引发更严重的饥荒，导致社会动荡。卫生防疫人员应加大食品卫生监督力度，防止发生食物中毒和其他食源性疾病；积极开展爱国卫生运动，做好灾区环境清理，重点对受灾群众相对集中的居住点、水源等环境进行严格消毒，消除导致食源性疫病发生、流行的环境卫生隐患。

（高志贤　刘　楠）

zhànshí shípǐn ānquán jiāndū
战时食品安全监督（military food safety supervision in wartime）　战时对部队食品按相关标准开展的卫生监督。在战时依据中国人民解放军的相关食品卫生法规和标准，对所属及下级伙食单位和食品生产、加工、配送等单位提供给部队的食品按照相关的标准开展的卫生监督要求。包括对食品原料、加工食品的采购、贮存、加工、包装、运输等影响食品卫生的一切环节开展的监督要求，目的是使战时部队食品符合相关卫生标准，确保战时部队作战人员食用安全食品。

技术要求　①根据具体战时情况和条件，确定检查标准，战时食品卫生要求遵照以下军队法

规和标准执行：《军队卫生监督规定》《军队食品卫生要求》（GJB 4240-2001）、《军队食堂卫生管理规范》（GJB 1101-1991）、《军队食品采购、运输、储存卫生要求》（WSB 3-1997）。②检查食品的采购、贮存、加工、包装、运输等环节，发现问题，立即对问题食品进行快速检验，保护部队参战人员的身体健康。③通过对问题和违规违法行为的分析，找出和发现食品的采购、贮存、加工、包装、运输等环节中影响食品卫生的主要因素，提出有针对性的弥补措施和解决办法，最终使部队食品符合相关卫生标准。

活动程序 包括制订和实施监测计划。

制订监测计划 根据军队战时食品安全监督管理等工作需要，制订战时食品安全监测，确定常规监测范围和重点监测范围，下述情况为优先监测内容。①健康危害较大、风险程度较高及污染水平呈上升趋势的。②流通范围广、消费量大的。③以往在军队中导致食品安全事故或者受到军队指战员关注的。④已在国内外导致健康危害并有证据表明可能在中国存在的。食品安全监测应包括食品、食品添加剂和食品相关产品。军队卫生部门、军队卫生防疫机构根据医疗机构报告的有关疾病信息和军队有关部门通报的食品安全风险信息，会同军队有关部门对战时食品安全监测计划进行调整。

实施监测计划 ①承担战时食品安全监测工作的技术机构应具备食品检验机构资质认定条件和按照规范进行检验的能力，原则上应按照军队有关认证认可的规定取得资质认定（非常规的风险监测项目除外）。②承担军队食

品安全监测工作的技术机构应根据有关法律法规的规定和军队食品安全风险监测计划实施指南的要求，完成监测计划规定的监测任务，按时向军队下达监测任务的部门报送监测数据和分析结果，保证监测数据真实、准确、客观。③军队卫生部门指定的专门机构负责对承担军队食品安全监测工作的技术机构获得的数据进行收集和汇总分析，向军队卫生部门提交数据汇总分析报告。军队卫生部应及时将食品安全监测数据和分析结果通报相关部门和上级部门。在战时，军队卫生部门、疾病预防控制机构等对军队所食用食品的卫生指标进行监测记录和监测资料管理。

注意事项 战时食品化学性污染物检测项目应偏重于急性和剧毒化学性污染物，使用食品安全快速检测箱对战时食品毒性大和重要有毒有害指标（如氰化物、鼠药、砷、汞、有机磷农药、黄曲霉毒素等）进行快速检测，确保食品安全。检测方法可参照中华人民共和国国家军用标准的食品安全快速检测方法。

（刘楠 高志贤）

zhànshí shípǐn ānquán lǐhuà jiǎnyàn
战时食品安全理化检验（chemistry-physics examination of food safety in wartime） 军队战时或野外作训条件下，对食品理化指标（主要为化学性污染物）进行检测的活动。战时食品化学污染物的检验根据战时食品安全相关标准或战时军队食品安全特殊需求进行，检测项目主要偏重于急性和剧毒化学性污染物，如农药、氰化物、鼠药等。

原理 战时食品化学性污染物检验方法多采用目视比色检测试纸、检测管或快速检测仪等方式。比色法是比较常见的快速检测方法，待测物与特异性显色试剂在特定条件下结合产生颜色变化，颜色深浅与待测物含量相关。快速检测方法多为定性或半定量检测方法。

方法步骤 在战时特殊环境下，快速检测方法主要特点是操作简便、快速，在较短时间即可出结果。不同检测项目往往有多种检测方法可供参考，具体检测步骤应根据具体检测说明。几种常见化学性污染物及检测方法见表。

表 几种食品常见化学性污染物及检测方法

指标	方法	检出限
氰化物	水合茚三酮比色法	1.0mg/kg
有机磷	酶抑制显色法	0.1mg/kg
毒鼠强	变色酸比色法	5μg/ml
氟乙酰胺	异羟肟酸铁比色法	50μg/ml
敌鼠	三氯化铁比色法	0.05mg/ml
磷化物	变色酸法	0.02mg/kg
亚硝酸盐	盐酸萘乙二胺比色法	2.5mg/kg
砷	氢化物发生法	0.1mg/kg
汞	碘化亚铜检测管法	0.5mg/kg
镉	镉试剂比色法	0.5mg/kg

注意事项 ①用酶及其他生物活性试剂的检测方法。如有机磷检测试纸应尽量储藏于 4~10℃ 的环境中以防酶活性降低，使用时先放置使检测试纸与室温相适，效果较好。②操作过程中有气体产生的检测方法。如氰化物、砷、汞等，在检测过程中须注意检测体系的密封性，以免生成的气态物质造成二次污染。

相关设备 战时食品化学性污染物的检测常用军队防疫机构装备的快速检测装置，如军事医学科学院研制的食品理化快速检测箱、食品安全快速检测箱，针对部队平战时食品安全快速检测的需求，项目包含了食品中常见的理化检测指标，具有操作简便、快速、便于携带等特点。

（高志贤　周焕英）

zhànshí shípǐn ānquán wēishēngwù jiǎnyàn

战时食品安全微生物检验 （microbiological examination of food hygiene in wartime）

战时军队卫生部门、疾病预防控制机构等对军队食品的卫生微生物指标进行检验的活动。

方法步骤 包括采样和检验。

采样 应做到：①采集样品一般用广口瓶，所有用具和容器均应灭菌、密闭。②样品中严禁加入任何防腐剂或抑菌物质。③采集不同食品检样应选用不同方法，但必须施行无菌操作。④采样量根据检验项目而定，一般不少于 500g。液体、半流体食品每份样品量为 500~1000g。⑤冷冻食品的样品必须继续保持冷冻状态；非冷冻食品在 0~5℃ 保存；易变质的食品不能立即检验时应在 4℃ 以下保存，样品不能直接放在冰块上，以防止冰块融化的水污染食品。⑥样品在低温下运输、保存，以抑制酶活性、抑制微生物的生长，采集后应立即进行检测。

样品的送检 送检时样品应置于加有冰块或制冷剂的容器中，同时附样品送检单。

检验方法 ①即用型纸片法。Perifilm™ Plate 系列微生物测试片，可分别检测菌落总数、大肠菌群计数、霉菌和酵母菌计数。Regdigel 系列除上述项目外还有检测乳酸杆菌、沙门菌、葡萄球菌的产品。纸片法的优势是液态样本、固态样本和表面样本均无需前处理，在战时环境中实现了肉眼判读，简单便捷。②选择、鉴定用培养基法。在培养基中加入特异性的生化反应底物、抗体、荧光反应底物、酶反应底物等，可使目标培养物的选择、分离、鉴定一次性完成。例如，BP+RPF（兔血浆+纤维蛋白原）培养基，可在 24 小时内鉴定金黄色葡萄球菌。Chro-mocult Coliform Agar 培养基上，大肠埃希菌为黑绿色至紫色菌落，沙门菌为淡绿色至蓝绿色菌落，柠檬酸杆菌和克雷伯杆菌为橙红色至红色菌落，其他肠道菌为无色菌落。培养基法的优点是对目标菌的特异性较强，大大地简化了培养和检测程序，非常适合战时恶劣条件下检验部门的使用。③酶联免疫吸附试验。该方法试剂稳定、易保存，操作简便，结果判断较客观，已广泛应用在军队卫生检验的各领域中。如需定性测定可不借助仪器；如需定量测定，则需配备小型便携式酶标仪。

注意事项 ①取样具有代表性和合理性。②检验方法有可操作性。③检验人员必须经过培训，有相关资质。④检验记录须完整，以供检查。⑤检验应严格遵照国家相关标准，在取样后一定时间完成，以确保检测结果的准确性、有效性、实用性。

仪器设备 检测车、恒温培养箱、食品微生物检验箱等。

（高志贤　周焕英）

jūnduì wèishēng dúlǐxué

军队卫生毒理学 （military health toxicology）

研究军队平时和战时所处作业环境外源性化学物的有害作用及其预防的学科。是军队卫生学的一个重要分支，研究内容包括外源性化学物的性质、毒性效应、评价方法、损伤机制及预防措施，制定卫生标准和卫生管理措施，保障军人身体健康和战斗力。

简史 军队卫生毒理学适应现代军事斗争、和平时期军队建设和国家经济发展需要应运而生，脱胎于毒理学，由军事毒理学和卫生毒理学的交叉融合发展形成。化学武器大规模使用始于第一次世界大战，使用的毒剂有氯气、光气、氢氰酸、芥子气等多达四十余种。化学武器在战争中的运用，使毒剂损伤和医学防护成为军队卫勤保障的重要研究课题，军事毒理学由此产生。美越战争中，美军使用了大量除草剂，造成越南土壤受到大规模二噁英污染，发挥了类似化学战剂的作用，也带来了新的环境和人员健康损害，军队卫生毒理学研究变得尤为重要。伴随着新军事变革，战争模式、作战样式的改变，以及新型武器装备的使用，军人所处军事作业环境越来越多样、越来越复杂，军人接触的化学物种类也越来越多。这些外源性化学物的性质、毒性效应、评价方法、损伤机制及预防措施，均需要深入研究，军队卫生毒理学成为不可或缺的独立学科。

研究内容 作为军队卫生学

的一个分支，以军事相关的作业环境和作业人员为研究对象，是军队卫生毒理学与其他毒理学的重要区别。内容包括调查分析军事作业环境（移动战斗舱室、地下阵地、自行火炮等）中化学毒物、军用化学物质、化学污染物的来源、污染特征和变化规律；开展外源化合物的毒理学评价，包括军事毒物的危险度评价、军用化学物质的安全性评价、作业环境的卫生学评价等；阐明外源化合物对机体健康的影响、作用规律及机制等；研究制定（修订）军事作业环境有害因素的卫生标准等。

研究方法 主要是实验室和现场研究。实验室研究包括体内实验和体外实验。体内实验主要以哺乳动物、水生动物、植物、昆虫、微生物等为受试对象，最常用的是大鼠、小鼠等；体外实验主要以细胞、组织、器官为载体。现场研究主要用流行病学调查方法，根据已有的动物实验结果和化学物性质，选择适当指标，观察人群接触化学物所致损伤的因果关系和剂量-反应关系。

与其他学科关系 军队卫生毒理学是军队卫生学的一个重要分支，与其他毒理学学科既有交叉也有区别。军队卫生毒理学主要应用毒理学的概念和方法，从预防医学角度，研究军队平时和战时作业环境中外源化学物的有害作用、机制及预防措施。

（裘著革　杨红莲）

jūnshì dúwù

军事毒物（military toxicant） 军事作业环境中接触的有毒性作用的化学物质。主要包括化学战剂、军事工业毒物、军事作业中接触的有害化学物质。

一定条件下，较小剂量就能对生物体产生损害作用或使生物体出现异常反应的外源性化学物称为毒物。没有广义上的绝对有毒或绝对无毒的物质。人类赖以生存的氧气、水和食盐，超过正常需要输入或摄入体内，也会发生氧中毒、水中毒和电解质紊乱。反之，砒霜、汞化物、蛇毒、乌头、雷公藤等公认的毒物，还是临床上常用的药物。所以，毒物与非毒物之间没有绝对的界限，两者之间发生转变的重要条件是剂量。

化学战剂主要用于军事目的，其毒性强、作用快、毒效持久，易造成杀伤，防护和救治困难。化学战剂按战术用途分为致死性毒剂、致伤性毒剂、失能性毒剂、扰乱性毒剂和牵制性毒剂；按作用快慢分为速效性毒剂和非速效性毒剂；按毒理作用分为神经性毒剂、糜烂性毒剂、氰类毒剂、窒息性毒剂、失能性毒剂等。

军事工业毒物是在军事工业生产、科学实验、军事装备及兵器的试验和使用中接触的有毒化学物质。典型的军事工业毒物有火箭推进剂、放射性核素及贫铀。火箭推进剂主要有偏二甲基肼、无水肼、甲基肼、四氧化二氮等液体推进剂，以及液氧、液氢等低温推进剂。其中，以偏二甲基肼为代表的液体推进剂为中等毒性物质，可致人体中毒并出现化学烧伤。

军事作业中接触的有害化学物质主要是移动战斗舱室、地下阵地、自行火炮发射、国防施工等产生的有害气体和颗粒物等气态污染物，是影响军人身体健康及作业效能的重要因素。常见的有害气体可简单地分为刺激性气体和窒息性气体。有刺激作用的毒物种类很多，如氯、氨、光气、氮氧化物、氟化氢、二氧化硫、三氧化硫等。刺激性气体多以眼、呼吸道黏膜及皮肤等局部损害为主，作用过强则引起全身反应；低溶解度的毒物如光气，易进入呼吸道深部对肺组织产生刺激和腐蚀，可引起化学性肺炎或肺水肿。窒息性气体是指经吸入直接引起窒息作用的气体，单纯窒息性气体毒性很低或属惰性气体，但可使空气中氧含量降低导致机体缺氧窒息，如氮气、甲烷、二氧化碳等；化学窒息性气体可对血液或组织产生特殊的化学作用，使血液运送氧或组织利用氧的能力发生障碍，引起组织缺氧，如一氧化碳和氰化物等。

（裘著革　杨红莲）

jūnshì dúwù dúxìng

军事毒物毒性（toxicity of military toxicant） 军事毒物造成机体损害的能力。军事毒物对机体损害的能力越大，其毒性就越高。军事毒物毒性的高低仅具有相对意义，关键在于接触量、接触途径、接触方式、接触时间及其理化性质。

影响军事毒物毒性的因素包括毒物剂量，接触途径，接触时间、速率和频率等。评价指标主要包括致死剂量、阈剂量、最大无作用剂量等。毒物的安全限值，即卫生学标准，一般通过最高容许浓度、阈限值、参考剂量等指标获得。

影响因素 包括以下几方面。

毒物剂量 剂量是军事毒物毒性的决定因素。军事毒物存在于空气或水中，剂量用浓度表示。

接触途径 军事毒物一般需要进入血液并随血流到达作用部位发挥其毒性，同一种毒物经由不同途径（口、皮肤、呼吸道等）与机体接触，其吸收系数

（入血量与接触量之比）不同。例如，经静脉染毒时，毒物直接入血，吸收系数为1，表现的毒性也最高；经口染毒时，毒物在胃肠道吸收后经门静脉系统到达肝被代谢（首过效应），代谢产物的毒性直接影响毒物对机体的损害能力。

接触时间、速率和频率 毒理学研究通常根据给动物染毒的时间长短分为急性、亚慢性和慢性毒性实验。许多军事毒物的急性毒性与慢性毒性表现不同，急性毒性一般迅速而剧烈，慢性毒性则较平缓。有时还有性质的差别。例如，苯的急性中毒表现是中枢神经系统抑制，重复接触则导致再生障碍性贫血和白血病。不同毒物即使染毒剂量相同，但吸收速率不同毒性表现也会不同，吸收速率快的可在短时间内到达作用部位表现较强毒性。与时间相关的另一影响因素是接触频率，接触间隔如短于毒物生物半衰期（$t_{1/2}$），进入机体的量大于排出量，可引起中毒。

评价指标 包括以下几方面。

致死剂量 ①绝对致死量（LD_{100}）。毒物引起受试对象全部死亡所需要的最低剂量或浓度。由于个体差异，受试群体中总有少数高耐受性或高敏感的个体，故LD_{100}常有很大的波动性。②最小致死量（MLD 或 LD_{01}）。毒物引起受试对象中个别成员死亡的剂量。理论上低于此剂量即不能引起死亡。③最大耐受量（MTD 或 LD_0）。毒物不引起受试对象死亡的最高剂量。由于个体差异，LD_0也有很大的波动性。上述 LD_0 和 LD_{100}常作为急性毒性试验中选择剂量范围的依据。④半数致死量（LD_{50}）。毒物引起一半受试对象死亡所需要的剂量，又称致死中量。LD_{50}是评价化学物质毒性大小最重要的参数，也是对化学物质进行急性毒性分级的基础标准，急性毒性越大，LD_{50}的数值越小。动物种属、性别、染毒途径、实验环境、喂饲条件、染毒时间、受试物浓度、溶剂性质、实验者操作技术等，均对LD_{50}产生影响。计算LD_{50}要给出95%可信限，以 $LD_{50} \pm 1.96\sigma$ 表示误差范围。在各种急性毒性分级标准中，充分考虑到LD_{50}的波动性，等级间的数值一般可相差10倍。

阈剂量 毒物引起受试对象中少数个体出现某种最轻微的异常改变的最低剂量，又称最小有作用剂量。分为急性和慢性两种：急性阈剂量为与毒物一次接触所得；慢性阈剂量则为毒物长期反复接触所得。毒理学试验中获得阈剂量的类似参数是观察到损害作用的最低剂量（LOAEL）。

最大无作用剂量 毒物在一定时间内、按一定方式与机体接触，用现代的检测方法和最灵敏的观察指标不能发现任何损害作用的最高剂量。毒理学试验中能够获得最大无作用剂量的类似参数是未观察到损害作用的剂量（NOAEL）。NOAEL是毒理学的一个重要参数，在制定化学物质的安全限值时起重要作用。

安全限值 即卫生标准，对军事作业环境中的毒物所规定的限量要求。在制定安全限值时，毒性参数 LOAEL 和 NOAEL 是最重要的参考依据。化学物质的安全限值一般是将 LOAEL 或 NOAEL 缩小一定的倍数确定的，缩小的倍数称为安全系数或不确定系数。在选择安全系数或不确定系数时要考虑毒物的急性毒性等级、在机体内的蓄积能力、挥发性、测定 LOAEL 或 NOAEL 采用的观察指标、慢性中毒的后果、种属与个体差异大小、中毒机制与代谢过程等。

最高容许浓度 军事作业环境空气中某种化学物质不可超越的浓度。在此浓度下，人员长期从事军事作业不致引起任何急性或慢性的职业危害。

阈限值 军事作业环境空气中有害物质的职业接触限值。为绝大多数人员每天反复接触不致引起损害作用的浓度。由于个体敏感性的差异，在此浓度下不排除少数人员出现不适、既往疾病恶化，甚至患职业病。

参考剂量（RfD） 军事作业环境空气中毒物的日平均接触剂量的估计值。RfD 用于非致癌物质的危险度评价。人群（包括敏感亚群）在终生接触该剂量水平化学物质的条件下，预期其一生中发生非致癌或非致突变有害效应的危险度可低至不能检出的程度。

（袭著革 杨红莲）

jūnshì dúwù dúxìng xiǎoyìng
军事毒物毒性效应（toxic effect of military toxicant）
军事毒物对机体所致的不良或有害的生物学改变。有时也称军事毒物毒性作用。军事毒物毒性效应多种多样，一般按其特点、发生时间和发生部位进行分类。主要包括速发与迟发作用、局部与全身作用、可逆与不可逆作用、过敏反应、特异质反应等。

速发与迟发作用：速发作用指机体与军事毒物接触后短时间内出现的毒效应。迟发作用指机体接触军事毒物后经过一定时间间隔表现出的毒效应。

局部与全身作用：局部作用指发生在军事毒物与机体直接接触部位处的损伤作用。全身作用

表1 世界卫生组织毒物急性毒性分级

毒性分级	大鼠1次经口 LD$_{50}$（mg/kg）	6只大鼠吸入4小时，死亡2~4只的浓度（ppm）	兔经皮 LD$_{50}$（mg/kg）	对人的可能致死剂量	
				g/kg	总量（g/60kg）
剧毒	<1	<10	<5	<0.05	0.1
高毒	1~	10~	5~	0.05~	3
中等毒	50~	100~	44~	0.5~	30
低毒	500~	1000~	350~	5~	250
实际无毒	5000~	10 000~	2180~	>15	>1000

是指军事毒物经血液循环到达体内其他组织器官引起的毒效应。大多数军事毒物引起全身作用，如铅吸收后，可引起血液、神经、消化、生殖等多系统病变。某些军事毒物兼有两种作用，最初表现为局部毒性作用，随后通过神经反射或被吸收后引起全身性反应。

可逆与不可逆作用：可逆作用是指停止接触毒物后损伤逐渐恢复，常见于接触军事毒物的剂量低、接触时间短、损伤较轻者。不可逆作用是指停止接触军事毒物后损伤不能恢复，甚至进一步发展加重。机体接触毒物的剂量大，并且长期连续接触，易出现不可逆毒性作用。

过敏反应：免疫学称为超敏反应（也称变态反应）。该反应与一般的毒性反应不同。某些作为半抗原的军事毒物（变应原）与机体接触后，与内源性蛋白结合为抗原并激发抗体产生，称为致敏；当再度与该毒物或结构类似物接触时，引发抗原抗体反应，产生典型的过敏反应症状。低剂量即可发生，难以观察到剂量-反应关系。损害表现多种多样，轻者仅有皮肤症状，重者可致休克，甚至死亡。

特异质反应：系遗传因素所致的对某些化学物质的反应异常。例如，先天缺乏 NADH-细胞色素 b5 还原酶活性患者，对亚硝酸盐类可致高铁血红蛋白血症的化学物质异常敏感。原因是该酶基因中的 127 密码子发生突变，致使丝氨酸为脯氨酸所取代，丧失了活性。

（袭著革 杨红莲）

jūnshì dúwù jíxìng dúxìng

军事毒物急性毒性（acute toxicity of military toxicant） 机体 1 次或 24 小时内多次接触军事毒物短期内所产生的毒性效应。其意义主要是对军事毒物进行分级，初步评价其毒性作用特征，为进一步毒理试验提供依据。

急性毒性效应一般指机体接触毒物后，在较短时间内观察到的毒性症状。有的毒物可使实验动物在接触数分钟内产生严重中毒症状，甚至瞬间死亡；有的毒物在动物接触几天、十几天后才产生明显中毒症状和死亡，呈现迟发性毒性作用。因此，不能仅以接触毒物后症状出现的时间判定某种毒性效应是否属于急性毒性，主要应以接触毒物的时间，即"1 次或 24 小时内多次接触"后所产生的毒性效应判定。毒理学安全性评价程序中对急性毒性的观察时间一般规定为 7~14 天，必要时可延长至 14 天以上。

试验目的 测试毒物的致死量及其他急性毒性。以半数致死量（LD$_{50}$）为最主要参数，并根据 LD$_{50}$ 值进行急性毒性分级。通过观察动物中毒表现、毒性作用强度和死亡情况，初步评价毒物对机体的毒性效应特征、靶器官、剂量-反应（效应）关系，探讨其对人体产生潜在损害的危险性；为亚慢性、慢性毒性试验提供实验剂量和观察指标；为毒性作用机制研究提供线索。

毒性分级 通过急性毒性试验得出 LD$_{50}$ 值，进行急性毒性分级，评价和比较毒物的急性毒性强弱。世界卫生组织推荐了一个五级标准（表1）；中国在 1994 年提出了急性毒性分级的六级标准（表2）。这些分级标准都存在不足，评价急性毒性时，除 LD$_{50}$

表2 中国毒物急性毒性分级

毒性分级	大鼠口服 LD$_{50}$（mg/kg）	相当于人的致死剂量	
		mg/kg	克/人
极毒	<1	稍尝	0.05
剧毒	1~50	500~4000	0.5
中等毒	51~500	4000~30 000	5
低毒	501~5000	30 000~250 000	50
实际无毒	5001~15 000	250 000~500 000	500
无毒	>15 000	>500 000	2500

外，还应详细描述中毒体征及程度、出现体征的时间、死亡前征兆、死亡的时间和剂量组间分布、存活动物的体重变化和恢复情况、死亡动物的病理变化等。

（袭著革 杨红莲）

jūnshì dúwù xùjī dúxìng

军事毒物蓄积毒性（accumulative toxicity of military toxicant）

军事毒物连续、反复进入机体，吸收速度或总量超过代谢转化排出速度或总量时，毒物在体内逐渐增加并储留所产生的作用。研究军事毒物在机体内的蓄积毒性是评价其慢性毒性的依据之一，也是制定卫生标准、选择安全系数的主要依据。通过蓄积毒性试验得出毒物的蓄积系数，了解蓄积毒性的强弱，为进一步毒性试验的剂量选择提供参考。

军事毒物易蓄积的组织部位称为储存库。机体常见的储存库有血浆蛋白、脂肪组织、肝、肾、骨骼等。军事毒物以原型、代谢转化产物或与机体中某些物质结合的形式，存在于储存库并发生慢性作用。实验动物反复多次接触毒物后，用分析方法在体内测定毒物的原型或其代谢产物，称为物质蓄积。长期接触毒物后，机体内虽不能测出其原型或代谢产物，但出现了慢性毒性作用，称为功能蓄积，也称损伤蓄积、机制蓄积。毒物蓄积作用的常用研究方法有蓄积系数法和生物半衰期法。

蓄积系数法 以评价生物效应为指标、用蓄积系数（K）评价蓄积作用的方法。方法简便，但不能区分毒物的蓄积性是物质蓄积还是功能蓄积。蓄积系数是多次染毒使半数动物出现效应（死亡）的蓄积剂量［$ED_{50(n)}$］与一次染毒使半数动物出现相同效应（死亡）的剂量［$ED_{50(1)}$］的比值，即 $K = \dfrac{ED_{50(n)}}{ED_{50(1)}}$。毒理学研究化学毒物蓄积作用多用动物，以其死亡一半为效应指标，上式可改写为 $K = \dfrac{LD_{50(n)}}{LD_{50(1)}}$。K 值越小，表示化学毒物的蓄积性越大。若化学毒物在动物体内全部蓄积或每次染毒后毒效应是叠加的，则 $LD_{50(n)} = LD_{50(1)}$，即 K=1。若反复染毒时实验动物对化学毒物发生过敏，则可能出现 K<1。随着化学毒物蓄积作用减弱，K 值增加，通常认为 K≥5，其蓄积毒性极弱。一般依据蓄积系数分级标准评价其蓄积毒性（表）。

表 蓄积系数分级标准

蓄积系数（K）	蓄积系数分级
<1	高度蓄积
1~	明显蓄积
3~	中等蓄积
5~	轻度蓄积

虽然蓄积系数法对评价毒物蓄积作用有一定价值，但运用蓄积系数评价其潜在的慢性毒性应慎重，因某些外源化合物的慢性毒性效应无法用 K 值表示。例如，有机磷化合物属于轻度蓄积（K>5），但小剂量反复与机体接触后，红细胞与脑组织的乙酰胆碱酯酶可持续降低，而且伴中枢神经系统症状。

生物半衰期（$t_{1/2}$）法 用毒物动力学原理阐明外源化合物在机体内的蓄积作用特征。外源化合物在机体内蓄积的速度和量与单位时间内吸收该化合物的速度和量以及清除速度和量有关。任何化合物如以相等时间间距恒速地吸收入血液，其在一定剂量范围内在机体中的蓄积量不是直线性无限增加，而是呈曲线形上升并有一定极限。因为受试化合物在吸收进入机体的同时，还存在着在体内代谢转化与清除的过程。当受试化合物的吸收过程与代谢转化、清除过程达到动态平衡时，化合物的蓄积量就基本上不再增加。$t_{1/2}$ 较短的化合物达到蓄积极限所需的时间也短，一旦机体停止接触易于从机体内清除。

（袭著革 杨红莲）

jūnshì dúwù yàmànxìng dúxìng

军事毒物亚慢性毒性（subchronic toxicity of military toxicant）

机体连续、较长期接触军事毒物所产生的毒性效应。"较长期"是相对于急性、慢性毒性染毒时间而言，并没有统一的、严格的时间界限，通常为 1~6 个月。亚慢性毒性试验以毒物连续反复的染毒、比较充分而适当的接触时间、较大范围的剂量和广泛深入的检测，可观察实验动物产生的多种生物学效应，获得丰富的毒理学信息。

亚慢性毒性试验目的主要是：研究受试物的亚慢性毒性剂量−反应关系，确定观察到损害作用的最低剂量（LOAEL）和未观察到损害作用的剂量（NOAEL），提出安全限量参考值；观察受试物的亚慢性毒性效应谱、毒物作用特点和毒性作用靶器官；观察受试物的亚慢性毒性作用的可逆性；为慢性毒理试验的剂量设计和观察指标选择提供依据；为在其他毒理学试验（急性、亚急性、其他动物物种的亚慢性试验等）中发现的或未发现的毒性作用提供新的信息，比较不同动物物种毒性效应的差异，为受试物的毒性机制研究以及研究结果外推到人体提供依据。

（袭著革 杨红莲）

jūnshì dúwù mànxìng dúxìng

军事毒物慢性毒性 (chronic toxicity of military toxicant)

机体长期、反复接触军事毒物所产生的毒性效应。"长期"一般是 2 年，对大鼠相当于终生染毒，对兔、犬、猴，分别相当于生命期的 36%、20% 和 13%。慢性毒性实验时间长，试验过程中动物易发生自发性疾病，干扰实验结果。实验人员操作失误的可能性增多，检测仪器和试剂的均一性不易控制。长期低剂量染毒，实验动物处在不断损伤、不断适应和不断恢复的过程中，观察指标变化程度较小、变化规律复杂。因此，慢性毒性实验一般要求在实验室管理规范（GLP）条件下进行，实验全过程贯彻和执行 GLP 要求。

慢性毒性试验的目的主要是：研究慢性毒性剂量−反应（效应）关系，确定长期接触观察到损害作用的最低剂量（LOAEL）和未观察到损害作用的剂量（NOAEL），为制定人类接触时的安全限量标准，包括最高容许浓度（MAC）和每日允许摄入量（ADI）以及危险度评价提供毒理学依据；观察慢性毒性效应、毒性作用特点和毒性作用靶器官；观察慢性毒性作用的可逆性；为受试物的毒性机制研究以及将研究结果外推到人提供依据。

（袁著革　杨红莲）

jūnshì dúwù zhìtūbiànxìng

军事毒物致突变性 (mutagenesis of military toxicant)

军事毒物导致遗传物质改变，且可随细胞分裂过程而传递的能力。遗传结构本身的变化及其引起的变异称为突变（mutation），突变的发生过程即为致突变作用，突变是致突变作用的后果，包括从一个或几个 DNA 碱基对的改变，即基因突变，到染色体结构及数目改变，即染色体畸变。突变是遗传物质可传给子代的变异，分为自发突变和诱发突变。突变是推导物种进化的动力，培育和选择新种和良种的基础；突变又可对人类健康造成危害，由此产生了一门新学科，即遗传毒理学，主要研究致突变作用的机制，应用检测系统发现致突变物，提出评价致突变物健康损害的方法。化学毒物致突变的类型主要有两类 3 种：基因突变和染色体畸变，后者又分为染色体结构畸变和染色体数目异常。

基因突变　基因中 DNA 序列的变化。因基因突变限制在某一特定部位，故称为点突变。基因突变主要是碱基置换、移码、插入、缺失。传统的研究突变的方法是给予致突变物，观察遗传学改变。目前可直接分析 DNA 序列研究突变。

染色体畸变　是遗传物质发生了较大改变，一般可用光学显微镜检查细胞有丝分裂中期的染色体发现。

染色体结构畸变　染色体结构异常是染色体或染色单体断裂所致，当断裂不发生重接或重接不在原位，可出现染色体结构异常。染色体结构异常的类型主要有缺失、重复、倒位、易位，及插入、环状染色体、等位染色体。

染色体数目异常　人类染色体为 22 + XX（女）、22 + XY（男），称二倍体，如染色体少于或超过二倍体数即属染色体数目异常，分为整倍体和非整倍体，前者为染色体数目整组增加，如三倍体，四倍体；后者是染色体比二倍体多（或少）1 条（或几条），称超二倍体或亚二倍体，最常见的是三体型，最为人熟知的是 42，XX，+21 或 47，XY，+21，即唐氏综合征（又称 21-三体型）。

化学毒物突变后果取决于其所作用的靶细胞。作用于体细胞，其影响仅在直接接触该物质的个体身上表现出来，不会遗传到下一代；作用于生殖细胞，其影响可能会传到下一代。突变后果示意如下页图。

（袁著革　杨红莲）

jūnshì dúwù zhì'áixìng

军事毒物致癌性 (carcinogenesis of military toxicant)

军事毒物诱发或促进正常细胞发生恶性转化并发展成肿瘤的能力。在军事作业环境中，有这一类作用的化学毒物称为军事致癌物。军事致癌物可引起良性和恶性肿瘤。恶性肿瘤包括癌和肉瘤，毒理学中，"癌"是一个广泛概念，包括癌、肉瘤及良性肿瘤。军事致癌物种类多、危害大。一般可根据致癌强度、作用方式、作用特点进行分类。此外也有按照化学结构分类，如烷化剂、多环芳烃、亚硝胺化合物、植物毒素和金属等。

化学毒物致癌性评定　国际癌症研究机构（IARC）是评定致癌物的主要机构。IARC 利用世界范围发表的研究资料，根据对人类和实验动物致癌性实验结果，以及癌前病变、肿瘤病理学、遗传毒性、结构-活性关系、代谢动力学、理化参数等综合信息，将潜在致癌物分为 4 类：1 类，对人类是致癌物，对人类致癌性证据充分。2 类，对人类是很可能或可能致癌物，其中 2A 组为对人类是很可能的致癌物，即对人致癌性证据有限、对动物致癌性证据充分的化学毒物；2B 组为人类可

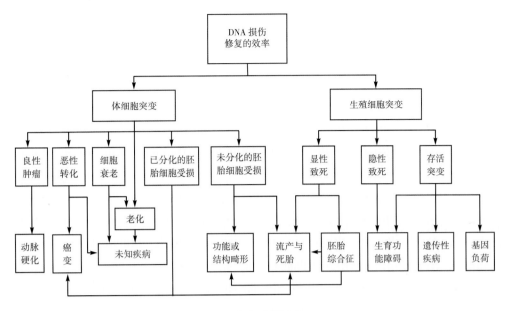

图 突变后果示意

能致癌物，即对人类致癌性证据有限，对动物致癌性证据也不充分。3类，现有证据未能对其人类致癌性进行分级评价。4类，对人可能是非致癌物。

按作用方式分类 根据致癌物在体内发挥作用的方式，可将军事致癌物分为直接致癌物和间接致癌物。不经过代谢活化即具有致癌活性的称为直接致癌物；必须经代谢活化才具有致癌活性的称为间接致癌物，活化前称为前致癌物，代谢活化后的产物称为终致癌物，代谢活化过程中接近终致癌物的中间产物称为近似致癌物。

按作用特点分类 分为以下几方面。

遗传毒性**致癌物** ①直接致癌物。其化学结**构特**点是经代谢活化即有亲电子活**性，能**与DNA共价结合形成加合物。**这类**物质大多是人工合成的有机**物，如**内酯类化合物、环氧化物、**硫酸类**酯、芥子气等。②间接致癌物。这类致癌物必须经过代谢活化才有致癌性。前致癌物既有天然的

也有人工合成的化合物，人工合成的有多环或杂环芳烃、单环芳香胺、双环或多环芳香胺、喹啉、硝基呋喃、偶氮化合物、链状或环状亚硝胺类化合物、烷基肼中二甲肼、甲醛和乙醛、氨基甲酸酯、氯乙烯等。天然物质及其加工产物中，黄曲霉毒素、环孢素、烟草和烟气、槟榔及酒精性饮料等有明确致癌性。一些毒菌的产物，如多柔比星（阿霉素）、道诺霉素、放线菌素D（更生霉素）也是前致癌物。③无机致癌物。钴、镭、氡等由于其放射性而致癌；镍、铬、铅、铍及其盐类在一定条件下也具有致癌性。

非遗传毒性致癌物 指根据试验证明不能与DNA发生反应的致癌物。①促癌剂。虽然促癌剂不能单独致癌，却可促进亚致癌剂量的**致癌物**启动致癌，其促癌**作用是致**癌作用的必要条件。例**如**，对苯二甲酸是二阶段小鼠皮肤癌诱发实验中的典型促癌剂，在体外多种细胞系统中有促癌作用；苯巴比妥对大鼠或小鼠的肝癌发生有促癌作用；色氨酸及其

代谢产物和糖精对膀胱癌有促癌作用；丁基羟甲苯为诱发小鼠肺肿瘤的促癌剂，对肝细胞腺瘤和膀胱癌也有促癌作用；滴滴涕（DDT）、多氯联苯、氯丹、二噁英（TCDD）为肝癌促进剂。②细胞毒物。传统理论认为慢性刺激可以致癌，目前认为导致细胞死亡的物质可引起代偿性增生，以致发生肿瘤，确切机制尚不清楚，可能涉及机体对环境有害因素致癌作用的易感性增高。一些氯代烃类促癌剂的作用机制可能与细胞毒性作用有关；氮川三乙酸可致大鼠和小鼠肾癌和膀胱癌，初步发现其作用机制是将血液中的锌带入肾小管超滤液，并被肾小管上皮重吸收，锌可造成这些细胞损伤并导致死亡，引起增生和肾肿瘤形成。③激素。雌激素可引起动物肿瘤早被发现，越来越多的证据表明具有内分泌干扰作用的物质可致肿瘤发生。激素的致癌机制尚不清楚，可能与促癌作用有关，一般认为需要长期在体内维持高水平激素才能在内分泌敏感器官中诱发肿瘤。孕妇使

用己烯雌酚保胎时，可能诱发青春期女子阴道透明细胞癌。④免疫抑制剂。免疫抑制过程从多方面影响肿瘤的形成。6-巯基嘌呤等免疫抑制剂或免疫血清能使动物和人发生白血病或淋巴瘤，但很少发生实体肿瘤。⑤固态物质。石棉、矿物粉尘、金属粉尘、大气颗粒物等可诱发肺部肿瘤。

暂未确定遗传毒性的致癌物 某些卤代烃为遗传毒性致癌剂，也有一些卤代烃为促癌剂；还有一些卤代烃，虽然也有致癌作用，但致癌方式或机制尚未完全阐明，如四氯化碳、氯仿、某些多氯烷烃和烯烃等。这些物质在致突变试验中为阴性或可疑，体内和体外研究未显示能转化为活性亲电子性代谢产物，未确定其是否为遗传毒性致癌物。

(裴著革 杨红莲)

jūnshì dúwù zhìjīxìng

军事毒物致畸性 (teratogenicity of military toxicant)

军事毒物引起子代结构畸形的能力。一般把妊娠期接触能引起子代畸形的理化因子称为致畸物。其诱发的畸形如果是在无明显母体毒性剂量下出现，被认为是一种真正的或选择性的致畸物。

军事毒物的致畸作用包括严重致畸、轻度致畸、引起变异等，其作用机制是毒物干扰胚胎的发育过程，影响子代正常发育。军事毒物的致畸作用，对存活的后代影响较严重，往往是不可逆过程，有重要的毒理学意义。

严重畸形：胚胎期出现的器官形态结构异常。有些严重畸形，如露脑、无脑等，可对子代机体的生命存在威胁。

轻度畸形：对生命和健康并无明显危害的畸形，如唇裂或唇腭裂、缺指（趾）或多指

（趾）等。

变异：机体的形态、结构或生理功能在同一物种的子代与亲代或子代的个体之间，出现较大差异。一般认为，某些变异并不影响正常生理功能，更不危及生命，而是生命的一种特征，有适应与进化的生物学意义。变异可能与畸形同时出现，变异并非畸形，但难以严格区分。一般情况下，变异出现率较低，而且不呈现剂量-反应（效应）关系。但在致畸试验中，如果某种变异出现较多，呈现一定剂量-反应（效应）关系，应做具体分析，判定是否为畸形。

发育毒性：毒物有干扰胚胎发育过程，影响正常发育的作用。①生长迟缓。胚胎的发育过程在有害环境因素影响下，较正常发育过程缓慢。②致畸作用。由于毒物的干扰，胎儿出生时某种器官表现出形态结构异常。③功能不全和异常。胎儿的生化、生理、代谢、免疫、神经行为的缺陷或异常，一般在出生后一定时间才被发现。④胚胎致死作用。一定剂量的某些毒物可在胚胎发育期对胚胎产生损害作用，使其死亡，表现为自然流产或死产，死胎率增加。

(裴著革 杨红莲)

jūnshì dúwù wēixiǎndù píngjià

军事毒物危险度评价 (risk assessment of military toxicant)

对军事毒物损害机体健康潜在能力进行定性、定量评估的过程。由 4 个部分组成，即危害识别、剂量-反应关系评定、暴露评定和危险度特征分析。用动物实验获得的未观察到损害作用的剂量（NOAEL）除以安全系数（SF）估测人的 NOAEL，并在此基础上制定人的每日容许摄入量（ADI）

等安全限值。接触某种化学物质的量低于其安全限值，被认为是安全的；高于其安全限值，则需采取措施干预，保证接触者健康。评价指标主要包括危险度、安全性、可接受的危险度、实际安全剂量、每日容许摄入量。

危险度 在特定条件下接触某种水平化学毒物造成机体损伤、引起疾病甚至导致死亡的预期概率。危险度的大小与其毒性的大小并非同一概念。有些物质的毒性极大，如肉毒杆菌毒素，极少量即可致死，但接触机会很少，故罕见中毒者；酒精的毒性虽然较小，却有不少中毒病例。化学毒物引起中毒危险度的大小取决于化学结构和理化性质，也取决于人与之接触的可能性、接触剂量、吸收量、吸收速率与频率等多方面因素。

安全性 规定使用方式和剂量条件下接触某种水平化学毒物不会引起机体出现任何有害效应的概率。安全性与危险度相反，从不同的角度研究化学毒物与机体接触的结果。理论上安全性是指无危险度或危险度低至可忽视的程度。

可接受的危险度 公众和社会在精神、心理等各方面均能承受的危险度。化学物质在一定条件下都可成为毒物，只要接触就存在中毒的可能性。理论上，只要接触剂量低于特定物质的阈值即没有危险。但在多种因素干扰下，某些化学毒物的阈值难以精确认定，或因为经济原因无法限制到绝对无危险的水平。尤其是对致突变物和致癌物，有接触就有引起损害的可能，不可能绝对安全，就毒物引起的具体疾病而言，即使从未接触过该物质的人群中也可以出现一定比例的患者。

因此，当接触人群中的患病率与非接触人群相比基本一致或略有增高时，即可将该水平的患病率视为该化学毒物所致人体健康危害的可接受危险度。

实际安全剂量　与可接受的危险度相对应的化学毒物的接触剂量。

每日容许摄入量　容许正常成人每日由外界环境摄入体内某种化学物质的总量。

（袭著革　杨红莲）

jūnshì dúwù dúlǐxué ānquánxìng píngjià

军事毒物毒理学安全性评价

（toxicological safety assessment of military toxicant）　通过实验室和现场研究，阐明军事毒物的毒性及潜在危害，确定能否使用或安全使用条件的活动。安全性评价是按一定程序，通过毒理学试验，获得未观察到损害作用的剂量（NOAEL）或观察到损害作用的最低剂量（LOAEL），并根据化合物的毒作用性质、特点、剂量-反应关系及人群实际接触情况等，进行综合分析，确定安全系数，用 NOAEL 或 LOAEL 除以安全系数，获得安全限值，作为卫生标准。它是制定卫生标准不可或缺的重要依据，可最大限度地减少危害作用，保护人体健康。

确定有阈值化学毒物的参考剂量（RfD），首先应对人群流行病学调查资料与毒理学动物实验结果进行分析，明确剂量-反应关系，确定 NOAEL 或 LOAEL，然后用 NOAEL 或 LOAEL 除以不确定系数（UF）。UF 又可分为标准化不确定系数（Ufs）和修正系数（MF）。计算公式为：RfD = NOAEL 或 LOAEL/Ufs×MF。

基准剂量（BMD）：可使化学毒物有害效应的反应率稍有升高的剂量的 95% 可行限的下限值。在计算 RfD 的公式中，NOAEL 或 LOAEL 是关键参数。但受实验组数、每组实验动物数、各实验组的剂量间隔宽窄、对照组损害效应的发生率高低和实验数据的变异程度等因素的影响，准确性不高。另外，NOAEL 或 LOAEL 都只是一个试验剂量，是剂量-反应关系的一个点值，不能全面反映化学毒物有害效应的全部特征。NOAEL 或 LOAEL 相同或近似的物质，其剂量-反应曲线的斜率可能不同，使推导出来的 RfD 产生较大误差。用 BMD 代替 NOAEL 或 LOAEL 计算 RfD 可较好解决这个问题。BMD 可通过分组的计数资料获得，也可通过连续的计量资料获得，应用范围更为广泛。

安全系数：在计算 RfD 时，应把实验动物的 NOAEL 或 LOAEL 缩小一定倍数校正误差，确保安全，这一缩小的倍数即为安全系数（SF），又称外推系数或转换系数，或称 UF。人对于多数化学毒物的毒性反应比动物敏感，在把动物实验结果向人外推的过程中，存在许多不确定因素，会造成误差，尤其以 mg/kg 体重表示剂量时更是如此。SF 有保守的性质，可防止低估有阈值化学毒物对人类健康的危害。

（袭著革　杨红莲）

jūnshì zuòyè huánjìng kōngqì yǒuhài yīnsù

军事作业环境空气有害因素

（air hazards in the military environment）　军人在军训、演习、行军、战斗、施工和生产等军事作业中接触到的各种有害气体。包括炸药爆破产生的烟气，坦克舱内火炮射击产生的烟气，导弹化学推进剂，特殊环境下提供能源的内燃机废气，各类舰艇、地下工事及坑道内接触到的挥发性有机物等。分为刺激性气体和窒息性气体。

刺激性气体：对眼、呼吸道黏膜和皮肤有刺激作用的气体。化工生产中最常见，有腐蚀性，常因容器、管道被腐蚀气体逸出污染作业环境。种类甚多，如氯、氨、光气、氮氧化物、氟化氢、二氧化硫、三氧化硫等。对人体的损伤多以局部为主，共同特点是对眼、呼吸道黏膜及皮肤有刺激作用，刺激过强可引起全身反应。病变程度取决于毒物的浓度和作用时间，病变部位与毒物的溶解度有关。高溶解度毒物接触到湿润的眼和上呼吸道黏膜，易附着在局部并立即发生刺激作用，如氯化氢、氨；中等溶解度毒物，如氯、二氧化硫，低浓度只侵犯眼和上呼吸道，高浓度则可侵犯全呼吸道；低溶解度毒物，如二氧化氮、光气，通过上呼吸道溶解少，故对上呼吸道刺激性较小，易进入呼吸道深部并逐渐与水分作用而对肺组织产生刺激和腐蚀，常引起化学性肺炎或肺水肿。液态刺激性毒物直接接触皮肤黏膜可发生烧伤。

窒息性气体：经呼吸而直接引起窒息作用的气体。分为两大类。①单纯窒息性气体。本身毒性很低或属惰性气体，但其存在可使空气氧含量降低，引起肺内氧分压下降，动脉血氧分压降低，导致机体缺氧窒息，如氮气、甲烷、二氧化碳等。②化学窒息性气体。能对血液或组织产生特殊的化学作用，使血液运送氧的能力或组织利用氧的能力发生障碍，引起组织缺氧或细胞内窒息的气体。常见的有一氧化碳、氰化物和硫化氢等。

（袭著革　杨红莲）

kēngdào huánjìng kōngqì yǒuhài yīnsù

坑道环境空气有害因素（air hazards in the tunnel）

造成坑道空气污染的有害化学因素。坑道不仅是战斗、训练的场所，也是参战部队日常生活、宿营地，部队的一切活动必须在这有限的空间内进行，但坑道容积有限，通风不良带来一系列空气卫生问题。造成坑道空气污染的有害化学因素主要包括一氧化碳、二氧化碳、氨、硫化氢、氮氧化物、二氧化硫、挥发性有机物。

一氧化碳 在坑道内进行炊事（使用燃油、气、煤）、武器发射、使用可燃性光源、发电等活动会产生一氧化碳并污染环境。中国人民解放军制定了各类坑道一氧化碳卫生标准，即《屯兵坑道环境卫生学要求》和其他坑道环境条件标准的限值，规定平时为 $10mg/m^3$，战时或密闭时为 $15mg/m^3$。

二氧化碳 是坑道通风不良和密闭常遇到的问题之一。二氧化碳浓度上升与氧浓度的下降同时发生，即氧浓度下降多少，二氧化碳浓度也相应上升多少。二氧化碳浓度上升与人员进驻数量、劳动强度的大小、照明光源的种类、能源机器多少以及其他原因如食物腐败等有关。关于密闭坑道内二氧化碳最高限值问题，国外曾用密闭舱进行了人体试验，二氧化碳含量 $2\% \sim 2.5\%$ 时，人体无异常生理反应；含量 4% 时，呼吸强度增加，心率加快，劳动能力下降；含量上升到 5% 时，气促增剧，兼有气喘，心率增快加剧，代谢提高，劳动能力下降，体力负荷时感到明显疲乏，有时出现多汗、心悸、头晕、耳鸣；含量达到 6% 时，从气促逐渐发展到面红，脉搏徐缓，心悸，头晕头痛；含量达到 7% 时，人员不能控制自己的行动。因而认为，人体耐受二氧化碳浓度的极限为 6.55%。根据中国人民解放军各地区多年试验结果，规定密闭坑道通风条件下长时间停留（居住）二氧化碳容许浓度为 1%；战时坑道密闭不能通风情况下，静息时耐受的二氧化碳浓度限值为 3%；坑道密闭使空气无法再生时，由于战斗要求，在不活动暂时停留的情况下，可耐受的二氧化碳浓度极限为 5%。

氨 主要来源于厕所粪尿、污物释放，鱼、肉等食物腐败以及人体汗液散发。中国人民解放军《屯兵坑道环境卫生学要求》规定，氨浓度平时应 $<2.0mg/m^3$，战时应 $<3.0mg/m^3$；其他坑道环境条件限值规定平时为 $5mg/m^3$，战时为 $7mg/m^3$。

硫化氢 主要由粪尿排泄物和鱼、肉食品腐败产生。有的坑道通风配备电瓶，也是硫化氢的来源之一。未采取除臭措施的坑道厕所内硫化氢浓度可达 $1.1 \sim 1.5mg/m^3$；密闭坑道，硫化氢浓度为 $0.87mg/m^3$，对人体产生一定的影响。中国人民解放军《屯兵坑道环境卫生学要求》规定，硫化氢限值平时 $<0.2mg/m^3$，战时 $<0.3mg/m^3$。

氮氧化物 包括一氧化氮（NO）、二氧化氮（NO_2）、三氧化二氮（N_2O_3）和五氧化二氮（N_2O_5），用氮氧化物表示其总量，其中二氧化氮比较稳定，在卫生学上有重要意义。主要来自燃料燃烧排放和武器弹药发射，包括煤和油燃烧，发电机运行，火炮、火箭筒、火焰喷射器等武器发射等。

二氧化硫 是典型的燃烧型污染物，正常情况下坑道内二氧化硫含量极低，只有在燃煤、燃油、炊事、发电及相关设备运转、电瓶使用、火炮发射、机车尾气排放等活动或作业中，才会出现二氧化硫浓度急剧上升。

挥发性有机物 主要来自内燃机和武器装备使用；各种通信、空调、除湿机械使用；光纤、电缆使用；坑道建筑材料，如隔音、防潮、防漏等涂料使用；人员活动、呼吸及排泄物也可导致有机物的散发。挥发性有机物主要成分有多种烷烃类化合物、苯系物、醛类、酮类、醇类化合物；人员活动散发和排泄的有机物主要有低级脂肪酸、低级脂肪胺及吲哚类化合物；使用燃油机械主要产生多种环芳烃和醛类化合物。坑道环境特殊，挥发性有机物扩散、净化都较困难，其卫生学意义更大。

（裘著革　杨红莲）

zhuāngjiǎ chēliàng cāngshì kōngqì yǒuhài yīnsù

装甲车辆舱室空气有害因素（air hazards in the armored vehicles cabin）

造成装甲车辆舱室空气污染的有害气体和颗粒物。装甲车辆包括坦克、装甲运兵车、步战车等，是现代战争中的重要武器装备。装甲车辆的特殊作业环境，也会带来一系列的卫生学问题，其中空气污染相关的主要有害因素为颗粒物、火药烟气及废气。

颗粒物：装甲车辆行驶中扬起大量颗粒物，开窗行驶时，从驾驶窗进入舱室的气流，可促进颗粒物进入车内。密闭行驶时，虽然进入车内的颗粒物减少，但是由于车身存在缝隙和行驶时产生负压，颗粒物亦有部分可进入车内。颗粒物所含有机物及无机金属，可引起炎症，常见的有结膜炎、鼻黏膜炎、咽炎、毛囊炎、喉炎及气管炎。

火药烟气：坦克枪炮发射可产生大量火药烟气，使车辆舱室内空气受到污染，其中对人体危害明显的成分主要是一氧化碳和氮氧化物。美军调查 M4A4E1 坦克和 M7 坦克火炮发射时，暴露 9 分钟舱内乘员血液碳氧血红蛋白（COHb）的浓度达到极危险水平（23%）。血液中的 COHb 的浓度>5%，警戒力下降；>20%战斗力丧失。

废气：燃料在发动机的气缸内燃烧时所产生的气态和固态（颗粒物）物质。化学组成复杂，主要有一氧化碳、二氧化碳、氮氧化物和碳氢化合物等，各种成分的含量变化很大，决定于燃料的种类、燃烧的条件、发动机的类型和性能等。坦克在关窗持久行驶时，车内空气被废气污染，会对乘员产生不良影响，高温无风条件下尤易发生。

（袁著革　杨红莲）

jūnyòng fēijī cāngshì kōngqì yǒuhài yīnsù

军用飞机舱室空气有害因素

（air hazards in the plane cabin）造成军用飞机舱室空气污染的有害气体。军用飞机中，随着通风型密封增压座舱的出现，座舱空气被有害物质污染的机会已明显减少。主要有害气体来源于飞机制造中使用的各种材料。飞机舱内的各种材料，在常温下都是惰性物质，如塑料、绝缘漆、橡胶等，在高温作用下会发生一定程度的分解，很多高分子化合物分解成单体，产生较大的毒性。发动机废气、各种机械用液，如防冻液及液压液，高压下均有可能进入座舱。航空燃料及火箭推进剂、灭火剂及机械的火药烟气也有可能污染座舱。机上运载物质的毒物及毒气也是重要的污染源，如干冰（固体二氧化碳）、杀虫剂等。

（袁著革　杨红莲）

hángtiān fēixíngqì cāngshì kōngqì yǒuhài yīnsù

航天飞行器舱室空气有害因素

（air hazards in the aircraft cabin）造成航天飞行器舱室空气污染的有害物质。航天飞行器乘员舱是典型的密闭环境，由于新材料、新燃料和新技术不断应用，舱室空气污染物谱也在不断变化，空气污染不容忽视，一旦发生污染，轻则影响航天员的作业质量，重则危及航天员健康，甚至导致中毒死亡。与其他密闭军事作业环境不同，航天飞行器舱室的空气污染、来源及其危害具有特殊性。

毒理学特点：舱室环境常有大气压和氧分压低的特点，可影响有害气体的浓度及毒理作用；中毒途径以吸入为主，由于舱室空间有限，气体浓度迅速上升，对吸入气体中毒物的浓度只能做估计或推算；中毒方式多样，可有高浓度一过性的意外暴露或在密闭舱狭小空间内的长时间连续暴露；涉及的毒物范围广，由熟知的普通化学物质到新的高能燃料等。

舱内空气污染来源：主要包括人体代谢产物、非金属材料散发气体、意外或突然产生的污染物。人体代谢物和非金属材料散发是持续释放污染物的污染源。人体代谢是自身及与周围环境之间不断进行的物质和能量交换的生理生化过程，机体产生的各种代谢产物通过呼出气、排泄物、皮肤排出体外，环境微生物分解排泄物、汗和皮脂腺分泌物，形成二次产物，主要成分有挥发性有机酸、二氧化碳、氨、胺、丙酮、乙醛、硫醇、硫化氢、甲烷等。乘员舱内的隔热、密闭、绝缘、食品包装、服装和救生装备等都是由塑料、合成橡胶、合成织物、油漆、涂料等材料合成，在常温下可排放有机物和无机物，散发气体可达数十种，大多为有害物质。上述化学物质还可形成微粒或气溶胶，在航天无重力环境中，即使是无毒微粒也具有危险性。一些意外情况，如液体化学品泄漏、储存器破裂、设备过热使聚合物热分解，推进剂进入座舱等均可造成舱室污染。

（袁著革　杨红莲）

jiàntǐng cāngshì kōngqì yǒuhài yīnsù

舰艇舱室空气有害因素

（air hazards in the naval vessel cabin）造成舰艇舱室空气污染的有害物质。舰艇是一个典型的密闭或半密闭环境，既是作业场也是居住地。空间狭小，空气污染来源和成分复杂，长航和远航可引起舰员的生理反应或病理变化。

舰艇舱室空气污染很复杂。已定性检出潜艇舱室中的有毒有害物质达 376 种，其中 71 种组分已进行了定量检测；水面舰艇舱室中已鉴别 73 种空气组分，其中 15 种可定量分析。常见有害气体来源有 8 个方面。

设备运行产生的污染物　舰艇有众多设备，包括柴油发电机、各类电动机、蓄电池、空调制冷设备、通讯导航设备等。设备运行过程中可产生一氧化碳、二氧化碳、二氧化硫、氮氧化物、硫化氢及多种烃类气体。机器保养所用洁净剂和润滑油等物质受热蒸发，会释放甲醛、丙烯醛等有害物质。各种电机绝缘材料热分解产生一氧化碳、二氧化碳及多种醇、醛、酮、酯等物质。潜艇蓄电池充电、放电以及蓄电池温度过高时，产生硫酸雾，电解液中的电极水解产生氢气，并与电池极板中含有的锑和砷发生反应，产生毒性很强的锑化氢和砷化氢。舰艇上的电器设备因放电还会产生臭氧。

武器装备使用中产生的污染物 舰艇在实弹训练和作战时，弹药、燃料及其弹道残气和火药爆炸可产生大量的有毒有害化学污染物，如氮氧化物、氰化氢、一氧化碳、二氧化碳、二氧化硫等。

制冷剂和灭火剂 舰艇使用的制冷剂多为氟氯烷，制冷机和空调机管道渗漏，舱室中存在此类气体及其分解产物。氟氯烷高温催化燃烧，可分解成氯化氢、氟化氢或氯、氟等气体，其毒性大，可造成舱室污染。

装饰和装配材料 装饰涂料在舰艇舱室中应用面广、量大、品种多，释放多种有机污染物，舱内人员与其直接接触机会多，易被损害。涂料释放的有毒有害物质主要是其溶剂和挥发性添加剂，如铁红环氧树脂漆、醇酸磁漆等会释放出脂肪烃、芳香烃、脂类、醇类和醛类等几十种成分。特别是舰艇在维修保养时，涂料溶剂的挥发组分，如苯、甲苯、二甲苯、溶剂汽油等会污染舱室；塑料是舰船中用量最多的非金属材料，其释放的有害物质主要是单体、发泡剂、溶剂、增塑剂及其他添加剂等，主要有卤代烃、芳烃、烷烃类、乙醛、酮等成分；橡胶及其制品常作为密封垫圈、缓冲减震材料、连接或输送导管、垫板和防腐绝缘材料等，产生的有毒有害气体主要有卤代烷、二聚及三聚异丁烯、丙酮、异丙醇、苯、苯乙酮、二甲基苯甲醇、二

硫化碳等组分。黏合剂用量较大，主要有环氧树胶、聚氨酯胶、酚醛树脂及尿醛胶等，它们大多含有溶剂和各种助剂，其释放物中除含合成树脂单体外，还含溶剂和某些易挥发的助剂，常见的有苯酚、甲醛、苯乙烯及氯化烃类等。

油料 舰艇上大量使用燃料、润滑剂、密封剂及清洗剂等。燃料油可挥发产生烷烃、烯烃及芳香烃等；润滑油在机械转动产生高温的条件下，出现油脂氧化分解，产生甲醛、乙醛、丙烯醛、酮类及烷烃等，其中油脂和密封脂微粒可构成气溶胶而对舰员和设备产生危害。

人体排泄物 主要来自人体呼气、汗腺分泌及排泄物挥发的臭气。大气中的组分二氧化碳不属于有害气体，但在潜艇密闭环境中蓄积浓度过高，成为有害气体。人体呼出气中的成分主要有二氧化碳、一氧化碳、氨、醇、醛、酮、脂肪酸、酯、芳烃、烷烃、烯烃、氯化物、胺和硫化物等；健康人肠道气中主要成分有氢、甲烷、硫化氢、二氧化碳及少量含硫和含氮化合物。排泄物的分解产物氨和硫化氢等也是有害气体的来源之一。

食品和食品烹调 食品和食品烹调产生的有害气体主要有一氧化碳、氨、脂肪酸、醇、醛、酮、酯等，其中甘油酯在高温加热过程中会产生丙烯醛。食品烹调还会生成可吸入颗粒物和细颗粒物。

其他 舰艇中还有一些用量不大但对舱室的污染不可忽视的材料，如石棉及石棉制品、玻璃纤维及其制品等，这是舱室粉尘污染的重要来源之一。灭鼠、灭蟑螂药品、杀虫剂、杀菌剂以及

其他卫生材料也是舱室污染的来源。舰艇上的荧光灯、紫外线、电子仪器和静电沉淀器等，都能产生臭氧和氮氧化合物。

（裘著革　杨红莲）

jūnshì zuòyè huánjìng fěnchén

军事作业环境粉尘（dust in the military environment） 悬浮于军事作业环境空气中的微小颗粒。一般在坑道、地下阵地、指挥所等国防工程施工过程中产生。粉尘粒径在 $0.1 \sim 150\mu m$，能较长时间悬浮或扬起在空气中，随呼吸而吸入人体。

分类 ①结合二氧化硅粉尘。二氧化硅与各种离子化合形成的硅酸盐化物，如石棉、云母等，这种粉尘所引起的肺病变较轻，进展较慢。②游离二氧化硅粉尘。二氧化硅不与其他元素化合而呈游离状态，硅沉着病（矽肺）主要由这类粉尘引起，含量越高，病变程度越重，病变发展越快。坑道施工过程中接触的游离二氧化硅的含量一般都在10%以上。

性质 通常将直径$5\mu m$以下的可吸入肺部并有硅沉着病病原作用的粉尘称为呼吸性粉尘。直径越小、表面积越大的粉尘，致病性越强；粉尘粒子分散度越高，在空气中悬浮的时间越长，沉降速度越慢，被人体吸入的机会越多；分散度越高，比表面积越大，越易参与理化反应，对人体危害越大。某些有毒粉尘可在呼吸道被溶解吸收，如铅、砷等，随溶解度的增加，对人体的毒害作用增强。

粉尘在粉碎过程和流动中相互摩擦或吸附空气中离子而带电，带电量与粒径大小、比重以及作业环境的湿度相关。悬浮于空气中的粉尘90%～95%带正电荷或负电荷，当粉尘带同种电荷时，

由于同性相斥,增强了稳定度;反之,当粉尘带相反的电荷时,由于异性相吸,尘粒在撞击中易发生凝聚而沉降。可氧化的粉尘如煤、面粉、糖、硫黄、铅、锌等,在适宜的浓度下,一旦遇到明火、电火花和放电,会发生爆炸,导致人员伤亡。

健康危害 施工作业产生的粉尘根据其理化性质和作用特点的不同,可引起呼吸系统不同的疾病。①肺尘埃沉着病。长期吸入粉尘引起的以肺部纤维化为主的全身性疾病。其中由含游离二氧化硅粉尘(矽尘)引起的硅沉着病最严重。②粉尘沉着症。有些粉尘(含锡、钡、铁等)被吸入后,沉积于肺组织中,呈现一般异物反应,可继发轻微的纤维性改变,对健康无明显影响或危害较小,脱离粉尘作业后,病变可无进展或 X 线胸片阴影消退。③有机粉尘引起的肺部病变。吸入棉、亚麻或大麻等粉尘可引起棉尘症;吸入真菌、细菌或血清蛋白污染的有机粉尘可引起职业性变态反应性肺泡炎;吸入聚氯乙烯、人造纤维粉尘可引起非特异性慢性阻塞性肺疾病等。④呼吸系统肿瘤。石棉、放射性矿物、镍、铬、砷等粉尘均可致肺部肿瘤。⑤其他疾病。粉尘性支气管炎、肺炎、哮喘性鼻炎、支气管哮喘等。粉尘作用于呼吸道黏膜,早期引起其功能亢进、充血、毛细血管扩张,分泌液增加,滞留更多粉尘,久之酿成肥大性病变,然后由于黏膜上皮细胞营养不足,最终造成萎缩性改变。粉尘还可引起阻塞性皮脂炎、粉刺、毛囊炎、脓皮病。金属磨料粉尘可引起角膜损伤、混浊。沥青粉尘可引起光敏性皮炎等。铅、砷、锰等粉尘吸入后,会在呼吸道黏膜上溶解并很快吸收,导致中毒。

(袭著革 杨红莲)

jūnshì zuòyè huánjìng kēlìwù
军事作业环境颗粒物 (particulate matter in the military environment)

悬浮于军事作业环境空气中液体或固体颗粒的总称。其中空气动力学直径$<100\mu m$的颗粒物称为总悬浮颗粒物(TSP);空气动力学直径$<10\mu m$的颗粒物称为可吸入颗粒物(PM_{10}),对人体健康危害较大;细颗粒物指空气动力学直径$<2.5\mu m$的颗粒物($PM_{2.5}$),健康危害更严重。

来源 ①污染源直接排放,如动力源、机车废气、武器发射等。②由作业环境空气硫氧化物、氮氧化物、挥发性有机化合物及其他化合物互相作用形成的二次颗粒物。

健康危害 颗粒物的粒径和成分决定其危害。细颗粒的主要成分是硫酸盐、铵离子、氢离子、炭黑、二次复合有机物、烹调和燃烧产生的有机物;粗颗粒主要由钙、铝、镁、硅、铁等矿物质,以及花粉、孢子、动植物残骸等原生有机物质组成。总悬浮颗粒物中,可吸入颗粒物在环境中滞留时间更长,吸附的重金属和有机物等有毒有害物质更多,更易进入人体沉积于呼吸道深部,对人体的危害也更大。可吸入颗粒物浓度的增加与呼吸系统疾病及心血管系统疾病的发病率、病死率密切相关。已知的颗粒物对人体的危害主要包括以下几方面。

对呼吸系统的影响 可吸入颗粒物通过吸附的毒性成分引起肺组织生化成分改变及炎性因子释放,诱发炎症。空气中可吸入颗粒物浓度上升容易引起上呼吸道感染,使鼻炎、慢性咽炎、慢性支气管炎、支气管哮喘、肺气肿、肺尘埃沉着病等呼吸系统疾病恶化。另外,可吸入颗粒物沉积会损害肺部呼吸氧气的能力,使肺泡巨噬细胞巨噬功能和生存能力下降,导致肺部排除污染物的能力降低。

对心血管功能的影响 颗粒物引起的心脏自主神经系统在心率、心率变异度、血黏度等方面的改变能增加突发性心肌梗死的危险。人暴露在高浓度可吸入颗粒物会增加血液的黏稠度和血液中某些白蛋白,引起血栓。

对免疫功能的影响 可吸入颗粒物具有免疫毒性,可引起免疫功能下降。长期暴露在颗粒物污染环境下,人体免疫功能受到明显抑制。颗粒物可影响局部淋巴结和巨噬细胞吞噬功能,导致免疫功能下降;还可增加动物对细菌感染的敏感性,导致对感染的抵抗力下降。

致癌、致突变作用 有机物在不完全燃烧过程中会产生多环芳烃(PAH),直接进入空气,吸附在颗粒物特别是细颗粒物上。PAH有致癌、致突变作用,可诱发肺癌,对人体健康危害较大。

颗粒物与硅沉着病(矽肺) 施工、矿山作业产生的颗粒物(粉尘),含二氧化硅、石棉及铅、汞、镉、铁等多种金属元素,对人体健康有明显影响。其特异性危害是诱发硅沉着病,晚期容易合并肺结核、肺癌、肺源性心脏病等。

预防控制措施 加强对颗粒物污染的监测,研究不同来源的颗粒物的特性和分布特征,控制污染源。加强密闭军事作业环境颗粒物污染控制与清除技术研究。必要条件下要加强个人防护,使用防护面具。

(袭著革 杨红莲)

jūnshì zuòyè huánjìng yīyǎnghuàtàn

军事作业环境一氧化碳 （carbon monoxide in the military environment） 军事作业环境一氧化碳污染。

理化性质：一氧化碳（CO）无色、无臭、无味、无刺激性。分子量 28.01，比重 0.967。水中溶解度甚低，易溶于氨水。空气中含量达到 12.5% 时，遇明火可爆炸。

来源：燃烧产物，多见于密闭或半密闭军事作业环境。内燃机燃料燃烧不完全废气、新油漆氧化、机械油分解和电器材料加热分解物、炮火射击或炸药爆炸等均可产生一氧化碳。炊事（使用燃油、气、煤）、武器发射、可燃性光源、发电等作业均有 CO 产生。

对健康的影响：CO 与血液中的血红蛋白结合，形成碳氧血红蛋白（COHb），丧失携氧能力，引起组织出现缺氧，严重时致人窒息死亡。①轻度中毒。COHb 含量达 10%~20%，患者可出现头痛、头晕、失眠、视物模糊、耳鸣、恶心、呕吐、全身乏力、心动过速、短暂昏厥。②中度中毒。COHb 30%~40%，除上述症状加重外，口唇、指甲、皮肤黏膜出现樱桃红色，多汗，血压先升高后降低，心率加速，心律失常，烦躁，暂时性感觉和运动分离（即尚有思维，但不能行动）；症状继续加重，可出现嗜睡、昏迷；经及时抢救，可较快清醒，一般无并发症和后遗症。③重度中毒。患者迅速进入昏迷状态；初期四肢肌张力增加或阵发性强直性痉挛；晚期肌张力显著降低，患者面色苍白或青紫，血压下降，瞳孔散大；最后因呼吸麻痹而死亡；经抢救存活者可有严重合并症及后遗症。

中毒处理：尽快使中毒者脱离现场，移至通风良好的地方；建立有效的气体交换，吸氧，加速 CO 排出；迅速建立有效的血液循环，维持生命功能；兴奋生命中枢，保护神经系统，促进苏醒；预防和控制感染。

预防措施：加强宣传，普及 CO 中毒的有关知识，尤其在有燃煤、燃气取暖、洞内炊事和发电等作业时更要反复宣传，防患于未然。严格执行卫生标准，在密闭或半密闭环境中作业，建立经常性的监测制度，加强 CO 监测，一旦超过标准应采取相应措施，注意安全通风和局部排毒、排烟工作。特殊作业要配备个人防护器具和装备必需的急救药材。

（袁著革　杨红莲）

jūnshì zuòyè huánjìng èryǎnghuàtàn

军事作业环境二氧化碳 （carbon dioxide in the military environment） 军事作业环境二氧化碳污染。

理化性质：二氧化碳（CO_2）无色、无臭、无味、无刺激性。正常空气中 CO_2 浓度为 0.03%~0.04%。军事作业环境中，在自然通风条件下，CO_2 浓度一般在 0.1% 以下，多不超过 0.4%。密闭条件下，人员密集以及通风不良时，CO_2 浓度迅速上升，上升速度与密闭时间、人均空气容积、人员活动状态等有密切关系。

对健康的影响：空气中 CO_2 浓度 2%~2.5% 时，人体无异常生理现象；浓度达 4% 时，呼吸增强、心率加快、劳动能力下降；升至 5% 时，呼吸快而浅，心率明显加快，代谢率提高，有时出现多汗、心悸、头晕、耳鸣等症状，劳动能力下降；上升至 6% 时，可出现头晕、头痛，神情淡漠，疲乏无力；上升至 7% 时，人不能控制自己的行动。

预防与救治：进驻密闭作业环境前，应监测环境空气中 CO_2 浓度，一旦超过卫生标准，应采取通风等措施进行处理，如 CO_2 浓度上升至约 3% 可在作业环境中撒布石灰、钠石灰吸收二氧化碳。人员吸入高浓度 CO_2，应迅速脱离作业现场，呼吸新鲜空气或吸氧；对呼吸心跳停止者，应实施人工呼吸和（或）体外胸部按压。

（袁著革　杨红莲）

jūnshì zuòyè huánjìng ān

军事作业环境氨 （amonia in the military environment） 军事作业环境氨污染。

理化性质：氨气在常温常压下无色，有刺激性，比空气轻，相对密度 0.597。

来源：一般情况下，主要是人体排泄物和垃圾污物释放，鱼、肉类食物腐败及人体汗液也散发。

对健康的影响：短时间接触高浓度氨后，立即出现眼及呼吸道黏膜刺激症状，如流泪、结膜及咽充血水肿、声音嘶哑、咳嗽、咳痰，常伴轻度头痛、头晕、乏力，肺干啰音。较重者上述症状加重，并出现呼吸困难，有时可并发休克、呼吸衰竭、气胸等。肺水肿一般出现在 1~6 小时，最快者 15 分钟即可出现。急性氨中毒常伴眼和皮肤烧伤，可在中毒后 1~2 周出现肝损害，心电图可显示心肌损伤。严重中毒者可在发病后 2~14 天（多在 7 天左右）发生气管黏膜烧伤，坏死脱落，引起窒息性死亡。

中毒处理：重点是防治肺水肿和肺部感染。采取综合对症疗法、支持疗法和加强护理。中和氨用弱碱性溶液如 3% 硼酸溶液作为中和剂雾化吸入或局部冲洗、持续湿敷等。保护眼，眼部烧伤应及时治疗，以防失明。保持呼吸道畅通，对有呼吸道严重烧伤，出现明显呼吸困难或较多的血性分泌物而可能引起气道梗死或窒息者，及早施行气管切开术，及时吸痰和清除坏死组织以维持呼吸道的畅通。用抗生素防治肺部感染，早期予以激素治疗和脱水治疗。

预防措施：对典型环境，如厕所、垃圾堆等，可用除臭剂控制氨污染，以硫酸铜为主剂的除臭剂，对氨气有特殊的消除作用。定期用除臭剂水溶液冲洗厕所可完全消除氨味。在污染严重的办公场所，可用空气净化器将氨消除。严重污染时，如需要可佩戴防毒面具。

（裘著革　杨红莲）

jūnshì zuòyè huánjìng liúhuàqīng

军事作业环境硫化氢 （hydrogen sulfide in the military environment） 军事作业环境硫化氢污染。

理化性质：硫化氢为无色气体，有腐败臭鸡蛋味，蒸气比重1.19，沸点-61℃；化学性质不稳定，在空气中可氧化为二氧化硫；可燃，燃烧时呈蓝色火焰并生成二氧化硫，与空气混合燃烧时会发生爆炸；易溶于水、酒精、汽油、煤油和原油。

来源：主要由人体排泄物和鱼肉食品腐败产生；作业环境通风设备配备电瓶时，电瓶是硫化氢的来源之一。

对健康的影响：空气中硫化氢浓度在$1000mg/m^3$以上时，接触数秒至数分钟内即可发生急性中毒或猝死；$760mg/m^3$时，接触15~60分钟，可引起支气管炎、肺炎和肺水肿等；$300mg/m^3$时，接触数分钟即可引起眼及呼吸道黏膜强烈刺激症状。一般认为，

空气中硫化氢浓度<$99.4mg/m^3$时，除有难闻的臭味引起不愉悦感外，对人体并无毒性；较长时间吸入$99.4~213mg/m^3$的硫化氢时，眼、鼻、咽黏膜会受到刺激，并可能出现恶心、头痛、胸闷和疲乏感。

可分为轻度中毒、中度中毒和重度中毒。轻度中毒主要表现为眼烧伤、畏光、流泪、视物模糊、流涕、咽干、咳嗽、胸闷、气短、头痛、心悸、头晕、乏力、恶心、呕吐等症状；可见眼结膜充血、角膜水肿、咽充血、呼吸音粗糙或有干啰音，呼气有臭蛋味。中度中毒有明显眼黏膜刺激症状及神经、消化系统症状，可出现化学性支气管炎和肺炎；可能有短暂意识障碍并伴肺损伤。重度中毒立即出现意识模糊或昏迷、谵妄、抽搐、尿便失禁、发绀、呼吸浅促而不规则、两肺散在湿啰音、皮肤湿冷；同时出现瞳孔变化，对光反射、角膜反射及其他生理反射可消失或出现病理反射，心音低钝、心率快并可出现心律不齐及休克；常出现化学性肺炎和呼吸衰竭等，可遗留神经衰弱综合征，少数患者有精神障碍或前庭功能障碍（步态不稳、水平性眼球震颤）或周围神经损伤表现，有的因呼吸肌麻痹，可在数秒内突然倒下，很快停止呼吸。

中毒处理：尚无特效解毒剂，主要用综合性对症治疗及全身支持疗法。首先使中毒患者立即脱离中毒环境，及时给予人工呼吸或胸外心脏按压，维持呼吸和循环功能；防治中毒性脑水肿，昏迷者应及早进行高压氧治疗；治疗早期足量应用肾上腺皮质激素和甘露醇脱水，有抽搐时可注射地西泮或苯巴比妥及进行其他对

症治疗。

预防措施：对典型环境，如厕所、垃圾堆等，可用除臭剂控制硫化氢污染，以硫酸铜为主剂的除臭剂，对硫化氢有特殊的消除作用。定期用除臭剂水溶液冲洗厕所可完全消除硫化氢气味。在污染严重的办公场所，可用空气净化器将硫化氢消除。如遇严重污染，需要时可佩戴防毒面具。

（裘著革　杨红莲）

jūnshì zuòyè huánjìng èryǎnghuàliú

军事作业环境二氧化硫 （slphur dioxide in the military environment） 军事作业环境二氧化硫污染。

理化性质：无色，有刺激性气味，比重1.4337，易溶于水。

来源：是典型的燃料产物。军事作业环境中，正常情况下空气中二氧化硫含量极低，在燃煤燃油炊事、发电机发电、设备运转、电瓶开放使用、火炮发射、动力机车尾气排放等作业下，环境中二氧化硫浓度急剧上升。

对健康的影响：轻度二氧化硫中毒主要表现有眼及呼吸道黏膜刺激症状，如眼烧伤、流泪、结膜及咽喉充血等；较重者可出现声音嘶哑、胸闷、剧烈咳嗽等。高浓度吸入可引起呼吸困难、肺炎、肺水肿，有的可出现突发性喉痉挛，甚至窒息，一般还伴头晕、四肢无力等症状。

中毒处理：立即脱离现场，尽快吸氧；眼损伤者可用生理盐水或2%小苏打溶液冲洗，以及可的松滴眼液滴眼，疼痛者用1%可卡因液滴眼镇痛；鼻塞者可用2%麻黄碱或1%氢化可的松加肾上腺素滴鼻；改善呼吸道功能，及时预防和治疗肺水肿；其他影响应根据临时实际情况对症处理。

预防措施：加强军事作业环

境空气中二氧化硫定期监测；有条件的场所可用空气净化器，一般均可消除到卫生标准以下。必要时配备个人用防毒面具。

（裘著革　杨红莲）

jūnshì zuòyè huánjìng dànyǎnghuàwù

军事作业环境氮氧化物 （nitrogen oxide in the military environment）　军事作业环境氮氧化物污染。

理化性质：包括一氧化氮（NO）、二氧化氮（NO_2）、三氧化二氮（N_2O_3）和五氧化二氮（N_2O_5）。作为空气污染物的氮氧化物常指 NO 和 NO_2。NO 无色无臭，溶于水、醇和硫酸，在大气中容易与氧发生反应生成 NO_2。NO_2 棕红色，密度比空气大，易液化，易溶于水，有刺激性，毒性为 NO 的 3~4 倍。

来源：产生于含氮化合物燃烧，动力机车废气，发电机运行，火炮、火箭筒、火焰喷射器等武器发射等。

对健康的影响：主要损害呼吸道。吸入初期仅有轻微眼及呼吸道刺激症状，如咽部不适、干咳等。常经数小时至十几小时或更长时间潜伏期后发生迟发性肺水肿和急性呼吸窘迫综合征，出现胸闷、呼吸窘迫、咳嗽、咳泡沫痰、发绀等，可并发气胸及纵隔气肿。肺水肿消退后 2 周左右可出现迟发性阻塞性细支气管炎。高浓度 NO 可致高铁血红蛋白血症。慢性影响主要表现为神经衰弱综合征及慢性呼吸道炎症。

中毒处理：急性中毒后应迅速脱离现场至空气新鲜处，立即吸氧，及时摄 X 线胸片及做血气分析。对密切接触者观察 24~72 小时。积极防治肺水肿，给予合理氧疗；保持呼吸道通畅，应用支气管解痉剂，肺水肿发生时给予去泡沫剂如消泡净，必要时做气管切开、机械通气等；早期、适量、短程应用糖皮质激素，重症者为预防阻塞性细支气管炎，可酌情延长小剂量应用的时间；短期内限制液体进入体内。

预防措施：在密闭或半密闭环境内施工、炊事和使用发电机时应注意排风，尽量少用点燃性原料（如煤油），多用电器（如红外炉）等，减少氮氧化物的产生。有条件的场所应配备空气净化器，减少对人员的影响。使用个人防护面具，也可使用纱布口罩浸泡碳酸钠。

（裘著革　杨红莲）

jūnshì réngōng huánjìng huīfāxìng yǒujīwù

军事人工环境挥发性有机物

（volatile organic compound in the military environment）　军事人工环境甲醛、苯系物等挥发性有机物污染。

来源　主要包括多种烷烃类化合物、苯系物、醛类、酮类、醇类化合物，以及低级脂肪酸、低级脂肪胺及吲哚类化合物等，代表性污染物为甲醛和苯系物。挥发性有机物主要由各种作业或各种设备运转产生，各种材料的释放，也有部分来自于作业人员的呼吸和排泄物。军事人工作业环境如作战舱室和坑道，由于环境的密闭性，挥发性有机物难于扩散和净化，容易损害作业人员健康。

对健康的影响　甲醛对鼻、咽喉黏膜有明显刺激作用，可引起过敏性鼻炎、哮喘及急性过敏性紫癜；甲醛、乙醛还可对免疫系统、神经系统、生殖系统造成影响，并有遗传毒性和致癌性；丙烯醛属于高毒性物质，对皮肤、眼、上呼吸道均有刺激作用，并对心血管系统、神经系统、生殖系统造成危害。

苯系物主要包括苯、甲苯、乙苯等，其毒性不尽相同。苯属于中等毒性物质，主要经呼吸道黏膜和皮肤吸收中毒；吸入高浓度苯蒸气主要引起中枢神经系统症状，低浓度苯蒸气反复作用主要影响血液及神经系统。甲苯属低毒性物质，对生殖系统的作用比苯强，对皮肤、黏膜也有较强的刺激作用。乙苯具有麻痹作用，临床表现为急性中毒和慢性中毒两种；急性中毒主要损伤肺、脑、肾、肝等器官，慢性中毒损伤神经系统、肝、肾、睾丸。

脂肪烃类化合物主要包括烷烃和不饱和烃，属于低毒类物质，主要经呼吸道侵入，毒性随碳原子数增加而增大。吸入高浓度烷烃主要因麻醉作用而出现心脏骤停或呼吸麻痹致死，高碳烷烃麻醉作用小而刺激症状明显，可引起肺炎及肺水肿。

甲醛中毒的临床表现和救治：接触高浓度甲醛蒸气可引起眼和呼吸道急性损害的临床表现，严重者喉头水肿、窒息或肺水肿、昏迷、休克；吸入甲醛中毒时主要防止发生肺水肿，必要时早期应用糖皮质激素；预防感染禁用磺胺类药物以防形成甲酸盐阻塞肾小管。临床治疗中应注意纠正酸中毒。

苯中毒的临床表现和救治：苯中毒主要临床表现有头痛、头晕、恶心、呕吐、步态蹒跚等，严重者可发生昏迷、抽搐以至呼吸循环衰竭。慢性中毒以造血系统损害为主要临床表现，可出现白细胞减少和骨髓造血功能抑制。急性苯中毒可注射葡萄糖醛酸，忌用肾上腺素。慢性苯中毒者应调离苯作业环境，并根据临床表现选用有助于恢复造血功能的药物治疗。

甲苯、二甲苯中毒的临床表现和救治：甲苯、二甲苯轻度急性中毒表现有头痛、头晕、四肢无力、恶心、胸闷、气短、神志不清，重者出现躁动、抽搐或昏迷等；常伴眼及呼吸道刺激症状。甲苯的慢性影响有弥漫性脑痪、小脑功能障碍、肾损害等。甲苯、二甲苯中毒主要是对症治疗，可用解毒剂葡萄糖醛酸肌内注射或静脉滴注，注意防治脑水肿。

预防措施　加强作业场所挥发性有机物的定期监测；通风换气，亦可使用空气净化器；重点部位应配备个人防毒面具。

（袁著革　杨红莲）

jūnyòng huàxué wùzhì

军用化学物质（military chemical substance）

有多种军事用途的化学物质。包括各类推进剂、炸药、制冷剂、灭火剂等，其中很多军用化学物质是从民用发展而来成为军民兼用。

分类　按功能或用途主要分为以下几类。①军用推进剂。如肼、甲基肼、偏二甲基肼、液氢、煤油、发烟硝酸、四氧化二氮、液氧等。②军用燃料。用于火箭发动机、飞机、巡航导弹、推进剂燃料或合成炸药的化学能源。主要包括军用烃类燃料、军用肼类燃料以及军用胺类燃料等。③军用灭火剂。包括二氧化碳泡沫灭火剂、干式化学灭火剂、一溴三氟甲烷（$CBrF_3$）、二溴二氟甲烷（CBr_2F_2）。④军用涂料及添加剂。包括各种武器、技术设备、军事工程等的伪装、防锈蚀、防潮以及反雷达、反红外仪探测用各种天然和合成的油漆、燃料、涂料及添加剂等，如海军舰艇水下部分油漆中添加的三乙基锡，

用以杀灭水生生物的荧光及夜光粉、阻燃剂等。⑤军用制冷剂。包括空调用制冷剂和冰箱、冷库用制冷剂氟利昂。⑥军用防冻剂或除霜剂。冬季各种武器装备、光学器材需要防冻或除霜。常用防冻剂有甘油、乙二醇、乙醇、甲醇等。⑦军用黏合剂和密封材料。军用黏合剂包括武器、技术装备中金属、陶瓷、塑料、木材等黏合所用黏合剂如天然胶、合成橡胶和树脂及其各种配方。密封材料包括导弹、飞机、舰艇、坦克、汽车、火炮的燃料箱、液压传动装置、阀门、接口等处的密封，电气和精密仪表的密封以及管道密封。⑧军用炸药。如三硝基甲苯、二硝基重氮酚、季戊四醇四硝酸酯、硝基甘油、硝化纤维等。⑨其他。如作为军事用途的润滑剂、杀虫剂和趋避剂、燃烧剂和烟幕剂以及照相及感光材料等。

对人体的损伤　不同性质和用途的军用化学物质对人体有不同损伤作用。①中毒。有高毒或中等毒性的军用化学物质，人接触量较大和接触次数频繁但又无适当的防护措施可能引起中毒。例如，短期内吸入高浓度有毒气体或其蒸气，或一次大剂量皮肤接触或误服，均可导致急性中毒，严重者可致死亡。长期吸入低浓度或反复接触小剂量有毒军用化学物质，则可能导致慢性中毒。②毒性损伤。不同化学结构的军用化学物质可作用于不同的靶器官，引起人体毒性损伤。例如，发烟硝酸液滴或高浓度蒸气接触眼可致眼损伤，溅在皮肤上引起皮肤化学烧伤；接触某些黏合剂可致过敏性皮炎、血管神经性水肿或过敏性哮喘；接触某些致癌物或致畸物，则应观察其远期

效应。

对环境的影响　有毒军用化学物质在生产、运输、储存、试验、使用过程中，因各种事故泄漏进入空气、水体或土壤，造成环境污染，可在大范围内对当地居民、家禽造成危害，同时影响野生动植物、水生生物及森林、湖泊，导致生态失衡和土壤贫瘠化。例如，推进剂事故性泄漏可造成局部地区空气、水和土壤污染，影响或威胁附近居民健康；炸药生产废水中含有大量红色的硝基苯类化合物，被称为"红水"，若不经处理达标排放会造成水系污染，给水生生物带来严重危害，进而影响居民健康；发烟硝酸泄漏渗入土壤，可使土壤酸化；肼、偏二甲基肼等导弹推进剂，在土壤中可分解成为氨、氮、甲胺、甲醛、二甲胺、氰酸及氢氰酸，若不加处理在土壤中可以停留6周以上，对土壤微生物、藻类、鱼类等造成毒害。

使用注意　①防燃。凡属易燃的军用化学物质如燃料、推进剂、某些有机溶剂、化纤服装等遇明火、静电火花、电气设备漏电、摩擦、高温、雷击等都可能起火，造成武器装备损毁、人员烧伤。对一些遇空气自燃的军用化学物质，如二硼烷、五硼烷、液氟、三氟化氯、五氟化氯等，应采取严格措施防止起火。②防爆。一定浓度的炸药、固体推进剂、氢气等易燃气体，遇到火焰、冲击、摩擦、振动时会发生爆炸。肼、高浓度过氧化氢在催化反应剧烈时亦可发生爆炸。爆炸引起的冲击波和爆炸物的碎片可导致人员发生机械性损伤，包括脑震荡、内脏破裂、出血、骨折、软组织伤等。③防损伤。推进剂运输、灌注时作为挤压气体和保存

液氢的冷冻剂使用的氖气、氦气、液氮、液氩等化学物质燃烧时产生的一氧化碳、二氧化碳，都有窒息作用，能使人缺氧而死亡。在加注低温推进剂时皮肤接触低温推进剂或低温推进剂冷却的金属管道时，人员发生冷损伤。

防护原则 ①皮肤防护。非直接接触军用化学物质的操作人员应穿着相应工作服，如防酸服、防静电服等，且工作服应符合相应国家标准规定；直接接触军用化学物质的操作人员，必须穿戴全身防护服、防护手套和耐酸碱胶靴，实施全身密闭防护，不允许有裸露部分。②眼防护。操作时，应根据情况佩戴防护眼镜、面罩或防毒面具。③呼吸道防护。非直接接触人员应根据现场情况佩戴防毒面具；直接接触人员应佩戴符合国家标准的过滤式防毒面具。排故抢险人员或在储罐内和在封闭、半封闭环境中维修检查的作业人员，应穿戴隔绝式空气（或氧气）呼吸器，或佩戴符合国家标准的长管面具。

（裴著革 闫峻）

jūnyòng tuījìnjì

军用推进剂（military propellant）

通过能量转换，推进装置产生推动力，同时有规律地燃烧释放能量，产生气体，用于推送火箭和导弹的物质。

特性 ①比冲量高。②密度大。③燃烧产物的气体（或蒸气）分子量小，离解度小，无毒、无烟、无腐蚀性，不含凝聚态物质。④点火容易，燃烧稳定，燃速可调范围大。⑤物理化学稳定性良好，能长期贮存。⑥机械感度小，生产、加工、运输、使用中安全可靠。⑦固体推进剂还有良好的力学性质，有较大的抗拉强度和延伸率。

分类 根据物理状态，分为液体推进剂、固体推进剂、固液推进剂（包括固体燃烧剂和液体氧化剂）或液固推进剂（包括液体燃烧剂和固体氧化剂）。按使用条件，分为：可预包装推进剂，即可预先包装置于贮箱中的液体推进剂，如醇、烃、胺、肼类、硝酸和四氧化二氮等；可贮存推进剂，如烃、肼类、胺、硝酸、硝酸丙酯等；不可贮存推进剂，如液氢、液氧、液氟等。

航天领域使用的火箭推进剂，按其能量类型可分为物理动能推进剂、化学能推进剂、等离子体推进剂、光能推进剂、核能推进剂及反物质火箭推进剂等。

毒性作用 ①急性毒性作用。在火箭发射作业中，因事故性泄漏或火箭发射升空爆炸残骸落地，大量推进剂及其燃气释放到地面，对接触人员产生急性毒性作用，可使人员1次或24小时内多次接触大剂量推进剂而引起剧烈毒性作用。②亚急性毒性作用。在接触推进剂作业中短时间（一般14天或28天）内反复多次较大剂量接触，或接触剂量不足以引起急性中毒但相对剂量较高，或由于有较强蓄积作用而产生毒性作用。③慢性毒性作用。机体长期乃至终身连续、反复接触低剂量推进剂而产生毒性作用，一般是1~2年。④其他。某些推进剂还可产生"三致"作用，即致突变、致癌、致畸作用。例如，甲基肼为"三致"毒物；含偏二甲基肼废水经臭氧法处理，产生的副产物二甲基亚硝基胺是强烈的致癌物质，长期接触特别是污染的水源、食物经消化道摄入，可诱发食管癌及胃癌。

毒性分级 常见火箭推进剂的毒性分级见表。

吸收途径 ①呼吸道吸收。液体推进剂在贮存、转运、加注过程中多以蒸气态泄漏，在防护不当的情况下，可经呼吸道迅速吸入，刺激腐蚀呼吸道黏膜，并经肺泡吸收，引起全身中毒。推进剂蒸气的浓度、肺泡内气压差、气流速度及接触蒸气的时间是人体吸入毒气剂量的主要因素。②胃肠道吸收。主要是推进剂及其处理产物污染环境、水源和食物所致。推进剂的脂溶性、分子量及其在肠道停留时间是影响吸收的主要因素。③皮肤吸收。肼类、四氧化二氮及硝酸对皮肤有强烈的腐蚀作用，且为脂溶性，极易经皮肤摄入，烧伤表皮并损伤真皮及皮下组织，经微血管及淋巴管吸收入血。

体内代谢途径 吸收入血后随血液循环分布全身组织。肼类火箭推进剂一般均匀分布于全身

表 常见火箭推进剂的毒性分级

液体推进剂	毒性等级	固体推进剂	毒性等级
氟	II	丙烯酸	III
甲基肼	II	聚丁二烯	IV
四硝基甲烷	II	聚丙烯腈	III
四氧化二氮	III	高氯酸铵	IV
三乙胺	IV	三硝基苯甲酸	IV
偏二甲基肼	III	硼	IV
过氧化氢	IV	铝粉	V

组织，在肝内解毒转化，约半数经肝微粒体氧化后以二氧化碳的形式从呼吸道排出，约1/3以原形自肾排泄，其余以胺及腙等代谢产物的形式从尿排泄。硝基氧化剂、氟类、硼烷类推进剂进入血液后在体内均匀分布，前两者主要作用于血红细胞的携氧及分离，后者主要分布在肝及脑组织。四氧化二氮进入体内后分解为一氧化氮及二氧化氮，后者主要损害神经组织，缓慢解离后从呼吸道排出。

对人体损伤作用 损伤呼吸系统、血液及造血功能、中枢神经系统，以及肝肾损害。此外，还可致烧伤、缺氧窒息、低温冻伤等。

呼吸系统 ①呼吸道黏膜刺激。液体火箭推进剂泄漏或爆炸，均以蒸气形式溢出。高浓度蒸气对呼吸道黏膜上皮细胞造成强烈刺激，引起黏膜上皮充血、渗出及肿胀，分泌物增加。②窒息。液氢、液氮、乙醇蒸气造成现场环境空气氧含量下降，一氧化碳和一氧化氮进入体内使血红蛋白失去携氧能力，造成组织细胞持久性缺氧。③肺水肿。火箭推进剂经气道进入肺泡后可直接损伤肺泡毛细血管，通过神经体液反射、交感或副交感神经作用，肺毛细血管痉挛或部分扩张，血液回流障碍，血管通透性改变，渗出增加；肺淋巴循环损伤使体液渗出增加，形成肺水肿。④肺尘埃沉着病。液体推进剂中的添加剂或固体推进剂中的粉尘进入肺泡，沉积在肺泡壁，刺激肺泡壁纤维化所致。

血液及造血功能 包括直接损害血细胞和骨髓以及对单核-巨噬细胞系统的抑制。

中枢神经系统 可分为原发性损伤和继发性损伤。前者是进入体内的推进剂大多为脂溶性，与细胞膜特别是神经细胞接触后，与膜表面的活性结构结合，使其失活致酶活性降低，膜通透性发生改变，继而使神经细胞变性或坏死所致。继发性损伤主要是引起组织缺氧。

肝 肝是体内主要解毒器官，进入体内的毒物代谢造成以肝细胞坏死、胆汁淤滞为主的急性化学性肝损害和以肝硬化为特征的慢性肝损害。

肾 推进剂诱发的中毒性肾病分为3种类型：变态反应、肾病综合征、肾间质肾炎。毒物可引起高铁血红蛋白血症及溶血、缺氧、休克、电解质紊乱；毒物及代谢产物沉积于肾小管内，引起肾继发性损伤；毒物及其代谢产物也可直接损伤肾，造成明显的形态及功能改变。

其他损伤作用 某些推进剂如液氟、三氟化氯、五氟化氯、五硼烷溅在皮肤可致烧伤；导弹发射时产生强大噪声损伤听觉器官和神经系统，造成听力损失。低温火箭推进剂如液氧、液氢、液态甲烷主要引起冻伤。

防护原则 针对推进剂的理化特性和对人体损伤特点，用卫生和安全工作相结合的技术对推进剂损伤进行防护，防止中毒、着火、爆炸、冷伤、窒息和环境污染。①从卫生学和环境保护角度要求，导弹部队的配置应设在营区的下风向和水源地下游，并有一定的安全卫生防护地带。②严格遵守安全操作规程。工作区内不进食，不饮水。工作时要穿工作服，下班后要洗手、洗脸、漱口，有条件时要淋浴。工作服存放在更衣室内，严禁带回宿舍。③安全教育和专业训练。工作人员要熟知推进剂的性能、毒性、中毒途径和中毒危险性；医务人员应掌握中毒、烧伤、冷伤、创伤、窒息的急救，以及推进剂中毒诊断、鉴别、治疗及预后处理。④配备安全设备和个人防护器材。包括防中毒、洗消药品和器材，防毒面具，防毒衣，防冻服，空气和水的侦检器，报警器，淋浴车，洗眼喷壶，急救药箱，人工呼吸器，急救器械和材料，救护车辆及担架。⑤组织医疗保障组。大规模作业时，应设专门的医疗保障组。医疗保障组由受专门训练的医师、护士及辅助人员组成，派出救护车辆携带必要的急救药品器材到现场。一旦发生事故立即对中毒、烧伤、创伤、骨折和休克的伤员进行抢救，迅速撤离染毒区。在上风向就地进行中毒急救，清创，眼及皮肤洗消，骨折固定，抗休克以及必须紧急采取的医疗措施，然后送往医疗单位进一步治疗。⑥事故的处理。发生严重事故时，要不间断进行污染情况甄别，疏散污染区及下风向部队和居民。工作岗位的人员必须坚持戴防毒面具，直到空气污染消除。⑦加强保健工作。对从事有毒推进剂作业的人员实施就业前体检、定期体检（每半年或一年一次）、离职前体检。

（袁著革　闫　峻）

jūnyòng tīnglèi ránliào

军用烃类燃料（military hydrocarbon fuel） 用于火箭发动机、飞机或巡航导弹的碳氢化合物燃料。又称军用煤油型燃料。从民用发展而来。

理化性质：烃类燃料为无色到浅黄色易流动液体；有较浓气味；沸点170～320℃，冰点-60～-40℃；一般烃类燃料的密度$0.8～1.02g/cm^3$（20℃）；挥发度比汽油低，蒸气密度比空气重3~4倍；烃类燃料能溶解脂类，易溶于脂溶性有机溶剂，不溶于水；化学性质较稳定，可以长期存放。

组成：烃类燃料组成复杂，主要是10~15个碳原子的饱和脂肪烃，其次是芳烃和环烃，还含有少量硫、氧、氮的杂质，因有微量硫醇基而带有特殊气味。合成的环烃化合物，如氢化环辛四烯二聚物、环丙烷化环辛四烯二聚物、环丙烷化环乙醇、环丙烷化二聚环戊二烯等，是高密度煤油的主要组分。美国生产的RJ-5、RJ-6、JP-9和JP-10等烃类燃料被称为高密度煤油，用作巡航导弹燃料。

毒性：烃类燃料属低毒或微毒类化合物。其毒性因产地、生产商、组成而也不同。烃类燃料有吸入毒性，中毒症状为呼吸困难、结膜充血、流涎、惊厥等；有刺激性，对眼和皮肤有刺激作用，吸入可致咳嗽、肺炎或肺水肿；若误服则严重刺激消化道黏膜，出现烧灼感、疼痛、恶心、呕吐、腹痛，吐出物带煤油味和血、黏液及坏死组织，病人出现神经系统症状如头痛、嗜睡、耳鸣、醉酒步态或虚脱，严重者昏迷和死亡。

应用：烃类燃料在军事上应用广泛，常作为火箭发动机燃料与液氧组成双组元推进剂，也用作飞机或巡航导弹燃料，燃烧时利用空气中的氧助燃。

（袁著荦　闫　峻）

jūnyòng jǐnglèi ránliào

军用肼类燃料（military hydrazine fuel）军事上可用作推进剂及合成炸药的肼类化合物。

理化性质　肼、甲基肼、偏二甲基肼都是无色、透明、低黏滞性液体，溶于水，有氨样臭味。易吸潮，蒸气与空气水蒸气结合而生成白色烟雾。易吸附或凝集在物体表面。主要物理参数见表1。

分类　①单一肼燃料。包括无水肼、甲基肼、偏二甲基肼、硝酸肼。②混肼燃料。包括混肼50（50%肼+50%偏二甲基肼）、hydradyne（75%肼+25%偏二甲基肼）、MHF-5（55%甲基肼+20%肼+19%硝酸肼+6%水）。③油肼40。即40%偏二甲基肼+60%煤油。④混胺燃料。包括MAF-1（40%偏二甲基肼+50%二乙撑三胺+10%乙腈）、MAF-3（20%偏二甲基肼+80%二乙撑三胺）、MAF-4（60%偏二甲基肼+40%二乙撑三胺）。

体内代谢　肼类化合物能影响糖、脂肪、蛋白质代谢和能量代谢，引起低血糖、脂肪肝和血氨水平升高。肼类化合物可与维生素B_6结合，引起体内维生素B_6缺乏，5-磷酸吡哆醛含量减少，以5-磷酸吡哆醛为辅酶的脱羧酶和转氨酶活性降低以及脑内γ-氨基丁酸含量减少，导致痉挛。肼类化合物还抑制单胺氧化酶，影响体内儿茶酚胺代谢。

肼、甲基肼和偏二甲基肼可迅速通过肺、皮肤和胃肠道吸收入血，染毒后1~2分钟即可从血液中测出其含量，均匀分布于全身各组织器官内，也可进入脑脊液和房水。肼与血红蛋白反应释放氮；甲基肼与血红蛋白结合释放甲烷和氮；肼、甲基肼与偏二甲基肼均能与5-磷酸吡哆醛、酮基如丙酮酸、α-酮戊二酸结合生成腙；肼在体内还可发生甲基化和乙酰化反应；甲基肼和偏二甲基肼经肝微粒体混合功能氧化酶催化脱甲基转化成甲醛。肼、甲基肼和偏二甲基肼可以原形从尿中排泄，也有部分转化成甲烷、二氧化碳从呼吸道排出。

对机体的损伤　肼和偏二甲基肼属中等毒性化合物；混肼50毒性介于肼和偏二甲基肼之间，也属中等毒类物质；甲基肼则属高毒类化合物。人员暴露于偏二甲基肼蒸气出现毒性反应的浓度见表2。①眼、呼吸道刺激。肼的高浓度蒸气吸入后，刺激眼、上呼吸道，导致肺损伤。甲基肼和偏二甲基肼通过血-房水屏障进入眼前房，引起虹膜炎和角膜内皮水肿。②肝、肾损伤。长期吸入

表1　肼、甲基肼、偏二甲基肼主要物理参数

物理参数	肼	甲基肼	偏二甲基肼
分子式	H_2NNH_2	CH_3HNNH_2	$(CH_3)_2NNH_2$
分子量	32.05	46.07	60.10
沸点（℃）	113.5	87.5	63
冰点（℃）	1.5	−52.5	−57.2
密度（20℃，g/ml）	1.0083	0.8788	0.7911
蒸气比重（0℃,%）	1.1	1.59	2.1
蒸气压（25℃，kPa）	1.91	6.60	20.88
闪点（开杯法，0℃）	52.0	17.2	−15
自燃温度（℃）	270	194	250
爆炸极限（体积%）	4.7~100	2.5~98	2~90
嗅阈（×10^{-6}）	3~4	1~3	0.3~1

肼导致肝损伤，肼可引起肝脂肪变性；偏二甲基肼引起肝轻度脂肪浸润，导致轻度功能障碍，若偏二甲基肼混有微量亚硝基二甲胺可明显损害肝脏；甲基肼可损害肾。③血液系统损伤。甲基肼能造成红细胞明显损伤，引起溶血性贫血，出现变性珠蛋白小体和高铁血红蛋白；偏二甲基肼可引起贫血。④神经系统损伤。肼、甲基肼和偏二甲基肼均可损害神经系统，急性中毒可发生惊厥而致死。⑤致癌。肼、甲基肼和偏二甲基肼均具有致癌性，被国际癌症研究机构确认为弱致癌物。

表2　人员暴露于偏二甲基肼蒸气出现毒性反应的浓度

偏二甲基肼（mg/m³）	对人可能产生的毒性反应
134	眼、鼻、黏膜轻微刺激
268	眼、鼻、黏膜轻微刺激或全身影响
536	明显的中枢神经极度兴奋或死亡
2410	痉挛或死亡

（裘著革　闫　峻）

jūnyòng ànlèi ránliào

军用胺类燃料（military amine fuel）　用于战术导弹推进剂燃料的脂肪胺和芳香胺。脂肪胺包括一甲胺、乙胺、三乙胺、乙二胺和二乙撑三胺等；芳香胺包括苯胺、乙基苯胺、邻甲苯胺和二甲代苯胺等。其中，二乙撑三胺、三乙胺、二甲代苯胺可作为战术导弹推进剂使用，二乙撑三胺、三乙胺还可和其他胺类燃料或肼类燃料混合使用，称混胺燃料；苯胺可作为炸药中的稳定剂、汽油中的防爆剂。

理化性质：二乙撑三胺为无色或棕黄色、稍具黏性液体，散发氨气样臭味，一般用作火箭推进剂；三乙胺常温下为无色透明液体，散发氨气样臭味。苯胺为无色油状液体；二甲代苯胺为棕色油状液体。

毒性作用：大多数脂肪胺化合物可导致呼吸道的刺激症状；大多数芳香胺化合物可对血液、肝、肾和中枢神经系统造成损害。①二乙撑三胺属低毒化合物，有较强的刺激皮肤黏膜和致敏作用。人员接触二乙撑三胺，因眼和呼吸道受刺激，出现流泪、流涕、咳嗽、局部皮肤红肿、起疱和瘙痒感。②三乙胺的高浓度蒸气对肺有刺激性，液态三乙胺溅入眼内可引起角膜碱烧伤和结膜充血、水肿及溃疡。③苯胺为中等毒性化合物，易经皮肤吸收，眼接触可引起结膜角膜炎，皮肤接触可引起湿疹。还可引起高铁血红蛋白血症、溶血性贫血和肝、肾损害。其急性中毒表现为口唇、指端、耳郭发绀，头痛、头晕、恶心、呕吐、手指发麻、精神恍惚等，重度者出现皮肤、黏膜严重青紫，呼吸困难，抽搐，甚至昏迷、休克，出现溶血性黄疸、中毒性肝炎及肾损害。慢性中毒表现为神经衰弱综合征，伴轻度发绀、贫血和肝脾大。④二甲代苯胺为低毒化合物，不同异构体毒性有差别，毒性作用与苯胺相似，易经皮肤吸收；可损害血液、肝、肾和中枢神经系统。血液系统中主要作用于红细胞，生成高铁血红蛋白和变性珠蛋白小体，引起溶血，临床上表现为发绀和贫血。肝损害出现脂肪变性和肝细胞坏死，严重中毒时发生急性重型肝炎；长期和反复染毒则致肝硬化。肾损害出现脂肪变性及坏死灶。对中枢神经系统有抑制作用。慢性中毒表现为头痛、头晕、疲劳、

乏力、失眠、记忆力减退和食欲缺乏。

（裘著革　闫　峻）

jūnyòng mièhuǒjì

军用灭火剂（military extinguishing agent）　用于军事有高效快速灭火功能的化合物或混合物。重要军事设施和武器装备为战时敌方的首要袭击目标，如战斗机、航天飞机、大型水面舰艇、潜艇、油库等，易受到攻击起火，在此条件下主要使用高效、速效、不损坏或腐蚀设备的一溴三氟甲烷、二溴二氟甲烷和一溴一氯二氟甲烷等军用灭火剂，对于保证战斗力意义重大。常用的灭火剂有水、砂土、泡沫灭火剂、干式化学灭火剂、二氧化碳和卤代烷类。不同场所，不同火灾情况可用不同方式的灭火器材和灭火剂。

理化性质：一溴三氟甲烷，又名 Halon1301、Freon13B1、Freon1301、FC-13B1，代号1301；分子式 $CBrF_3$，分子量148.9，常温下为无色不燃气体，加压后液化，为高密度、低黏滞度液体；适用于扑灭汽油、柴油、电气和电子设备引起的火灾；在540℃高温下热分解，生成物主要为氟化氢（HF）、溴化氢（HBr），也有少量溴（Br_2）、氟光气（COF_2）、溴光气（$COBr_2$）。二溴二氟甲烷，又名 Freon12B2、Halon1202，代号1202；有特殊臭味的无色气体或液体，分子式 CBr_2F_2，分子量209.8，不溶于水。一溴一氯二氟甲烷，又名 Freon12B1、Halon1211，代号1211；无色略具刺激性液体或气体，分子式 $CBrClF_2$，分子量165.37，不溶于水。

毒性作用：①一溴三氟甲烷。低毒类化合物，主要是刺激症状和中枢神经毒性。吸入浓度为5%

表现为眼、鼻轻度刺激症状；吸入10%刺激作用稍加重，并有轻度中枢神经症状如嗜睡，对外界反应迟钝，轻度头重脚轻感，平衡失调，眩晕和欣快感，类似轻度醉酒。对心血管系统影响表现为心律不齐和心动过速、心房纤颤、心脏停搏等，症状与吸入浓度有关。②二溴二氟甲烷。低毒类化合物，主要是眼及上呼吸道刺激，甚至导致平衡失调、痉挛，有的还伴肺部充血，肝小叶中心性坏死等脏器毒性。③一溴一氯二氟甲烷。低毒类化合物，主要是中枢神经系统毒性，人1分钟可耐受浓度为4%~5%，吸入2分钟逐渐出现中枢神经系统兴奋症状，眩晕、站立不稳、指（趾）感觉减退甚至麻木；但停止接触后症状迅速消失。对心血管系统毒性表现为心律不齐、心动过速，使心脏对肾上腺素敏感性增高，血压下降，心肌能量代谢紊乱。

（裘著革 闫 峻）

jūnyòng túliào

军用涂料（military paint） 用于武器、装备及军事建筑物等表面涂敷的材料。包括普通涂料及特种涂料；按用途分为建筑用漆、军工用漆和特种涂料三大类。

用途：由成膜物质（天然或合成树脂、橡胶、油脂等）、颜料、填料、溶剂和助剂组成。主要用于：①飞机、舰艇、导弹、坦克、装甲车、军用车辆、火炮、轻武器和各种航弹、炮弹、枪弹及其他弹药，粉刷油漆以防止金属锈蚀并作为标记用于装备和弹药识别。②雷达、通信器材、电子装备、各种仪器仪表、救护车、手术台和医用设备也都漆有各种涂料。③军用机场、码头、仓库、道路、桥梁也消耗大量涂料。④特种涂料，如防远红外和防雷达的伪装涂料，防止海洋生物附着舰艇的防污涂料，导弹弹头用的耐热涂料，隐身涂料，电子设备绝缘漆、绝热漆，以及供特种用途的热变色漆。

毒性作用：主要是刺激作用和致敏性，以及对神经系统的损害。天然涂料大多是强致敏物，可诱发接触性皮炎和血管神经性水肿。合成涂料中的环氧树脂、酚醛树脂也有刺激作用和致敏作用。用于舰艇防污涂料助剂的三丁基锡，属中等毒类化合物，对神经系统有损害作用，可引起脑水肿。

（裘著革 闫 峻）

jūnyòng zhìlěngjì

军用制冷剂（military refrigerating agent） 用于军事有良好制冷功能的化学物质。

用途：主要用于某些特殊军事作业环境制冷，如地下指挥所、机房、精密仪器仪表室、通信枢纽、雷达机房、轮机房、医院及手术室，以及载人航天飞行器、潜艇、输送伤员列车和船只等。还用于食品保鲜防腐，药品、菌种、疫苗、生物材料、血及其制品、试剂等冷冻、冷藏及深度冷冻保存。

理化性质：主要是氟利昂。深低温冷冻则需用液氮或液氦。氟利昂属含氟卤代饱和烃化合物。其中，二氯二氟甲烷又名氟利昂12、制冷剂12，分子式 CF_2Cl_2，分子量120.9，沸点-29.8℃，常温下为无色、有臭味的气体；一氯二氟甲烷又名氟利昂22、制冷剂22，分子式 CHF_2Cl，分子量86.48，沸点-40.8℃。

毒性作用：二氯二氟甲烷属低毒类化合物，对机体的损伤主要表现为神经系统毒性和刺激症状，人吸入5%感到眩晕，吸入15%会出现意识模糊，吸入20%有眼和上呼吸道刺激症状，流泪、流涎、喷嚏及震颤；如果二氯二氟甲烷液滴不慎溅到眼或皮肤，可发生冷伤。一氯二氟甲烷属低毒类化合物，对机体的损伤主要表现为心血管系统毒性，吸入可出现心律失常，心电图 ST 段下移，心收缩力减弱，颈动脉及全身动脉压降低；还可损伤神经系统。

（裘著革 闫 峻）

jūnyòng fángdòngjì

军用防冻剂（military antifreezing agent） 具有防冻性能、用于保障作战装备及军事行动正常进行的化学物质。可添加到燃料、润滑剂和其他液体中，以降低冰点、防止冻结，使飞机、舰船、坦克、火炮、车辆等武器装备不受低温影响。军用防冻剂可以涂在光学仪器表面，防止玻璃表面结霜而影响仪器使用。军用防冻剂还可以涂在防毒面具呼气活门上，以防止关闭不严而漏气。

分类和性质：防冻剂可分为氯化钙、氯化镁、碳酸钾等无机化合物和甲醇、乙醇、乙二醇、丙三醇等有机化合物，其中有机防冻液应用更为广泛。甲醇为无色、易燃、高挥发性液体，分子式 CH_3OH。乙二醇为无色、无臭、具有甜味的黏稠液体，分子式 $C_2H_6O_2$。

毒性作用：大部分防冻剂对人体无害，有毒理学意义的主要是甲醇和乙二醇。甲醇属于低毒化合物，对机体的损伤主要是神经系统毒性，有麻醉作用，经醇脱氢酶作用生成甲醛，抑制视网膜的氧化磷酸化过程，使其不能合成腺苷三磷酸（ATP），细胞失去能量供应发生退行性变，导致视神经萎缩甚至失明；其气体对眼和呼吸道黏膜有强烈刺激作用；还可使皮肤充血、干燥、脱脂。乙二醇属于低毒化合物，多经口摄入，在体内经醇氧化酶催化生成乙二醛，又经醛氧化酶催化生成乙二酸即草酸，草酸盐可沉积在肾小管，引起无尿。典型症状为摄入 24~48 小时出现恶心、呕吐，严重者腹痛、腹泻、少尿或无尿、昏迷甚至死亡。

（袭著革　闫　峻）

jūnyòng niánhéjì

军用黏合剂（military adhesive）

用于黏合金属或非金属武器及其他军事装备的化学物质。军用黏合剂以黏合强度高和密封性能好等优点，在飞机、火箭、导弹、雷达、人造卫星、宇宙飞船、核潜艇等零部件制造中大量使用。

分类：按来源分为天然黏合剂和合成黏合剂两大类。前者包括动物胶和皮胶、骨胶、鱼鳔胶、虫胶、酪素胶等；植物胶如淀粉、糊精、松香、阿拉伯树胶、天然树脂和橡胶等；矿物胶如硅酸盐、磷酸盐、氧化铝、硫黄、矿物蜡、琥珀、沥青等。后者包括无机胶如氧化铜–磷酸、水玻璃、水泥等；合成橡胶和合成树脂高分子化合物如聚丁二烯橡胶、丁苯橡胶、丁腈橡胶等。

毒性作用：①刺激性和致敏性。可导致接触性皮炎，其中环氧树脂、酚醛树脂、脲醛树脂所致接触性皮炎最常见；环氧树脂的致敏强度随分子量减少而增强，即低分子致敏性最强，中分子轻度致敏，高分子几乎无致敏作用；单体环氧丙烷、胺类固化剂和稀释剂环氧苯基醚等高浓度可刺激皮肤，低浓度可引起皮肤过敏反应。②"三致"作用。环氧氯丙烷、二酚基丙烷环氧树脂及助剂中的 N-亚硝基二苯胺、邻苯二甲酸（α-乙基己基）酯、六甲基磷酰三胺、N-苯基-α-萘胺（防老剂 A）、N-苯基-β-萘胺（防老剂 D）、对醌二肟、二甲基二硫代氨基甲酸锌（促进剂 PZ）、二乙基二硫代氨基甲酸锌（促进剂 ZDC）、二硫化四甲基秋兰姆（促进剂 TMTD）、2-硫醇基苯并噻唑锌盐（促进剂 MZ）、乙烯硫脲（促进剂 NA-ZZ）等有致突变、致畸、致癌性。③神经系统损害。丙烯酰胺、氯丙烯、环氧氯丙烷、磷酸三丁酯、磷酸三辛酯、磷酸三甲苯酯、磷酸二丁基苯酯、亚磷酸三苯酯、二硫化四甲基秋兰姆等可引起神经系统损害，尤其是周围神经变性。④肝肾损伤。二氯丙醇、氯丙烯、二乙基二氯化锡，5-乙叉基-2-降冰片烯，有肝肾毒性。

（袭著革　闫　峻）

jūnyòng zhàyào

军用炸药（military explosive）

用于军事、能量高、瞬间功率大、燃烧产生大量气体的化学物质或能源。常用于枪弹、炮弹、手榴弹、炸弹、导弹、鱼雷、地雷装药和工程爆破等。主要有以下 3 种。

季戊四醇四硝酸酯：分子式 $C_5H_8N_4O_{12}$，分子量 316.17，熔点 140~141℃。不溶于水，稍溶于乙醇，易溶于丙酮。常用作起爆药。无毒性方面的资料，人口服 64mg 无症状；每 12 小时服 30~80mg，8 年服用累计剂量 1669mg/kg，作为血管扩张药使用而无明显副作用。

环三亚甲基三硝胺：分子式 $C_3H_6N_6O_6$，分子量 222.15，熔点 204℃，比重 1.82。白色结晶粉末，化学性质稳定。不溶于水，微溶于苯、甲苯和乙醚，溶于丙酮。遇浓硫酸分解。属中等毒性化合物，其粉尘可经吸入或误服中毒，中毒动物表现为易激惹，流涎，阵发性痉挛而死亡；人中毒发生癫痫样抽搐，有贫血和肝功能障碍。

环四亚甲基四硝胺：分子式 $C_4H_8N_8O_8$，分子量 296.16，熔点 276℃，分解温度 291~335℃，比重 1.87。白色结晶。不溶于水，可溶于丙酮、乙酸丁酯和二甲基亚砜。属低毒化合物。中毒表现为癫痫样发作等神经系统症状，其饱和溶液对结膜有轻微刺激作用。

（袭著革　闫　峻）

jūnyòng dújì

军用毒剂（military toxic agent）

用于战争、有剧烈毒性、能大规模杀伤敌方人畜的化学物质。又称化学战剂。军语简称毒剂。有毒性强、作用快、毒性持久、施放后易造成杀伤效应、能通过多种途径引起中毒、不易被发现、防护和救治困难、容易生产、性质稳定、便于贮存等特点。此处简述毒剂分类。

按毒理作用分类：分为神经性毒剂、糜烂性毒剂、失能性毒剂、全身中毒性毒剂、窒息性毒剂、刺激性毒剂。

按杀伤作用持久性分类：①非持久性毒剂。又称暂时性毒剂，有沙林、毕兹、氢氰酸、光气、西埃斯、亚当氏剂和苯氯乙酮等，施放后形成的固体微粒（粉尘或烟尘）、液体微滴（雾）、蒸气或气体能迅速向四周扩散传播，只能维持短时间（数分钟到数十分钟）有效毒害浓度。②持久性毒剂。有维埃克斯、芥子气、路易氏剂等，施放后的有效毒害浓度可维持数小时至数星期。③半持久性毒剂。有梭曼、塔崩等，其有效浓度维持时间介于非持久性毒剂和持久性毒剂之间。

按战斗效果分类：①致死性毒剂。是一类在野战浓度下可迅速造成人畜死亡的毒剂，如沙林、维埃克斯、梭曼、氢氰酸、光气等。②致伤性毒剂。是一类在一般野战浓度下主要造成人畜严重损伤的毒剂，大剂量中毒也可致命，如芥子气。③失能性毒剂。能引起暂时性的精神或躯体失能或精神和躯体均失能的毒剂，如毕兹。④骚扰性毒剂。一类在野战浓度下只引起短暂的感官或上呼吸道刺激作用的毒剂，如西埃斯、西阿尔等。

按毒害作用出现快慢分类：①速效性毒剂。指人中毒后，很快出现症状的毒剂，如神经性毒剂、失能性毒剂、全身中毒性毒剂和刺激性毒剂。②非速效性毒剂。指人中毒后经过潜伏期才出现症状的毒剂，如糜烂性毒剂和窒息性毒剂，但路易氏剂对局部眼、皮肤、呼吸道能起到即刻刺激作用。

（袭著革 闫峻）

jūnyòng shénjīngxìng dújì

军用神经性毒剂（military nerve agent）

用于战争、对人或动物有神经剧毒的有机磷化合物或有机磷酸酯类化合物。又称军用有机磷毒剂。

1935 年德国学者成功研制出速效有机磷农药杀虫剂塔崩。意外事故导致研究者中毒，人们意识到塔崩对人体有巨大的毒性。塔崩很快被用于战争，成为军用毒剂。

由于塔崩的特殊用途，研究人员在其基本化学结构的基础上，相继合成了一系列神经性毒剂，最具代表性的是塔崩、沙林、梭曼和维埃克斯。其毒性强、作用快，能通过皮肤、呼吸道、黏膜、胃肠道及眼等吸收引起全身中毒，兼之性质稳定、生产容易，成为一些国家军队装备的主要化学战剂。常见神经性毒剂与有机磷农药的中毒原理、临床表现、防治原则和急救方法相似。

美军将含有 P-CN 键和 P-F 键，即毒剂 X 取代基为卤素或拟卤素的称为 G 类毒剂，代号分别为塔崩（GA）、沙林（GB）和梭曼（GD）；将含有 $P-SCH_2CH_2N(R)_2$ 键的化合物称为 V 类毒剂，美军装备的 V 类毒剂是维埃克斯（VX）。

中毒表现 暴露于低浓度的毒剂蒸气或气溶胶，仅见眼、鼻和呼吸道反应：瞳孔缩小、流涕和轻度呼吸困难，及时离开毒区，症状不再发展并逐渐消失。吸入高浓度毒剂，在 1~2 分钟内患者出现惊厥、昏迷、肌肉麻痹、窒息；初期瞳孔缩小、流涕、流涎、流泪明显；急救不及时可在数分钟之内死亡。中毒症状还可表现为腹部痉挛、胃肠蠕动增强、恶心、呕吐、腹痛，汗腺、泪腺、涎腺、呼吸道和胃肠道腺体分泌过多，以及肌颤、肌肉收缩无力甚至肌肉麻痹。

急性中毒死亡主要有 3 种原因：呼吸中枢抑制、呼吸肌麻痹所致呼吸衰竭；心收缩力减弱、心率减慢所致循环衰竭；中枢性惊厥。关键是呼吸衰竭造成窒息死亡。

中毒分类 分轻、中、重三度。①轻度中毒。主要表现为毒蕈碱样症状，并伴轻度中枢症状。中毒体征主要为瞳孔缩小、流涎、流涕、多汗、胸闷、恶心、无力、头晕等。全血乙酰胆碱酯酶（AChE）活性下降到正常值的 50%~70%。②中度中毒。轻度中毒症状加重的同时，表现为较明显的烟碱样症状。中毒体征主要为呕吐、腹痛、呼吸困难、全身性肌颤、步态不稳、头痛、表情淡漠等。全血 AChE 活性下降到正常值的 30%~50%。③重度中毒。轻度、中度中毒症状进一步加重，中枢症状更突出，表现为呼吸极度困难、严重缺氧发绀、全身广泛性肌颤、尿便失禁、昏迷，严重者死于呼吸循环衰竭。全血 AChE 活性下降到正常值 30% 以下。

中毒特点 ①呼吸道。吸入中毒的毒性以 VX 最大，其次为 GD、GB、GA。1~2 分钟出现缩瞳、胸闷、流涕、咳嗽、支气管痉挛和长时间喘息呼气，随后出现全身中毒症状。②皮肤。毒性依次为 VX、GD、GA、GB。首先在中毒处出现肌颤和出汗，经数十分钟或数小时潜伏期出现全身中毒症状，病程较缓慢；毒剂经伤口吸收，速度快，危险性大、局部肌颤明显、持续时间较久。③消化道。误服染毒食物或水，可在数分钟后出现胃痛、恶心、呕吐、腹泻等，然后迅速出现全身中毒症状。④眼。接触毒剂后数分钟或立即出现瞳孔缩小、流泪和视力减弱。眼对低浓度 GB 十分敏感，很快出现缩瞳和视力障碍；瞳孔缩小可持续 1~3 天，程度决定于接触的毒剂量；眼痛可在 3~14 天内逐渐消失；结膜充血、头痛可持续 2~5 天；毒剂经眼吸收可迅速引起全身中毒，0.01mlGB 滴入眼内可使人致死。

损伤机制 主要有 3 个方面。①选择性抑制 AChE 活性，使乙酰胆碱（ACh）在体内蓄积，引起中枢和外周胆碱能神经功能紊乱，是主要作用机制。对胆碱能受体的作用是通过 AChE 对受体的间接作用。神经性毒剂极易透过血脑屏障。机体各系统均受胆碱能神经支配,中毒后很快出现全身症状和体征。②直接作用于胆碱能受体。ACh 受体分两类,即毒蕈碱样 ACh 受体(M 受体)以及烟碱样 ACh 受体(N 受体)。阻断 50%的胆碱能受体不会影响生理功能,阻断 70%时,功能才会受到明显影响。③非胆碱能神经系统作用。接近半数致死量时,神经性毒剂能影响中枢非胆碱能神经系统活动,如神经性毒剂中毒引起中枢性惊厥和小脑环磷酸鸟苷浓度迅速升高。GD 引起惊厥的原因是其能干扰 γ-氨基丁酸受体对 γ-氨基丁酸的亲和力和利用率。GD 对延髓心血管中枢既有 M 样作用,又有 N 样作用,且可分别被 M 和 N 拮抗剂所拮抗。还可观察到 GA、GB 和 GD 作用于腺苷酸环化酶和磷酸二酯酶,导致脑内环磷酸腺苷和环磷酸鸟苷含量改变。

(裘著革 闫峻)

jūnyòng shīnéngxìng dújì

军用失能性毒剂(military incapacitating agent)

可致战斗人员暂时性躯体和(或)精神功能障碍、丧失战斗能力的化学战剂。简称失能剂。典型代表是毕兹(BZ),化学名称为二苯羟乙酸-3-奎宁环酯,属替代羟乙酸氮杂环酯类化合物,有外军将其列为制式装备。

中毒特点 高效、作用强、起效快,很小剂量能改变或破坏中枢神经系统的高级调节功能,或促使神经生理功能平衡失调而产生失能作用。有较大的安全比,区别于致死性或致伤性毒剂,一般不会造成人员死亡,也不产生持久的器质性损害。作用持续几分钟至几天,有别于仅持续几分钟、作用短暂的刺激性毒剂。

分类 ①精神性失能剂。主要引起精神活动障碍,包括知觉、情感、思维活动异常和紊乱。因作用特点不同,又可分为中枢抑制剂和中枢兴奋剂。中枢抑制剂能降低或阻断中枢神经系统活动,干扰突触信息传递,主要代表物有抗胆碱能化合物 BZ、四氢大麻醇类化合物、吩噻嗪类和丁酰苯类化合物。中枢兴奋剂使神经冲动传递加强,进入中枢的信号过多,引起过度的神经活动,其代表物有麦角酰二乙胺、蟾蜍色胺、西洛赛宾、西洛辛、麦司卡林等。②躯体性失能剂。主要引起机体运动失调、瘫痪及呕吐、失明、耳聋、体温失调、低血压及震颤等。这类化合物有苯咪胺、箭毒、震颤素等。失能剂种类虽多,但当前作为化学战剂装备的失能剂只有 BZ 一种,下面以 BZ 为例进行介绍。

中毒途径 BZ 造价昂贵,野战使用分散困难,气溶胶颗粒大小不均,潜伏期长,中毒效果较难预测,气温高时易引起中暑,甚至死亡,因而在战术使用上有局限性。BZ 用爆炸或热分散法施放后呈白色烟雾,主要经呼吸道吸入中毒。应用合适的液体配方如二甲基亚砜也可经皮肤吸收中毒。

中毒机制 BZ 属中枢和周围抗胆碱能类化合物,与阿托品、东莨菪碱等的毒理作用酷似。能阻断乙酰胆碱(ACh)与 M 受体的结合,改变或损伤神经系统的正常生理功能。但 BZ 的中枢作用比阿托品强约 40 倍。因此,中毒特点主要是造成中枢神经系统的功能障碍。

BZ 等抗胆碱能药物含类似神经递质 ACh 的基团和立体结构,其分子能与胆碱能受体表面结合,形成牢固的药物受体复合物,能有效地阻止 ACh 和受体结合。毕兹与胆碱能受体的结合是可逆的。体内乙酰胆碱酯酶(AChE)能迅速分解 ACh,却不能破坏 BZ,故 BZ 在体内代谢较慢,需数天。

中毒症状 ①中枢症状。中枢神经系统功能活动受多种神经递质调节而发挥作用。BZ 阻断中枢的 ACh 作用,破坏中枢神经系统功能的完整性和协调性,引起思维、感觉和运动障碍。思维、感觉障碍的主要表现有:眩晕、嗜睡、思维活动迟缓、反应迟钝,判断力、注意力、理解力和近期记忆力减退;BZ 作用达高峰时,大脑皮质处于深度抑制,皮质下中枢兴奋,出现谵妄综合征,如躁动不安、行为失常、语言错乱、思维不连贯和幻觉等。运动障碍表现为:初期中毒者感觉手脚无力,言语不清;继之有不自主活动、共济失调、步态不稳甚至摔倒。②周围症状。BZ 与毒蕈碱型胆碱能受体结合后阻断胆碱能神经冲动的传导,肾上腺素能神经冲动效应相对加强,出现与阿托品类似的症状和体征:瞳孔散大、视物模糊、口干、心率增加、皮肤干燥潮红、体温升高、便秘及尿潴留。BZ 小剂量中毒时,主要表现为口干、心率增加、瞳孔散大、皮肤潮红干燥、体温升高等外周症状,并伴头晕、乏力、注意力减退及昏睡等。

中毒过程 较大剂量中毒后在 0.5~1 小时内可不出现任何症状;随后出现周围神经阿托品样症状,如口干、心率增加、皮肤潮红等;继而出现运动障碍及思维、感觉混乱等症状,如共济失调、思维活动迟缓、幻视、幻觉等;中毒后 4 小时达到高峰,病员完全处于谵妄状态,对周围环境不能有效反应，不能正确执行命令和失去完成任何任务的能力；中毒 12 小时后症状逐渐减轻，2~4 天可恢复正常。

（袁著菲 闫 峻）

jūnyòng qínglèi dújì

军用氰类毒剂（military cyanide agent）

用于战争、含氰离子的化学物质。又称全身性毒剂。其毒性强，作用快，为速杀性毒剂，但杀伤作用持续时间短，故属于暂时性毒剂。包括氢氰酸和氯化氰。

第一次世界大战期间，法军在索姆前线首先使用了氢氰酸。1984 年震惊世界的印度博帕尔事件，泄漏的异氰酸甲酯，在 200℃ 高温下分解释放出氢氰酸，造成 52 500 人死亡和 20 万人受伤，是历史上毒剂伤亡人数最多的事件。氢氰酸有较强隐蔽性和速杀作用。平时作为化工原料生产和贮存，来源丰富，战时可直接转化为化学战剂。1972 年联合国大会裁军委员会会议把氢氰酸列为"双用途毒剂"，加上该类毒剂具有较强的穿透滤毒罐的性能，有外军把其列为制式装备。

氯化氰不但具有氰化物的高毒性，而且低浓度下也有强烈的催泪作用和急性及迟发性的肺部刺激作用，可导致肺水肿，与军用窒息性毒剂酷似。氯化氰有较高的蒸气比重，又不易被活性炭吸附而易穿透防毒面具，难防护。

对机体的损伤 包括以下几方面。

中枢神经系统 对氰离子十分敏感，靠近中枢部位的功能首先受到影响，呈现中毒性缺氧功能改变，小剂量氢氰酸即可引起皮质抑制，条件反射消失。严重中毒时，中枢神经系统呈现自上而下进行性抑制，并可发生功能性的去大脑僵直。还表现为惊厥现象，意识丧失、无意识惊叫、全身阵发性、强直性痉挛，角弓反张，呼吸暂停，牙关紧闭，眼球突出，瞳孔扩大，角膜反射迟钝；痉挛间歇期，呼吸慢而深或不规则，脉搏变慢，血压正常或升高，发绀，头痛，眩晕，焦虑，精神错乱，甚至出现麻痹现象：全身肌肉松弛、反射消失、脉搏微弱不规则，血压急剧下降；呼吸减弱，潮式呼吸；表皮血管收缩、体温下降、皮肤冰冷、苍白、尿便失禁；呼吸骤停后，心跳仍可持续 3~5 分钟；急性氰化物中毒可引起某些脑区和髓磷脂退行性变，同时氰离子抑制细胞内多种酶系统，改变介质代谢、使钙离子浓度明显增高，膜脂的过氧化作用增强，抗氧化防护系统破坏，氧化磷酸化阻滞及组织不能利用氧等。大鼠腹腔注射氰化钾发生痉挛时，脑组织 γ-氨基丁酸明显降低，谷氨酸含量明显增加，细胞内钙离子浓度增高，神经递质释放增多。

呼吸系统 小剂量毒剂引起呼吸兴奋；大剂量可致呼吸先兴奋后抑制，随后呼吸暂停，而后再次出现不规则呼吸和第二次呼吸停止。呼吸中枢麻痹是氢氰酸中毒死亡的主要原因。氰化物引起呼吸功能变化的因素有：①对呼吸中枢的直接作用。②兴奋颈动脉体和主动脉体化学感受器，反射性兴奋呼吸中枢，切断神经通路呼吸兴奋则明显降低。③引起缺氧、能量代谢障碍等，使血液 pH 改变。④引起呼吸肌痉挛和麻痹。

循环系统 小剂量氰化物对心血管有兴奋作用，表现为心率加快、心输出量增大、血压升高，随后逐渐恢复正常。若中毒剂量较大，可出现抑制，表现为心率缓慢、心输出量减少、血压下降，直至心脏骤停。循环衰竭亦是氰化物中毒死亡的原因之一，其机制可能为：①氰离子对心血管和中枢的直接作用。②主动脉体和颈动脉体化学感受器的反射性作用。③对心脏的直接作用。人吸入致死剂量氢氰酸，出现心率变慢、窦性心律不齐、P 波消失、房室传导阻滞、心室纤维性颤动；QRS 波可有电压和形态改变，T 波振幅增大，ST 段缩短以至消失。④对外周血管的直接扩张作用和组织中毒性缺氧。氰化物中毒时，血气变化明显，氧利用率降低，静脉血氧饱和度显著增高，动静脉血氧分压差缩小，静脉血呈鲜红色。中毒早期因呼吸加强，换气过度，血液中二氧化碳分压下降，呈现呼吸性碱中毒；细胞窒息严重时，无氧代谢加强，大量氧化不全产物积蓄，血液乳酸含量高于正常 5~8 倍，酸碱平衡代偿失调，碱储备减少，出现代谢性酸中毒。血糖升高 3~4 倍，无机磷酸盐明显增加；血液氧化型谷胱甘肽含量急剧减少、谷胱甘肽总量却增加；凝血酶原和凝血因子 VII 缺乏，使血液凝固性降低；血和尿硫氰酸盐含量明显增加，体温也因中毒剂量增加而下降。

皮肤及感官 中毒当时可闻及苦杏仁味、舌尖麻木、口内有金属味，眼刺痛、流泪，流涎，喉部有烧灼感，胸闷、胸部压迫感，听力减退，视物模糊、眼球突出，瞳孔扩大、角膜反射迟钝，皮肤黏膜出现红色的斑点。

生化代谢 氰化物导致组织中毒性缺氧和细胞内生化代谢改变，包括腺苷三磷酸/腺苷二磷酸（ATP／ADP）比值缩小甚至倒置；

血糖、乳酸及无机磷酸盐、己糖二磷酸、磷酸甘油、磷酸丙酮酸等明显增加；血液酸碱平衡失调、pH下降，代谢性酸中毒性改变；静脉血氧含量增高，动静脉血氧分压差明显缩小，静脉血似动脉血呈鲜红色。

中毒机制 此类毒剂施放后呈蒸气态，经呼吸道吸入，作用于细胞呼吸链末端细胞色素氧化酶，使细胞能量代谢受阻，供能失调，迅速导致机体功能障碍。氰离子对细胞内呼吸链的细胞色素氧化酶有很高的亲和力，与细胞色素 a_3 中的三价铁离子配位结合，氧化型细胞色素氧化酶与氰离子结合后便失去传递电子的能力，阻断细胞呼吸和氧化磷酸化过程，以致氧不能被利用，氧化磷酸化受阻，ATP 合成减少，细胞因摄取能量严重不足而窒息。

（袭著革　阎　峻）

jūnyòng zhìxīxìng dújì

军用窒息性毒剂（military lung irritant）

用于战争、导致机体急性缺氧、窒息的致死性化学物质。又称肺损伤性毒剂。主要有氯气、氯化苦、光气和双光气。

在第一次世界大战中十余种此类毒剂被使用。1915 年德军首次施放了 168 吨氯气，造成 15 000 人中毒，其中 5000 人死亡。氯气毒性低，易防护，不久就被淘汰，取而代之的是光气和双光气。1915 和 1916 年德军分别使用了光气和双光气，造成了大量人员死亡。第二次世界大战期间及战后，有许多国家储存了光气和双光气。目前，仍然有一些国家将其作为军用战剂装备。

毒性 实际使用时，光气主要呈蒸气态，双光气为雾态，通过呼吸道吸入使人员中毒，其毒性见表 1 和表 2。

表 1　光气对人的毒性

浓度（mg/m^3）	效应
2~4	可闻到气味
19	刺激引起咳嗽
22	暴露 30 分钟严重中毒
50	暴露 30~60 分钟危及生命
80	暴露 1~2 分钟严重肺损伤
100	暴露 30~60 分钟半数死亡
500	暴露 5 分钟，2~3 小时内全部死亡

表 2　双光气对人的毒性

浓度（mg/m^3）	效应
0.41	可闻到气味
40	暴露数秒钟引起明显刺激
160	暴露 1~2 分钟严重中毒
250	暴露 30 分钟致死
500~700	暴露 15 分钟致死
1100	暴露 5 分钟致死

中毒机制 光气中毒造成蛋白质和红细胞大量渗入肺组织间隙及肺泡内，出现肺部液体积聚，形成肺水肿，使肺部气体交换发生障碍。但肺水肿原因尚不清楚，可能与酰化作用、自由基损伤、酸碱平衡失调、肺泡 Ⅱ 型上皮细胞损伤以及肺泡表面活性物质受损等多种病理生理因素有关。其毒理作用的改变主要由肺水肿引起。①呼吸系统。光气、双光气主要作用于呼吸道深部。吸入中毒时，先出现短暂的呼吸变慢，继之呼吸浅而快。出现早期肺水肿后，肺泡呼吸表面积减少，肺泡壁增厚，影响肺泡内气体交换，加上水肿液充塞呼吸道，支气管痉挛及其黏膜肿胀，引起支气管狭窄，造成肺通气障碍，导致血氧含量降低，CO_2 含量增多，皮肤黏膜呈青紫色。此时呼吸循环功能有代偿性变化，如呼吸加快、肋间肌活动增强、心跳快而有力、血压升高等。肺水肿晚期，肺泡内含大量液体，肺内压力增加，使右心负荷增加；血浆大量渗入肺内使血循环内血容量减少、血液浓缩、黏稠度增加，外周阻力增加，使左心负荷加重；长时期严重的缺氧使肌营养不良，可出现心收缩力减弱、心律失常、循环减慢、血压逐渐降低等心功能衰竭表现，后者又可加重组织缺氧，体内氧化不全产物增加，发生酸中毒和电解质紊乱；血 CO_2 含量逐渐降低，内脏毛细血管扩张，外周毛细血管收缩，皮肤黏膜转为苍白，血压急剧下降，出现急性循环衰竭，进入休克状态。此期因肺水肿合并循环衰竭，机体失去代偿能力。②血液系统。随着肺水肿的发展，血浆从肺毛细血管大量外渗，血液浓缩，出现血浆蛋白减少，红细胞、白细胞数及血红蛋白增加，血细胞比容增高；这些变化与肺水肿程度相一致。血液黏稠、血流缓慢，加上组织的破坏，使血液凝固性增加，可形成血栓和栓塞。③神经及其他系统。中枢神经系统对缺氧很敏感。缺氧初期大脑皮质兴奋，出现烦躁不安、头痛、头晕、乏力、少言、淡漠、恶心、呕吐、上腹疼痛等。缺氧严重时，中枢神经系统逐渐转入抑制，出现表情淡漠、乏力等。缺氧进一步加重，大脑皮质抑制加深，并向皮质下扩散，呼吸、循环中枢可由兴奋转为抑制，呼吸、心跳减弱，以致出现中枢麻痹，导致呼吸、心跳停止而死亡。眼和呼吸道刺激症状出现早，有眼痛、流泪、咳嗽、胸闷憋气、呼吸频率改变、嗅觉异常或久存光气味、咽喉部及胸骨后疼痛等；在光气

吸入剂量相等的情况下，浓度高、时间短中毒刺激症状重；浓度低、时间长则中毒刺激症状较轻。但吸入剂量较大时，呼吸道的刺激症状明显，持续时间也较长。

（裘著革　闫　峻）

jūnyòng cìjīxìng dújì

军用刺激性毒剂（military irritant agent）　用于战争、对眼及上呼吸道有强烈刺激作用的化合物。能使接触人员出现剧烈眼痛、流泪、咳嗽、胸痛而暂时失去战斗力。主要代表化合物有苯氯乙酮（CN）、亚当氏剂（DM）、西埃斯（CS）和西阿尔（CR）。一些外军用作抗暴剂，仍有装备。

分类　按刺激部位分为两类。①催泪剂。以眼刺激为主，极低浓度即引起眼强烈疼痛、大量流泪、畏光和睑痉挛；高浓度对上呼吸道和皮肤也有刺激作用，主要代表化合物为 CN 和 CR。②喷嚏剂。以上呼吸道强烈刺激为主，引起剧烈而难以控制的喷嚏、咳嗽、流涕和流涎，并有恶心、呕吐和全身不适；对眼和皮肤也有刺激作用，还能致吐，又称呕吐剂，主要代表物有 DM。

中毒表现　①CS 中毒。接触 CS 毒烟后，双眼灼痛、大量流泪、睑痉挛、严重影响视力；剧烈咳嗽、鼻咽烧灼感；喷嚏、流水样鼻涕、呼吸紊乱、胸闷、胸骨后疼痛；高浓度下可有恶心、呕吐；暴露部位皮肤和头面、颈及手腕出现烧灼痛，严重者经数小时到十几小时后可出现红斑和小水疱，离开染毒区后刺激症状迅速缓解，5～10 分钟后大部症状基本消失，视力也可恢复。长期暴露在高浓度 CS 空气中可发生支气管肺炎、肺水肿，个别严重者可因呼吸衰竭死亡。②CR 中毒。眼暴露于 CR 后立即有刺痛和烧

灼痛，并产生睑痉挛、大量流泪；浓度越高，刺激症状越重、越持久，一般不会引起眼器质性损伤。CR 对皮肤的刺激强度比 CN 和 CS 大，可产生红斑，一般不产生水疱，皮肤经洗消后红斑迅速消失。CR 对眼的刺激作用比 CS 强约 10 倍，对呼吸道的刺激作用较轻，对鼻有刺激感，引起流涕、鼻塞等症状。CR 进入口腔可引起灼痛不适，喉头有紧迫感，伴大量黏稠分泌液，持续时间一般不超过 5 分钟；③CN 中毒。CN 是典型的催泪剂。眼暴露于烟雾或蒸气，立刻引起睑痉挛和大量流泪，如暴露时间很短，上述症状仅持续数分钟；暴露时间稍长可引起结膜充血、水肿、畏光和流泪，持续 2～5 天。CN 的液滴或颗粒进入眼则有腐蚀作用，发生浅层或深层角膜炎，需数天或数周才能痊愈；严重者留有瘢痕、视力减退甚至失明。较高浓度 CN 作用可出现上呼吸道刺激症状，如咽喉烧灼痛、咳嗽、声音嘶哑、流鼻涕等；有时伴恶心，一般持续 3～5 天，极高浓度或较长时间中毒可引起肺水肿或继发性肺部感染而死亡。CN 可引起多汗潮湿的皮肤刺激、红斑和水肿；严重者引起小水疱和溃疡。反复接触致过敏性皮炎；仅少数严重中毒病例才出现全身中毒反应，如头晕、头痛、眼球及眶部疼痛、肌肉松弛无力及心脏功能减弱等。④DM 中毒。DM 是典型的喷嚏剂，以刺激上呼吸道为主，引起呼吸道辣椒样刺激作用，鼻腔、鼻窦出现烧灼痛及发胀，喉头有强烈灼痛、胸闷、胸骨后疼痛，反射性喷嚏、咳嗽不止；重者有恶心、呕吐、剧烈头痛，上下颌骨、牙龈、内耳等部位疼痛，但以连续不停喷嚏和剧烈胸骨后疼痛为其特征，

故又称"胸痛剂"。对上呼吸道有后续作用，中毒者离开染毒区 10～20 分钟症状继续加剧，经 20～120 分钟才逐渐缓解消失。长时间吸入高浓度 DM 可引起肺水肿及支气管炎。对眼的刺激作用较轻，可引起流泪、畏光及异物感。皮肤刺激作用较轻，高浓度下，暴露部位皮肤有瘙痒、灼痛和刺痛，可产生红斑、水肿或水疱，1～2 天内症状逐渐消失。误服 DM 污染的水或食物可引起消化道症状。大量吸收有砷中毒的全身症状，表现为抑郁、烦躁、肌无力，运动失调、四肢麻木，数日后可恢复。

中毒特点　低浓度即可产生眼和上呼吸道刺激；毒性作用几乎没有潜伏期；伤员主观感觉严重，阳性体征少、轻；脱离毒区后中毒症状很快减轻或消失；刺激阈值和致死浓度之间差距很大，一般较难造成严重损伤和死亡，预后良好。

（裘著革　闫　峻）

jūnyòng mílànxìng dújì

军用糜烂性毒剂（military vesicant）　用于战争、直接损伤组织细胞、引起局部炎症、吸收后能导致全身中毒的化学物质。又称起疱剂。主要代表物有芥子气和路易氏剂。

自第一次世界大战至两伊战争，芥子气多次被大规模使用，造成大量人员伤亡，有"毒剂之王"之称，由于洗消和防治困难，仍然是某些外军装备的主要毒剂。路易氏剂的杀伤效能与芥子气类似，但能降低芥子气的凝固点，增强其损伤作用，常与芥子气混合使用。性质稳定，可长期储存；中毒后病程长，易造成大量减员；穿透能力强，较易穿透布料、皮革、橡胶、木料、塑料和油漆。

中毒途径 军用糜烂性毒剂施放后呈液滴态、雾态或蒸气态，加入胶剂则成胶状毒剂，可通过皮肤、呼吸道、眼及消化道等多种途径吸收，主要引起局部损伤，也可引起全身中毒。

中毒机制 包括芥子气和路易氏剂的中毒机制。

芥子气 在体内主要与核酸、酶、蛋白质等生物大分子结合，特别是对DNA的烃化作用，是引起机体广泛损伤的生物学基础。①烃化作用。芥子气是典型的双功能烃化剂，与DNA的烃化作用可能有双烃化和单烃化两种方式，双烃化又有链间交联和链内交联之分，前者发生在两条互补链之间，后者则发生于同一链内。DNA烃化损伤可致细胞毒性和遗传毒性，引起突变、畸变和癌变。还可与体内许多亲核性基团如氨基、巯基、羟基、羧基、磷酸基及咪唑基等反应。②对核酸的作用。核酸对芥子气极敏感，是芥子气攻击的主要对象，其中使RNA单烃化后影响氨基酸缩合，使蛋白质合成代谢障碍，干扰细胞功能。③对蛋白质的作用。芥子气可与蛋白质肽链中的亲核基团直接发生烃化作用，特别是与细胞内结构蛋白的烃化反应，具有重要的毒理学意义。④对酶的作用。芥子气对己糖激酶、胆碱酯酶、胃蛋白酶等30多种酶有抑制作用。其中，对己糖激酶的抑制可影响糖的酵解和转化，导致糖代谢障碍及组织营养失调，皮肤损伤也与此过程有关。

路易氏剂 与其他三价无机砷化合物一样，也能与体内含巯基酶结合。丙酮酸脱氢酶对路易氏剂特别敏感，很小剂量即可抑制其活性。正常情况下，丙酮酸脱氢酶催化丙酮酸脱氢氧化，是机体糖代谢的重要生化途径，此酶被抑制后，糖代谢进行到丙酮酸即停止，以致能量供应不足，导致细胞代谢紊乱和生理功能障碍。实验证明，路易氏剂皮肤染毒时，丙酮酸氧化反应即被显著抑制，即使不足以产生蛋白变性的微量毒剂，也可引起细胞坏死。神经系统特别是大脑，以及其他器官都有酶活性存在，且中枢神经系统对糖代谢障碍很敏感，因此中毒后很快出现神经系统的异常改变。与其他三价砷化合物作用不同之处是，路易氏剂能迅速穿透皮肤和黏膜，伤害能力强，对感觉神经末梢有强烈刺激，引起明显疼痛，还可损伤毛细血管和微血管，以致血管壁通透性增加引起广泛性渗出，出现水肿、出血、血液浓缩及休克。

芥子气的毒性作用 ①细胞毒性。细胞损伤是其毒性的重要特征之一。不同生长周期的细胞敏感性不同。S期（DNA合成期）细胞和G_2期（DNA合成后期）细胞最敏感，分裂期（M期）细胞则相对不敏感；增殖旺盛的淋巴细胞、骨髓造血细胞、肠黏膜上皮细胞、睾丸生精细胞最敏感；处于不同分化阶段的血细胞敏感性也不同，造血干细胞最敏感，幼稚细胞其次，成熟细胞则不敏感。遗传毒性是其毒性的另一重要特征。抑制细胞有丝分裂，引起染色体畸变，以及各种细胞的突变、畸变和癌变。DNA和蛋白质的敏感性不同。芥子气可显著抑制DNA合成，使细胞分裂延迟；蛋白质合成则继续进行，两者失去平衡，导致细胞崩解死亡。芥子气与一般酸碱腐蚀剂、蛋白凝固剂的细胞毒性不同，前者与细胞生化成分作用虽然迅速，但导致细胞损伤和死亡却有一个过程，后者能迅速杀死细胞。芥子气细胞毒性的重要特征还表现在物质代谢方面，可引起糖代谢障碍，出现血糖升高和糖尿；蛋白质及脂肪分解增加，尿中氮、氨、肌酸、肌酐及磷总排泄量增加；血液乳酸、酮体含量升高，继而发生酸中毒；严重者急性期后出现严重消瘦、虚弱，呈"芥子气恶病质"状态。②皮肤损伤。皮肤接触毒剂在红斑期可见真皮乳头层毛细血管及小血管扩张充血，血浆、白细胞及少量红细胞渗出；水疱期可见皮肤基底层细胞间分离，浆液纤维素性渗出；水肿、坏死可波及真皮及皮下组织；溃疡坏死期的坏死组织基底部除白细胞、脓细胞浸润外，有大量崩解的细胞核碎片，并可见成纤维细胞增殖，发生感染还可见炎细胞浸润及水肿。芥子气能迅速穿透皮肤，大部分进入血液，小部分（约12%）被"固定"于表皮与真皮内，形成"结合芥子气"，皮肤损伤的程度与此"固定量"有关。③眼损伤。在无防护情况下，眼损伤发生率占第一位。眼损伤的主要病变是结膜炎、角膜炎和全眼炎，甚至永久性失明。轻、中度损伤一般1~2周或3~4周痊愈；严重损伤多为接触液态芥子气所致。液滴进入眼2~3分钟，透过角膜上皮层进入实质层，6~7分钟侵入虹膜，眼损伤主要表现浆液性炎症、脓性出血性炎症，严重者角膜溃疡、穿孔或全眼球炎，有时可见虹膜炎或虹膜睫状体炎。④神经系统损伤。大剂量芥子气中毒时，中枢神经系统高级部位活动变化出现最早。早期出现兴奋和惊厥，下肢出现强烈阵发性抽搐，并迅速转入抑制麻痹。还有明显的副交感神经兴奋症状，如流涎、肠平滑肌痉挛等。病程迅速而剧烈，死亡甚快。⑤造血系统损伤。造血组织对芥子气很敏感。中毒严重时，骨髓空虚，造血细胞破坏和消失，只见少数原始造血细胞、网状细胞和血窦等；淋巴滤泡及脾小体中的淋巴细胞消失和急性萎缩，淋巴细胞核浓缩及核部分溶解；白细胞总数及中性粒细胞数中毒后 1~2 天内升高，总数可达 $(10~20) \times 10^9/L$ 或更多，中性粒细胞占 80%~90% 甚至更高，之后可骤然下降至几百甚至到零，降低程度常与中毒严重程度一致；淋巴细胞在中毒早期即明显减少，好转时相对值及绝对值均增加。多数患者白细胞回升较快，从开始回升到基本恢复正常，一般不超过 2 周；中性分叶核粒细胞胞体增大，核分叶过多；单核细胞胞体增大，核断裂，核染质溶解，核质空泡化；血小板在中毒后数天开始下降，严重者显著减少（$5 \times 10^9/L$ 以下），凝血时间延长，有出血倾向，如皮肤淤斑、鼻出血、咯血及便血等；红细胞数在最初因血液浓缩而暂时升高，后因生成障碍而降低，但下降速度不如白细胞明显，一般于 3 周左右回升，严重者晚期可有贫血。有时病程中可合并弥散性血管内凝血。⑥消化系统损伤。主要因误食染毒水或食物而引起。经口中毒主要损伤上消化道，以胃为主。非经口吸收中毒主要损伤下消化道，以小肠为主。严重的皮肤染毒及呼吸道吸收中毒也可见消化道损伤。经口中毒潜伏期短（多在 15 分钟至 1 小时），损伤重，损伤程度与进入胃内毒剂量及食物充盈情况等有关；初期症状与弥漫急性胃炎、胃肠炎相似；潜伏期后很快出现流涎，上腹部剧痛并扩及全腹，恶心呕吐，食

欲缺乏、腹泻及柏油样便；如未及时急救，常引起出血性胃炎、胃溃疡，甚至胃穿孔；口腔黏膜广泛充血水肿、水疱和溃疡，并出现吞咽困难和言语障碍；严重者可出现全身乏力、淡漠、心动过速、呼吸急促、痉挛、昏迷等全身症状。下消化道损伤主要以小肠黏膜上皮，尤其是隐窝细胞最敏感。⑦呼吸系统毒性。严重呼吸道中毒多在中毒后 3~4 天或 9~10 天死亡，早期死于严重全身吸收中毒或窒息，晚期死于肺部继发感染（肺炎、肺坏疽、肺脓肿等）或心肺功能障碍。呼吸道损伤病理特点为黏膜性炎症和假膜的形成；假膜是坏死的黏膜，其中浸润大量中性粒细胞，表面覆盖有纤维素，呈灰白色，比白喉假膜分布广泛，且易脱落；潜伏期 6~12 小时或更长；初期接触时无明显刺激；局部损伤程度自上而下逐渐减轻；临床表现类似重感冒或支气管炎，常伴全身吸收中毒表现；少数严重中毒者症状发展较快，数天后由鼻到支气管黏膜广泛坏死形成假膜，支气管下部管腔较窄，假膜阻塞易引起肺不张，造成严重换气障碍，常因喉头水肿、假膜脱落阻塞引起窒息或并发支气管肺炎死亡。⑧生殖腺毒性。睾丸生精细胞对芥子气较敏感，严重中毒时，曲细精管精母细胞明显减少，成熟精子减少，精母细胞分裂少见，一般可恢复。⑨心血管系统损伤。早期心动过速、心音亢进、血压升高及期前收缩等；严重者心动变慢、心律失常、内脏血管麻痹扩张出现丝状脉，血压下降乃至严重循环衰竭。⑩泌尿系统损伤。中毒严重者可见急性中毒性肾炎，肾小管上皮细胞及肾小球变性；尿量减少，出现蛋白尿、管型尿

及血尿。

路易氏剂的毒性作用 很多方面与芥子气相似。除直接引起局部损伤外，可通过多种途径吸收引起全身中毒。路易氏剂的刺激性强烈、潜伏期短；病程经过急剧，发展迅猛；水肿、出血显著；全身吸收作用比芥子气严重，中毒后数小时即可产生急性循环衰竭和肺水肿。路易氏剂具有细胞毒性、毛细血管毒性和神经毒性作用，具体可表现为以下几方面。①皮肤损伤。蒸气态所致皮肤损伤比芥子气轻。皮肤接触后，很快引起痛痒及灼痛感，潜伏期短（10~30 分钟）或无；红斑鲜红，界限不明显，常伴水肿及点状出血；水疱常在 12 小时内形成，疱液先为淡黄色，后呈血性混浊，含微量砷；愈合较快。②眼损伤。对眼的损伤无潜伏期。轻度损伤主要为结膜炎，数天内可好转。中度损伤出现严重结膜炎、角膜炎、强烈疼痛、充血和严重水肿，恢复需 1 个月左右。重度损伤表现为出血、坏死性炎症、角膜炎、角膜溃疡、虹膜睫状体炎、全眼球炎，甚至眼球萎缩、穿孔、失明。③呼吸道损伤。轻度损伤主要表现上呼吸道刺激症状，如鼻、咽部灼痛，胸骨后疼痛、咳嗽、喷嚏、流涕、流泪等，类似气管及支气管炎。重度损伤常引起下呼吸道出血、坏死，并很快发展为急性肺水肿。④消化道损伤。误服路易氏剂染毒的水和食物，可迅速引起出血、坏死性炎症；很快出现恶心、呕吐、上腹部疼痛；严重者出现全身吸收作用，常有肺水肿和循环衰竭现象，可在中毒后 18~30 小时之内死亡。⑤全身吸收中毒。轻度主要表现为乏力、失眠、头痛、食欲不振、恶心呕吐等。重度中

毒时，症状发展迅猛，中枢神经系统先兴奋后抑制，数小时后可发生肺水肿和循环衰竭。死亡发生在中毒后几小时或数天内。

（袭著革 闫峻）

jūnshì zhèndì huánjìng wèishēng
军事阵地环境卫生（sanitation in military positions）
研究和评价军事阵地环境中各种因素对人体的影响，以便采取有效防控措施的工作。

军事阵地有露天式和掩蔽式防御工事，防御工事又分永备工事和野战工事，是部队用以防护武器杀伤的战斗工事，也是防御不良气候侵袭的临时居住场所。掩蔽式防御工事有坑道、永久性碉堡、避弹所、指挥所、救护所等；露天式防御工事有散兵壕、堑壕、交通壕及简单掩体等。各种军事阵地环境受到自然、人工和战场等多种因素的影响，存在阵地污染严重、阵地潮湿、通风不畅或日晒雨淋、阵地水污染严重、照明不足、食品易腐等问题。针对各种军事阵地卫生学问题，开展的阵地环境卫生工作主要包括：掩蔽工事卫生、露天工事卫生、阵地污物处理和战场尸体处理等。主要措施有：有效通风、空气再生，坑道除湿防潮；保证阵地给水和营养补给，做好贮水贮粮工作；合理配置光源，加强照明；妥善进行污物处理，防治污染；建立有效卫生防护制度，减少阵地内噪声、硝烟和粉尘危害。

阵地环境卫生存在如下特点。①条件艰苦。军队往往需要在寒区、热区、高原、沙漠、海岛等复杂地域执行任务，各项卫生防疫措施落实难度很大。②战争形势多样。高强度军事作业、高度精神紧张、高体力消耗，使得作战人员在心理和生理上都承受极大的负荷，机体抵抗力下降，卫生救治工作更趋艰巨。③环境复杂，传染病易发。军事行动的需要使得部队进入自然疫源地作业，兵员补充、部队调动、战俘和归俘的进入以及敌方生物战剂的释放，使得正常的卫生制度不易坚持，极易引起传染病的暴发和流行。④防疫机构和设施易受破坏。现代化武器杀伤范围大，致使阵地卫生设施易遭到破坏，卫生机构和人员易遭到袭击，严重影响防疫效能的发挥。

军事阵地环境卫生工作的目的是改善阵地生存条件，预防和控制疾病的发生和流行，提高部队人员的健康水平，增强部队战斗力，保证各项战斗任务的完成。

（马强 安改红）

yǎnbì gōngshì wèishēng
掩蔽工事卫生（sanitation in masking defense work）
研究和评价掩蔽工事中各种因素对人体的影响，采取有效防控措施的工作。掩蔽工事包括坑道、永久性碉堡、避弹所、指挥所、救护所等，是用于战斗、屯兵、防御、指挥和救护的永久性防御工事，也是指战员生活和战斗的场所。多位于地下或半地下，内部气温比外界气温稳定，气温在寒冷季节比露天工事高。

卫生问题：掩蔽工事内空间狭小、没有阳光、昼夜需要人工照明、人员密集、通风换气不良、空气易受污染；工事内外温差大、阴暗潮湿，战时给水与营养得不到保障，因此，进驻掩蔽工事极易诱发各种疾病。在战时工事密闭情况下，空气卫生成为主要卫生问题。

工作目的：改善掩蔽工事中的生存条件，预防和控制疾病的发生和流行，提高部队人员的健康水平，增强部队战斗力，保证各项战斗任务的完成。

主要内容：①根据掩体工事环境的特点和内部微小气候变化的基本规律，采取相应的措施，做好除湿防潮工作。②根据工事内空气成分的变化规律及其对人体的影响，进行有效的通风及空气再生工作，为进驻人员提供足够的清洁空气。③做好工事内贮水以及饮水和食品的卫生监督工作，保障人员的饮水和食品安全。④合理设置工事内照明光源，满足进驻人员工作和生活的基本照明需求。⑤对工事内污物粪便及时进行卫生处理，防止空气污染。⑥进行一般卫生学监督，防止传染病发生和流行。⑦在有放射、化学、生物等战剂袭击情况下，对进驻的染毒人员进行彻底洗消，防止有毒物质带入工事。⑧做好火炮发射时的卫生防护，减少和消除火炮射击时产生的噪声、硝烟和粉尘对工事内的污染。

（马强 安改红）

lùtiān gōngshì wèishēng
露天工事卫生（sanitation in open-air defence work）
研究和评价露天工事中各种因素对人体的影响，采取有效防控措施的工作。

卫生问题：露天工事主要有掩体、堑壕、散兵壕、交通壕等，以防御枪弹和弹片对参战人员的杀伤。受环境因素和作业特点的影响，露天工事存在如下对人体有害的影响。①容易积水、受潮。②无遮蔽，抗寒能力差，在冬季容易发生冻伤。③污物粪便不好处理，易发生卫生问题。④由于环境的原因，进驻人员易发生浸渍足和战壕足。⑤存在饮水安全、食品安全等其他方面的问题。

工作目的：做好排水防潮、防寒、保暖，预防浸渍足和战壕足，加强饮水和食品卫生，以及妥善处理污物粪便等；改善露天工事的生存条件，预防和控制疾病的发生和流行，提高部队人员的健康水平，增强部队战斗力，保证各项战斗任务的完成。

主要内容：①排水防潮。堑壕、交通壕构筑在高地斜坡时，应在上坡距离壕沟 2~5m 处挖截水沟，引水流向低处，或设置过水槽将水引出。壕底应有一定纵向坡度，一侧设置排水沟或渗水井等，防止积水。工事内人员站立的地方，可用砖、石块、树皮、木板等垫起，并配发防水靴、防水服装等。②防寒保暖。露天工事冬季防寒，可在堑壕壁挖洞（又称崖孔、猫耳洞、壁龛等），内铺塑料布、木板、树枝、稻草等，供战士轮流休息、避风寒、防潮湿。适当配发皮大衣、毛皮鞋等防寒保暖衣物，尽可能供给热食。可要求部队原地活动，增加御寒能力。③污物粪便处理。应设简易厕所和净手设施，污物坑要挖在工事外，污水应利用渗透进行处理。一般在班排阵地后方筑构坑式或者沟式野战厕所。坑长 1.2m、宽 0.3m、深 0.8m，坑间距 0.6m。厕所便坑附近堆土，便于便后覆盖。在工事的支壕内挖筑小便池和渗坑，在可能条件下，厕所侧方设置简易洗手架，保证便后卫生。④防治浸渍足和战壕足。采取轮休、卫生教育与整顿、设置卫生设备和发放皮肤清洁用品等措施，改善人员的卫生条件，防止上述疾病的发生。⑤严控饮水、食品安全。加强饮水和食品卫生贮存、检验和监督管理等措施，防止中毒等事件的发生；前沿阵地也可能采用

当地水源，应保护好水源以免投毒；若没有可利用的水源应修建水泥贮水池或者利用就便器材贮水，加强阵地水质的澄清和消毒。由于受特殊条件制约，指战员食物供给不足时，卫生人员需指导炊事员做好阵地食品卫生工作：严禁食用腐败变质食品；缴获食品必须经过检验合格才能食用；罐头食品用前检查，一次用完；禁食不明野菜、野果和薯类。尽量每日 3 次供应热菜热饭，条件不允许时，可送 2 次，中间可用军用干粮、罐头或其他糕点等。

（马　强　安改红）

zhèndì wūwù chǔlǐ

阵地污物处理（sewerage in position）　根据卫生学要求和标准，对阵地人畜粪便、垃圾和污水进行合理收集和无害化处理，维护军人健康的工作。阵地污物主要包括生活垃圾、人畜粪便和生活污水。污物可致阵地土壤生物性、化学性污染，引起军人罹患各种感染性疾病和中毒，危害军人健康，导致非战斗减员。

垃圾收集处理：可用垃圾收集容器混合收集或分类收集。其中分类收集是按垃圾中不同成分分别收集于不同容器，以便分别处理和综合利用。垃圾收集容器的容积以能收集贮存 1~3 天的垃圾为宜，夏季当日运出，冬季可在 1~3 天内运出。部队营区常用收集垃圾的方式有：小型垃圾箱、简易组合式、脚踏开关式、轴承自动开关式、升降式垃圾箱。垃圾处理用卫生填埋、焚烧等方法。填埋的卫生要求是填埋场位置需在下风向、地下水流向下游、距离居住区 500m 以上；铺设细砂、黏土或沥青衬底以防渗漏；边填埋边压实，每天盖一层 15cm 厚的土，最后盖 60~100cm 的土压实；

排出二氧化碳、甲烷、硫化氢等可收集起来作能源、防止污染大气；渗出液的排放需符合卫生要求。污物焚烧需在焚化炉中进行，要远离食堂、水源，尽量将焚化炉烟与锅炉烟囱等合并，以减少大气污染。

粪便收集处理：通过流出系统和运出系统。流出系统是指有下水道的城市，粪便可随下水道流出市区，集中于污水池统一处理。运出系统指在无下水条件下，用运输工具运出后再处理，阵地粪便收集和运出多属于后者。阵地厕所是粪便收集的主要方式，应建在使用方便的位置，远离用餐和水源地点。粪便运出必须及时，运输工具应严密、不漏溢、便于装卸和清洗，并应注意清洁人员的个人防护。粪便无害化处理的方法较多，常用的有密封发酵法、发酵沉卵法、沼气发酵法、堆肥法、药物处理法（漂白粉、生石灰、敌百虫、尿素、氨水、敌敌畏、野生植物等）等。

生活污水收集处理：主要是依靠下水道或排水沟，经过污水处理后，直接排入地面水。污水处理有机械处理和生物处理两种方法。机械处理的主要作用是去除污水中的悬浮物、沉降物及附着的微生物与寄生虫卵，处理方法包括有格栅与筛网、沉砂网及沉淀池。生物处理的主要作用是减除污水中溶解性及胶体有机物，常用的方法有活性污泥法、生物滤池、污水灌溉、氧化塘、氧化沟等。

（马　强　安改红）

zhànchǎng shītǐ chǔlǐ

战场尸体处理（dead body handling in battlefield）　对战场尸体进行收集，并按伦理学和卫生学要求进行处置的工作。

战场尸体对地面、空气、水源等环境的污染极为严重。尸臭可引发头晕、恶心等反应，影响参战人员的食欲；尸体腐烂、苍蝇滋生，易引发传染病的传播；水源被尸体污染，严重影响战场上可利用水源的使用。

处理目的：保护战地环境卫生，维护战斗人员健康，因此，战场尸体处理卫生意义重大。

处理方法：①尸体土葬法。首先进行战场搜索、收集、登记尸体，进行伤口缝合包扎，穿上新军装，装入塑料或白布袋内，然后送往指定处理地点。墓地应选择地下水位低，土壤通气性能好，不积水的干燥地段，并远离水源和阵地生活区。尸体如有可能应单独埋葬，条件困难时可合葬，但最多不可超过100具，叠放不得超过两层，其面积应大于墓穴的面积。战斗特别紧张时，可利用炮弹坑、战壕或反坦克壕做墓穴。一般情况下，埋葬尸体可不进行消毒处理，选择墓地或构筑坟墓时，要照顾到观瞻，并适时填土栽花、种树和种草。尸体处理工作人员必须穿工作服，带胶皮手套，作业结束用消毒液洗手。远途搬运尸体时，要用防水布遮盖车厢，事后应对车辆、担架和防水布进行消毒。战时双方阵亡者尸体必须分葬。埋葬时要考虑不妨碍卫生，并有利于尸体的无机化。②尸体火葬法。火葬对尸体的无害化处理比较彻底，并有助于预防战场疾病流行。战场上尸体火葬应就地取材，因地制宜实施。焚烧燃料可用汽油、煤油、煤焦油、干树枝和木材等。焚烧时，可就地挖成棱锥状坑，坑的每个角里都设置通风管道。炉条上先铺干树枝或干柴并洒上汽油或煤油，摆上尸体后，再放浸过煤油和汽油的干树枝。也可用战地焚烧炉。③消除尸臭。腐败的有机物散发出含有氨、胺、硫化氢、硫醇、吲哚、胨等气体，刺激难闻，可用芳香类化合物及焦木酸等物质的强烈气味掩盖，或用樟脑、桉油等植物油中和臭味。物理除臭的措施是利用活性炭、滑石、硅胶等吸附臭味物质或用表面活性剂吸收除臭。化学除臭是利用除臭剂与臭气的成分发生化学反应使其成为挥发性低的无臭物质，如具有月桂酸酯、甲基丙烯酸酯、丙烯酸酯等有效成分的除臭剂，对硫化氢、硫醇、氨的消除效果较好；马来酸及其衍生物对硫醇、硫化氢也有较好的除臭作用。

（马　强　安改红）

索 引

条 目 标 题 汉 字 笔 画 索 引

说 明

一、本索引供读者按条目标题的汉字笔画查检条目。

二、条目标题按第一字的笔画由少到多的顺序排列，按画数和起笔笔形横（一）、竖（丨）、撇（丿）、点（丶）、折（𠃌，包括丁乚𡿨等）的顺序排列。笔画数和起笔笔形相同的字，按字形结构排列，先左右形字，再上下形字，后整体字。第一字相同的，依次按后面各字的笔画数和起笔笔形顺序排列。

三、以拉丁字母、希腊字母和阿拉伯数字、罗马数字开头的条目标题，依次排在汉字条目标题的后面。

条 目 外 文 标 题 索 引

内 容 索 引

说 明

一、本索引是本卷条目和条目内容的主题分析索引。索引款目按汉语拼音字母顺序并辅以汉字笔画、起笔笔形顺序排列。同音时，按汉字笔画由少到多的顺序排列，笔画数相同的按起笔笔形横（一）、竖（丨）、撇（丿）、点（丶）、折（乛，包括乛乚等）的顺序排列。第一字相同时，按第二字，余类推。索引标目中夹有拉丁字母、希腊字母、阿拉伯数字和罗马数字的，依次排在相应的汉字索引款目之后。标点符号不作为排序单元。

二、设有条目的款目用黑体字，未设条目的款目用宋体字。

三、不同概念（含人物）具有同一标目名称时，分别设置索引款目；未设条目的同名索引标目后括注简单说明或所属类别，以利检索。

四、索引标目之后的阿拉伯数字是标目内容所在的页码，数字之后的小写拉丁字母表示索引内容所在的版面区域。本书正文的版面区域划分如右图。

a	c	e
b	d	f

K

拉丁字母

阿拉伯数字

本卷主要编辑、出版人员

执行总编　　谢　阳

责任编审　　孙　海　陈永生

责任编辑　　左　谦　刘　婷

文字编辑　　陈　佩

索引编辑　　张　安

名词术语编辑　于　岚

汉语拼音编辑　王　颖

外文编辑　　顾良军

参见编辑　　沈冰冰

责任校对　　李爱平

责任印制　　姜文祥

装帧设计　　雅昌设计中心·北京